娜塔莎·坎貝爾-麥克布萊德 N⬚⬚ ⬚⬚ ⬚⬚ 莉淋 譯

改善情緒障礙的
腸道食療聖經

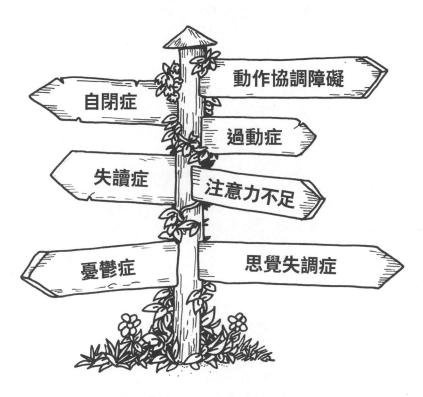

動作協調障礙

自閉症

過動症

失讀症

注意力不足

憂鬱症

思覺失調症

Gut and Psychology Syndrome
Natural Treatment for Autism, Dyspraxia, A.D.D., Dyslexia, A.D.H.D., Depression, Schizophrenia

來自醫師、營養師的推薦

推薦 1

「恭喜娜塔莎·坎貝爾-麥克布萊德醫生完成一本如此精心研究又令人興奮的書籍。從濫用抗生素到推廣母乳哺育和更健康的飲食，坎貝爾-麥克布萊德醫生以身為執業醫生的權威，以及做為一位自閉症兒童的母親的溫暖與感情寫下這本書。每位孩子患有自閉症、注意力不足過動症、失讀症或運動協調障礙的家長，都將在本書中發現許多值得注意的地方，進而使讀者感到欣喜與震驚。我誠摯推薦此書。」

巴桑特·普里（Basant K. Puri）醫生／諮商心理師／知名作家

推薦 2

「娜塔莎·坎貝爾-麥克布萊德醫生將精神病和神經學疾病以及消化功能之間的營養生化關係總結得非常出色。她完成了令人敬佩的工作，將特別的消化疾病與思覺失調症、自閉症、注意力不足過動症及其他兒童的發展問題上做了連結。這本書充滿了寶貴及有趣的事實，可以被人們用來使自己和孩子的健康達到最佳的狀態。」

威廉·蕭（William Shaw）醫生／博士
任職於美國堪薩斯州大平原實驗室（Great Plains Laboratories）

推薦 3

「坎貝爾-麥克布萊德醫生的書提供了重要的資訊和很棒的見解，關於瞭解和治療發展障礙及其他疾病患者身上的腸道疾病。這本書包含了給初學者的基本資訊，以及深入的資訊給那些具備進階知識的人。感謝您寫了這本書，坎貝爾-麥克布萊德醫生。」

史蒂芬·埃德爾森（Stephen M. Edelson）醫生／博士
任職於美國奧勒岡州自閉症研究中心

「這本書非常棒，且將會成為一本經典。每位醫生都應該擁有⋯不，每個家庭都應該有一本！

對於患有『症候群疾病』，因此被當作有『心理健康問題』的病人而言是一個無價的資源。未來的藥物已在實踐中。」

馬汀娜・瓦茲（Martina Watts）營養師／記者

「本書介紹了營養方面的案例，關於腸道如何運作，以及不健康的腸道會如何嚴重影響所有患有學習和行為障礙的兒童身體上的健康和他們的腦部功能。

過動兒支持團體中有數不清的家長在尋求協助，他們發現孩子可以從飲食和營養介入中獲得很大的益處。維生素、礦物質和必需脂肪酸的缺乏都太常在這些孩子身上發現。

這本書提供了消化系統如何影響大腦的深刻見解。」

莎莉・邦迪（Sally Bunday）
英國過動兒支持團體的創辦人兼主任

ADHD、過敏、氣喘，甚至自閉。當父母必須這樣形容自己的孩子，椎心刺骨的痛我們難以想像；而當我們遵循細密的飲食規畫，這些病情就有機會改善，卻又感到何等驚喜與幸福。

呂維振／「早安健康」主編

導讀

　　過去十年來，因為基因檢測技術的進步，讓我們能從人體上發現並區分不同的微生物族群，藉由腸道或糞便檢體來觀察腸道微生物菌叢的變化變得不再困難，大量又廣泛的臨床研究，使我們對腸道菌叢對身體健康有更深入的了解，包括作者提到的腸道與心理症候群，這個嶄新的觀點，無疑是從消化系統的變化去解釋它對心理及精神疾病的影響，原本看似和腸道毫無關係的自閉症、注意力不足過動症、運動協調障礙、氣喘和濕疹等疾病，在過去十年來對其發生的成因已經有全新的認識。

　　作者在本書前半段對腸道菌叢改變引發的健康危害有詳盡的論述，對於免疫反應的影響及致病機轉也有深刻的見解。有醫學背景的專業人士閱讀本書時會感到如獲至寶，可以解開許多心中疑惑。對於沒有相關醫學背景的一般民眾而言，可能會覺得過於艱澀，我選出本書幾個比較容易理解的重點，提供給讀者先閱讀：

　　在第一部分的第四章節裡，作者指出會『破壞腸道菌群』的原因，包括抗生素使用、藥物、加工食品和壓力等，讀者可以透過作者完整的說明，對這幾項危險因子有更清楚的認識。

　　第二篇討論飲食方面，建議讀者閱讀『不要加工食品，拜託！』這個章節，作者在這裡有詳盡描述加工食品是如何傷害腸道菌叢的生長與平衡，與避免之道。同時作者提供有益腸道健康的飲食處方，其中有關乳製品食用方式，特別是克菲爾的自製方式，有詳細的步驟說明，另外像德國酸菜和薑茶可以如何改善腹瀉和便秘，有實用可行的建議，這是坊間書籍較缺乏

的部分。在介紹 GAPS 入門飲食的六階段飲食計畫後，作者有詳列出推薦和避免的食物清單可參閱，食譜的部分是針對前述的各類食物，提供完整的料理製作及攝取方式，頗值得參考。我認為畢竟東西方食材和飲食習慣存有差異，讀者可參考本書的理論基礎，評估個別症狀和實際執行的可行性去調整內容。

第二篇第四章中，作者分享執行新飲食方式時可以採取的有效方法，其中有妥協也有獎勵，讀者可以很容易感受到作者豐富的臨床經驗和對自閉症孩童的關愛。

第三部分主要針對不同議題做討論，例如兒童中耳炎的處理方式，除了就醫診治之外，文中提供簡單的居家療法給家長，去治療耳朵感染或發炎以減少抗生素的使用；第四部份則推薦給準備受孕及懷孕期間的女性閱讀。

本書中有一段話，我認為是身為家長在面對有心理或精神異常孩童時可以保有的觀念和態度，最後提出與讀者共勉之。『有些東西，像是基因是我們生來就是如此，不能做任何改變；有些東西是我們父母親所給予的……；有些是經由我們的生活型態和選擇所創造出來的東西；有些是我們生活的現代社會和世界強加在我們身上的東西。』無論是哪一種因素導致，家長應盡可能觀察孩子狀況的狀況、學習對應和變通的方式，專注自己可以做些什麼去改善孩子的病症，在生活上用心。

獻給我的兒子——尼可拉斯（Nicholas）和馬修（Matthew），
以及我的先生——彼得（Peter），沒有他們的支持與鼓勵，
這本書永遠不會完成。

老舊的木製大門敞開著在那兒擺動
讓出空間，在你面前向外延伸出一條木頭之路。
清新空氣的天堂氣息。
青草的口哨聲，以及在微風中左右搖擺的樹木。
你盯著夜晚這美妙的景色。

這條路徑通往濕潤柔軟的草地。
你走在橋上，越過一條輕輕流淌的河流。
這座山丘如此地高，幾乎觸及天空。
當你爬上在那裡已經數年的階梯時，風車仍然屹立不動。
嗡嗡叫的蜜蜂在蜂巢中忙碌著。
全部的聲音圍繞著你。
歡迎你的溫暖感覺很快地來到。
陽光照耀在如同夏天的葉子一樣翠綠的草地上。

前進的道路愈來愈窄。
冒險結束了。
內心感覺很溫暖。
再見，直到下次的來訪。

—— 〈威肯溼地〉
尼可拉斯‧坎貝爾 - 麥克布萊德
（Nicholas Campbell-McBride），英國劍橋
（此詩為作者患有自閉症的兒子 11 歲時所作）

目錄 Contents

第3篇　GAPS 患者常見的其他問題

第4篇　GAPS 的家庭中誕生了新成員

一封公開信：
寫給自閉症孩童的父母

　　沒有很多人願意選擇成為自閉症兒童的父母。然而，在現代世界，我們之中愈來愈多人經歷到這件事。全球都出現了明顯的自閉症流行病。如果這個事實能夠讓一對父母得到安慰，那麼我會說你們並不孤單。

　　以前自閉症是一個罕見的疾病，所以大多數的醫生在執業生涯中從未見過，而大多數的人們也未曾聽過。大約 20 年前左右，自閉症在西方國家的盛行率為平均一萬個兒童中有一人。現在根據英國衛生部的調查，大不列顛每 150 個兒童就有 1 個被診斷為自閉症；根據美國疾病管制中心的報告，現在大概每 150 位美國兒童中就有 1 位被診斷為自閉症光譜疾患，且這個數字每天都在上升。自閉症加拿大基金會也公布類似的數字。一篇 2001 年發表於歐洲兒童和青少年精神病學的芬蘭研究指出，芬蘭自閉症兒童的盛行率為 1/483；瑞典則是 1/141。

　　所以，發生了什麼事呢？為什麼我們的孩子罹患這種被傳統醫學認為是無法治癒的可怕疾病的數量會有如此急遽的增加呢？

　　遺傳是導致這個流行病的原因嗎？真相是我們不知道！不過我們知道的是遺傳性疾病在盛行率上不會顯示如此突然地增長。遺傳學不會如此運作。相反地，它提供了有利的論點去支持遺傳可能在自閉症的發展上扮演著不那麼重要的角色。

　　更準確的診斷是導致這個流行病的原因嗎？那是一些信譽卓著的英國醫學專家們試著告訴我們的。所以，難道他們是

說 15 年前的英國醫生們在辨識和診斷自閉症兒童方面如此的糟糕，每 150 名兒童中就漏掉 1 名嗎？如果真的是這樣，那麼今日那些兒童在哪裡呢？他們現在應該已經長成自閉症的青少年，因為我們知道這個疾病不會隨著年齡而消失。但是在英國，我們絕對沒有 150 個青少年中就有 1 個自閉症患者。所以這個論點無法說服任何人。一定有別的事情正在發生，某件無法輕易地被解釋，也無法用一顆藥丸就解決的事情。

　　大部分自閉症兒童的父母都可以清楚回想起醫生宣布他們的孩子是「自閉症」，並且接著說：「沒有什麼可以治癒此疾患」時，當下的痛苦心境。這個嘛，我自己身為醫生，我必須說你的醫生是錯的，有許多事情可以做！我甚至會更進一步地說，根據你的決心和某些情況下，你有很大的機會帶領你的孩子盡可能的接近正常！全球有數以百計的自閉症兒童，經過適當地治療和教育，幾乎與他們一般發展（正常）的同儕相差無幾。愈早開始治療，結果愈好，因為孩子年齡愈小，需要改善的損害就愈小；此外，他們需要趕上同齡兒童的發展能力也愈少。感謝醫學專家們，儘管在治療方面常常沒有幫助，但是現在在自閉症的診斷上面的確是好多了。大多數的兒童在 3 歲時就被診斷出來，但是在 15~20 年前卻不是這樣。在發展的這麼早期就確認診斷，給予父母開始早期行動的機會，也給予這些孩子更大的復原機會。

　　西方世界的一般趨勢為我們把健康的責任委託給醫療專家們。如果你生病了，就去看醫生。當涉及自閉症時，一旦診斷確認，官方醫藥幾乎無法給孩子提供什麼幫助。父母會非常震驚地發現，突然之間，他們只能自己面對這個被稱作「自閉症」的怪物。我遇見的大部分家長都很聰明，而且通常受過良好教育。他們所做的第一件事就是盡可能的學習。今日，我們可以

取得全世界關於自閉症的資訊，包括完整的科學研究。檢視過去 15 年來在其他醫學領域的研究數量，往往比自閉症的研究來得少。我相信原因是由於自閉症的研究幾乎全部是由地球上最有動機的人們所推動——那就是自閉症兒童的父母。他們之中有醫生、生化學家以及尋求解決他們孩子問題的聰明人。世界各地都有父母組織的網絡熱心地分享資訊與幫助彼此。我知道有許多父母願意在電話中花上數小時去安慰和幫助另一對相同情況的家長。治療自閉症並不是一件簡單的任務。它需要花上數年持續的努力和決心。但是，以我身為一位孩子復原的家長身分，我可以告訴你這是地球上最值得的經驗之一！這本書中，我將與你分享我強烈相信對於自閉症兒童而言適當的治療方法。

營養的知識並不包含在西方醫學院的課程中，因此醫生們不太瞭解營養在治療疾病上的價值。然而，適當的營養對於任何慢性疾病都是成功治療的基石。自閉症與其他學習障礙也不例外。這個領域有許多廣為流傳的誤解必須被澄清。

自閉症曾經被視為一個毫無希望的診斷。但是憑藉著我們今日所擁有的知識，事實絕非如此，而且我們仍然每天持續學習。今天被診斷出來的兒童比起 15 年前的兒童要幸運許多（如果幸運這一詞可以使用的話），因為他們的父母可以獲得這麼多的資訊以立刻開始幫助他們的孩子。15 年前我們所知道的連今天的一半都不到。家裡有孩子剛被診斷出來的家長，現在沒有時間絕望——因為你有太多東西需要學習！我認為那非常正面，這輛學習的雲霄飛車會由你的孩子帶領你穿越，且將永遠改變你的生活。誰知道呢，它可能會為你開啟新的視野與機會，就像它對許多人所做得那樣。

所以讓我們持續學習吧！

前言：
何謂腸道與心理症候群？

　　這本書的完成前後歷經 3 年，這段期間中，我同時在我的診所裡看了數百名兒童。這本書的計畫起初是關於自閉症的內容，因為大部分來我這裡的孩子真的都是自閉症。然而，我看過愈多兒童，就愈清楚我們有其他流行病正在蔓延。注意力不足過動症和只有注意力不足（ADHD/ADD）、運動協調障礙、失讀症、多樣的行為和學習問題、過敏、氣喘和溼疹都已經達到了流行病的程度。此外，這些看來似乎沒有關聯的情況其實彼此間互相重疊。這麼多年來，來我診所看診的孩童之中，我幾乎沒見過只有上述單一情況的孩子。每位兒童都包含 2~3 種或更多種上述的健康問題。例如：一位兒童有過敏的症狀，同時父母也會描述孩子有幾次氣喘發作和溼疹的現象，然後會開始談到他們孩子極度笨拙（運動協調障礙）以及學習問題。過敏和氣喘的兒童中，有很大的比例也出現運動協調障礙和不同程度的過動傾向。他們許多人會有專注力和注意力持續時間的問題，這會影響他們的學習能力。失讀症與動作協調障礙之間有將近 50% 的人會重疊；注意力不足過動症與失讀症之間重疊的人口接近 30~50%。在嬰兒時期患有嚴重溼疹的孩童，相當容易在之後的生命中發展出自閉症的特徵。自閉症與注意力不足過動症和上述提及的每一種情況都有重疊。除了過動之外，許多自閉症兒童身上也都可發現嚴重過敏、氣喘、溼疹、運動協調障礙和失讀症的蹤影。

　　如同我們可以看到的，現代醫學創造出所有這些分別的診

斷箱以提供孩子們特定的診斷。但是現代的兒童並不適用任何一種診斷；現代的兒童適用於第 15 頁那個多塊狀的圖片。

為什麼所有這些情況會有所關聯呢？我們遺漏了孩子身上的什麼潛在問題，使他們容易患有不同組合的氣喘、溼疹、過敏、運動協調障礙、失讀症、行為問題、注意力不足過動症和自閉症呢？為什麼，當他們長成青少年，這些孩子之中許多人會受到藥物濫用的傷害呢？為什麼這些孩子之中許多人成年後，診斷會變成是思覺失調症（舊稱：精神分裂症）、憂鬱症、躁鬱症以及其他心理和精神病學的問題呢？

為了回答所有這些問題，我們必須檢視一個因素，它將這些病人全部集合到一個臨床環境中。這個因素就是他們消化系統的狀態。我尚未遇見一個患有自閉症、注意力不足過動症／注意力不足、氣喘、溼疹、過敏、運動協調障礙或失讀症的兒童身上沒有出現消化異常的症狀。對很多個案而言，消化異常這個問題嚴重到足以使父母一開始就先與我提及。有些個案的父母可能不會提到孩子的消化系統，但是當我直接詢問相關問題時，他們都會描述出過多的腸道問題。但是消化異常與自閉症、過動症、無法學習、情緒和行為問題之間有什麼關係呢？根據目前研究和臨床經驗的結果，關聯性實在太多了！事實上，兒童的消化系統掌握了他們心智發展的關鍵。這種可以用不同的症狀組合顯現於不同兒童身上的潛在疾病，存在於腸道中！我們需要給這個源自腸道，並且使用任何上述情況的組合來彰顯自己的潛在疾病一個名稱，而不是企圖把一個有自閉症傾向、氣喘、溼疹和過動的兒童，或是一個有運動協調障礙、失讀症和過敏的兒童歸類到任何特定的診斷箱裡。

這裡我提議一個名字：腸道與心理症候群（Gut And Psychology Syndrome）或稱作 GAP 症候群（GAPS）。患有

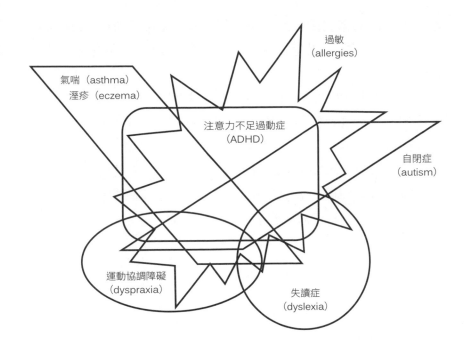

GAP 症候群的兒童通常落入一個空隙中——我們醫學知識的空白處。因此，他們沒有接受適當的治療。接下來的章節，我們將要仔細探討 GAP 症候群的意義，它是如何發展以及該如何治療。

除了兒童時期的學習障礙：自閉症、注意力不足過動症／注意力不足、失讀症、運動協調障礙和多樣的學習及行為問題，有另一族群的情況也與 GAP 症候群相符。這些情況為思覺失調症、憂鬱症、飲食疾患、躁鬱症以及強迫症。現代精神病學之父——法國精神科醫師，菲利浦‧皮內爾（Phillipe Pinel，1745~1828）經過多年與精神病人的相處後，在 1807 年下了一個結論：「精神錯亂的主要位置一般是源於胃和腸子的範圍。」

不過，病患的消化系統卻是一位現代精神科醫師最不會注意的地方！我們將探討思覺失調症患者，其腸道 - 大腦連結的科學和臨床證據。

　　檢視其他精神病的狀況超越了本書的範圍。希望未來的臨床經驗和研究能夠解釋清楚它們之中有哪些也是屬於腸道與心理症候群的範疇。這裡我們將專注於自閉症光譜疾患（Autistic Spectrum Disorder）、注意力不足過動症 / 注意力不足、失讀症、運動協調障礙和思覺失調症等情況。這本書對於被診斷為過敏，包括氣喘和溼疹的患者也會有所助益。

第**1**篇

腸道與心理
的關係

第一章　所有疾病都始於腸道

> 「所有疾病都始於腸道」
> ——希波克拉底（Hippocrates，西元前 460~370 年）

　　GAPS 的兒童與成人都有消化問題，有時候相當嚴重。所有程度不同的絞痛、腹脹、腸胃氣脹、腹瀉、便祕、餵食困難和營養不良，都是自閉症、思覺失調症和其他 GAPS 的典型表徵。醫生們通常解釋這些症狀是由於患者「有趣的」飲食習慣所導致，而且不會研究它們。

　　無論我們是檢視一個兒童或成人的 GAPS，大多數個案的消化問題起始於斷奶的時期或是以配方奶和其他食物取代母奶的時刻。許多個案的父母清楚記得腹瀉或便祕是從第二年開始，但是仔細回溯，他們可能會憶起孩子在第一年就有出現絞痛、嘔吐（逆流）或其他消化症狀。對於 GAPS 的成人患者，為了蒐集自出生開始的詳細醫療歷史，如果可能，與他們的父母談話是很重要的步驟。在那些兒童時期沒有腸道問題病史的成人患者中，其消化問題可能是從一些損害健康的事件之後才開始出現。

　　生命的第二年開始，許多 GAPS 的兒童會發展出挑食的飲食習慣，他們拒絕大量的食物，將自己的飲食侷限於少數幾種食物，通常是澱粉和甜食：早餐穀片、油炸馬鈴薯片、洋芋片、爆米花、蛋糕、餅乾、甜點、香蕉、麵包、米飯、含糖優格等。這些孩子大部分都拒食蔬菜、水果（香蕉除外）、肉、魚和蛋。我在診所看過的自閉症兒童中，大概有 60~70% 的小孩有非常受限的飲食，有時候可能只接受二或三種項目的食物，很少會遇見不挑食的自閉症兒童。其他 GAPS 的兒童可能不會像自閉

症兒童如此極端，但是他們大多數人也有限制自己飲食的相同狀況。

GAPS 兒童的父母也很少形容孩子的糞便正常。這種情況在自閉症兒童中尤其顯著。腹瀉和便祕的狀況常輪替出現，許多個案的糞便中可以清楚看見未消化的食物。很多時候，他們的糞便會散發出非常強烈、難聞的氣味，而其他時候則會充滿液體和泡沫，使得孩子無法憋住。有時候糞便會非常酸，並且刺激孩子尿布區域的肌膚。許多個案的糞便呈現淡白色並且漂浮於水面，這說明了孩子無法消化脂肪。通常孩子會有非常嚴重的便祕現象，他或她可能 5~7 天或更多天才進行排便，這樣一來會造成非常巨大和使孩子感到疼痛的糞便。這種經驗使孩子恐懼排便，所以他們會盡可能忍愈久愈好，但這卻使得整個問題變得更加糟糕。有些父母沒有發現孩子的糞便有任何不對勁，但是當問起是否注意到孩子有明顯的腸胃氣脹和脹氣，他們都會說有。這些孩子中許多人會在半夜尖叫醒來，但是父母完全不知道他哪裡不舒服。直到過多的氣體被釋放或移動到腸子的不同部位，使得疼痛消失，孩子才會平靜下來。

所有這些症狀毫無疑問地會造成自閉症孩子許多的不舒服與疼痛。但是不幸地，因為他們無法與人溝通，大部分自閉症的孩子無法告訴父母自己哪裡不舒服，所以他們會用其他方式去表達他們的感覺：自我刺激、自我傷害、暴怒和拒絕進食等等。為了緩解腹部的不舒服，許多孩子會採取怪異的姿勢和位置，通常是將他們的肚子壓在一個家具的堅硬部分上。其他患有 GAPS 症狀而無溝通問題的兒童，通常會抱怨肚子痛和感覺噁心。

這些兒童個案大多數不會被腸胃科醫生所檢驗或研究。在少數已發表的自閉症兒童的研究中，使用 X 光檢查他們的消

化道幾乎總是呈現出一種稱為「糞便壓實伴隨過度溢出綜合症（faecal compaction with an over-spill syndrome）。」它的意思是什麼呢？它意謂著大量老舊、緊實的糞便確確實實地黏著在消化道的管壁上，它們會在那裡停留數個月，提供了一個肥沃的腐爛環境給各種寄生蟲、細菌、真菌和病毒去繁殖和成長茁壯，並且持續產生大量、會被血管吸收的有毒物質。這種情況下，孩子吃下去的新食物都會自這些壓實糞便之間的狹窄通道滲出。所以這些孩子排出來的糞便都是過剩的，它們並不會清空腸道，因此有了「過度溢出綜合症」這個名稱。

　　直到幾年前，除了在醫學文獻中有刊載幾則關於自閉症兒童的過度溢出綜合症的軼事報導之外，在這個領域幾乎沒有任何的研究。然後在 1998 年，安德魯‧韋克菲爾德醫生（Andrew Wakefield），他是倫敦皇家自由醫院（Royal Free Hospital in London）的腸胃科顧問醫生，而他的團隊發表了他們的研究，提出慢性腸道發炎疾病與自閉症之間的關係。他們對一群自閉症兒童進行結腸鏡和活組織切片檢查，這些個案都是因為有胃腸道的症狀所以被轉介給胃腸科。結腸鏡是使用一根特殊的導管，伸入患者的消化道中，透過這個程序，研究者可以看見裡面發生了什麼事。當進行結腸鏡時，可以利用一種特別的尖銳器具取得腸壁的一小部分，之後可以在顯微鏡下細查，這就稱為活組織切片檢查。

　　根據他們的研究結果，韋克菲爾德醫生與他的團隊確認了這些兒童腸道中的一種狀況，他們將其稱為迴腸 - 淋巴 - 結節性增生（Ileal-Lymphoid-Nodular Hyperplasia）和非特異性結腸炎（Non-Specific Colitis）。讓我們來看看它們是什麼意思。

　　首先，我們來瞭解迴腸 - 淋巴 - 結節性增生。迴腸是小腸最後 3/5 段的名字。成人的迴腸大約是 3.5 公尺，而它的尾端

與大腸連接。一般而言，小腸的功能為吸收食物。然而，在迴腸段並不會吸收太多食物。這部分的小腸壁擠滿了許多稱作培氏斑的淋巴結，它們的外型為小小的圓形或豆形結構，尺寸大小在 1~25 公厘的範圍內。這些淋巴結是我們免疫系統非常重要的一部分。我們知道它們主要執行兩個功能：

1. 第一個功能是過濾來自迴腸的淋巴液，並且移除細菌、病毒、真菌、死細胞（包括癌症細胞），以及多種源自死細胞的毒素。這是檢視你的小腸中埋伏著哪些特定致病因子很好的地方，因為淋巴結就像是關住這些病毒、細菌、死細胞和真菌的監獄，如果淋巴結無法摧毀它們，就會禁錮它們。所以當胃腸科醫生進行結腸鏡檢查時，為了能在顯微鏡下細查，他們總會試圖取得這些淋巴結的樣本。這也是韋克菲爾德醫生的團隊所做的事。

2. 淋巴結的第二個功能是製造一大群免疫系統細胞的淋巴球，其主要功能為對抗感染。事實上，淋巴結本身基本上就是由淋巴球所組成，伴隨一些其他的細胞。所以當淋巴結面臨一種感染時，它們會開始製造大量的淋巴球以對抗感染，如此一來會使得淋巴結腫大和發炎，有時候會疼痛。這種淋巴結的腫大就被稱為淋巴結節性增生，也就是韋克菲爾德醫生在自閉症兒童的迴腸裡發現的現象。

因為他的研究中，有許多孩子的自閉症特質是在接種過麻疹腮腺炎德國麻疹混合疫苗（MMR vaccine）後才發展出來，這是韋克菲爾德醫生想要探討的方向，去檢視哪一種特定的感染可能會導致淋巴結的腫大。他懷疑可能是麻疹病毒，所以他邀請一位知名的病毒學家約翰‧奧利里醫生（John O'Leary）加入他的研究。約翰‧奧利里醫生是都柏林的一位病理學教授。

果然，奧利里醫生在自閉症兒童的迴腸淋巴結中發現了相同的用於 MMR 疫苗中的麻疹病毒。韋克菲爾德醫生的研究裡面，這部分對於麻疹病毒和 MMR 疫苗的顧慮造成許多的爭議和來自政府及醫療機構的強烈反對，這些因素分散了主要問題的注意力。主要問題是：自閉症兒童的腸壁上有腫大和發炎的淋巴結，這個清楚的徵兆顯示那裡正在對抗一些感染。

現在，讓我們來討論韋克菲爾德醫生描述他的研究中，自閉症兒童的第二種情況——非特異性結腸炎。結腸炎這一詞表示在結腸有發炎的現象。進行結腸鏡檢查時，韋克菲爾德醫生的團隊發現這些兒童的腸道裡面，存在著不同階段的慢性發炎反應，腐蝕了結腸和腸子的黏膜，膿瘡裡充滿了膿汁、潰瘍和大量壓實的糞便。在某些位置，腸壁發炎的太嚴重，使得淋巴結非常腫大，幾乎阻塞了腸道的內腔。在某些方面，這種發炎反應類似於潰瘍性大腸炎，而某些方面則類似克隆氏症，但是有些特徵完全只有這些自閉症兒童獨有。這就是為什麼這個結腸炎被命名為非特異性，因為它無法被分類到任何一個已經存在的診斷中。韋克菲爾德醫生的團隊稱其為自閉症的小腸結腸炎（Autistic Enterocolitis），這個名詞尚未被正式醫學字彙所接受，但是對於那些治療自閉症兒童的人而言，這是一個非常好用的術語。

安德魯・韋克菲爾德醫生和他的團隊檢查了上百位自閉症兒童，他們的發現已經被世界上一些其他的研究人員所支持。除了已經發表的研究外，世界上有許多執業醫生在臨床上的觀察也支持自閉症兒童有消化疾病的事實，不同的孩子其嚴重程度都不一樣。根據我的臨床經驗，我要強烈表達我的想法：事實上，我尚未遇過沒有消化問題的自閉症兒童。

目前為止，我們大部分的討論都是自閉症。那麼剩下的

GAPS 患者呢？已經有大量的研究將思覺失調症與類似乳糜瀉的消化異常連結起來。多哈、凱德、艾香德、霍弗、菲佛（C. Dohan, R. Cade, K. Rachelt, A. Hoffer, C. Pfeiffer）等人，以及其他的醫生和科學家已經建立了一個思覺失調症患者腸道 - 大腦連結的假設，且得到非常嚴謹的科學證據的支持，我們將在之後的章節做詳細的討論。臨床經驗顯示大多數思覺失調症病人都患有消化問題。大多數個案中，這些問題都始於兒童時期的早期。

自閉症與思覺失調症以外，注意力不足過動症、失讀症、運動協調障礙、氣喘、過敏、溼疹和其他 GAPS 情況的科學文章就更少了。然而，當涉及臨床觀察時，幾乎所有患有 GAPS 的兒童及成人患者身上都有不同程度的消化問題。許多病人表現出典型的大腸激躁症：異常的疼痛、脹氣、糞便異常和腸胃氣脹。少部分的病人可能有正常的糞便，但是會受營養不良、逆流、火燒心、異常疼痛和腸胃氣脹所苦。GAPS 的兒童患者中，大部分都會以典型 GAPS 的模式去限制自己的飲食，偏愛加工過的碳水化合物，甚至會排除一切其他食物。許多 GAPS 的成人也有類似的挑食行為。我有一些患者並沒有抱怨任何特定的消化問題，但是當實行 GAPS 的治療計畫後，他們的健康都有戲劇化地改善。

這裡的問題為：為什麼 GAPS 的兒童和成人患者的消化系統會有那些狀況呢？這與他們的心智狀態有什麼關係呢？為了解開這些問題，我們必須檢視一些人類腸道中非常重要的基礎面向。

第二章　腸道就像樹木的根

人類的身體就像一棵植物，居住著大量、各式各樣的微生物。我們每個人身上這些多樣又豐富的生命，很可能與地球上的生命一樣令人驚奇！我們的消化系統、皮膚、眼睛、呼吸和排泄器官都愉快地與數以萬計看不見的房客共同生活，製造了一個宏觀和微觀生命並存的生態系統，和諧地住在一起。這是一種共生關係，任何一方都不能沒有另一方。讓我再複述一次：沒有這些我們每天攜帶且充滿身體各處的極小微生物，我們人類無法存活。

最大的微生物菌落就住在我們的消化系統裡面。平均來說，一位健康成人的腸道中攜帶著 1.5~2 公斤的細菌。這些細菌不僅僅是雜亂的微生物團，還是一種高度組織化的微型世界，某些種類支配和控制其他種類。它們在我們體內所執行的功能對我們是如此重要，如果我們的腸道處於無菌狀態，我們可能也無法生存。在一個健康的身體中，這個微生物世界相當穩定，也很能夠適應環境的改變。讓我們一起來看看裡面有誰？

腸道的微生物菌群可以被分為 3 組：

1. 必要的或有益的菌群

這是最重要且一個健康個體中為數最多的一群。這些細菌通常是指我們與生俱來的友善細菌。主要成員為：雙歧桿菌屬（Bifidobacteria）、乳酸桿菌（Lactobacteria）、丙酸桿菌（Propionobacteria）、大腸桿菌的生理菌株（physiological strains of E.coli）、消化鏈球菌（Peptostreptococci）和腸球菌（Enterococci）。我們將會細看它們對我們的身體做了什麼貢獻。

2. 伺機性的菌群

這是一大群的多種微生物，它們的數量和組合可以相當獨特。這些菌群包括：類桿菌屬（Bacteroids）、消化球菌屬（peptococci）、葡萄球菌屬（Staphylococci）、桿菌（Bacilli）、梭狀芽孢桿菌屬（Clostridia）、酵母菌（Yeasts）、腸內細菌科細菌（Enterobacteria），包含了變形桿菌屬（Proteus）、克雷伯氏菌屬（Clebsielli）和檸檬酸桿菌屬（Citrobacteria）等等；此外還有細梭菌屬（Fuzobacteria）、真細菌（Eubacteria）、鍊狀細菌（Catenobacteria）和許多其他種類。目前為止，大約有 500 種科學已知的微生物品種生活於人類的腸道中。在一個健康的人體內，它們的數量通常有限且被有益菌群嚴格控制。如果這些微生物任一種失去控制，都足以造成各式各樣的健康問題。

3. 過渡菌群

這些是我們每天吞下去的飲食中所存在的多種微生物，通常是環境裡面的葡萄糖非發酵菌（non-fermenting gram-negative bacilli）。當腸道受到有益菌的良好保護時，這群微生物會直接通過我們的消化道，不會造成任何傷害。但是如果有益菌群的數量受到破壞，且無法正常運作的話，這組微生物可以導致疾病。

所以，所有這些微生物在那裡做什麼？還有為什麼我們需要它們呢？

健康和完整的腸道

一個人的消化道是一條長長的管子，它的起點與終點都與外界相通。無論外在世界有什麼有害的東西，我們的消化系統對它們而言都是進入我們體內的完美入口。我們每天都吃和喝進了大量的微生物、化學和有毒物質。那我們如何能存活呢？

其中一個主要原因是整條消化道都覆蓋了一層細菌，就如同腸道上皮（gut epithelium）的表面長滿了厚厚一層的草皮，提供了一個天然的屏障去抵抗侵入者、未經消化的食物、毒素和寄生蟲。就像沒有受到草皮保護的土壤會被侵蝕一樣，如果腸壁具保護性的細菌受到破壞，那麼腸壁也會遭到傷害。我們固有的細菌是如何保護腸壁的呢？

除了提供一層物理性的屏障外，它們會透過產生類抗生素物質（antibiotic-like substances）、抗真菌揮發物（anti-fungal volatiles）和抗病毒物質（anti-viral substances），包括干擾素（interferon）、溶菌酶（lizocym）和表面張力素（surfactins）去溶解病毒和細菌的細胞膜，以對抗侵入性的致病微生物。此外，藉由製造有機酸（organic acids），有益菌將腸壁的酸鹼值降低至 pH 4.0~5.0，使整個環境對於會致病的壞微生物而言，是一個非常不適合生長和活動的地方，因為它們需要更鹼性的環境。

致病微生物會製造大量非常濃烈的毒素，更不用說我們從食物和飲料中攝取到的所有有毒物質。我們健康的固有腸道菌群在中和硝酸鹽、吲哚類（indoles）、酚類、糞臭素、外源性化學物質、大量其他有毒物質、鈍化的組織胺、螯合重金屬和其他毒物上有很好的能力。細胞壁上的有益菌吸收了許多致癌物質，使它們不會活化。有益菌們也抑制腸道中的增生過程，這是所有癌症形成的根基。

所以，如果腸道裡面的有益菌被破壞，而無法執行它們應執行的功能，那麼「這個城市的城牆」就無法受到非常好的保護，這就是一種典型 GAPS 腸道的情況。失去了保護，腸壁就會被任何隨之而來的東西所侵入：來自疫苗或環境中的病毒、像是白色念珠菌這種無處不在的真菌、多種細菌和寄生蟲和有毒物質，所有這些都非常有破壞我們消化系統的能力，而且會造成腸壁的慢性發炎狀況。我們也不應該忘記通常居住於腸道、受到有益菌嚴格控制的伺機性菌群。它們總是在那裡，一旦它們的管理員「好的細菌」虛弱時，就隨時準備好製造麻煩。研究利用顯微鏡檢驗腸壁的活體組織切片，結果顯示在健康的個體內，腸道黏膜上附著一層厚厚的細菌群，以保持它的完整和健康。而在腸道炎症的黏膜上則發現不同的致病細菌，甚至在腸道細胞內也有，這就代表具保護力的細菌群被破壞，並且允許病原體抵達神聖的腸壁。

情況甚至可能更糟糕，失去運作良好的腸道菌群，腸壁不只沒有受到保護，還會營養失調。正常的腸道菌群提供了消化道內膜細胞主要能量和營養的來源。有益菌住在腸道上皮上，會消化隨之而來的食物，並將其轉換為給腸道內膜的營養物質。事實上，根據預估腸道上皮有 60~70% 的能量是源自細菌活動。當腸道菌群受到損害，缺乏了它所產生的營養，消化壁受損的情形會加重。這就造成消化壁結構一連串的退化改變，而進一步損害它消化和吸收營養的能力。

為了瞭解你孩子的腸道究竟發生了什麼事，讓我們來看看一些腸道內膜的解剖和生理學。腸子的吸收表面具有一種指狀突起的奇妙結構，稱為「絨毛」，它們之間有深深的隱窩。一種稱為腸細胞的上皮細胞會包覆住絨毛，它們就是負責完成消化過程和吸收食物營養的細胞。這些細胞工作得非常認真，所

以它們必須保持年輕和處於良好的狀態，才能有效率地進行工作。像往常一樣，大自然的安排總是非常神奇。這些腸細胞會一直從隱窩的深處誕生。然後它們會慢慢旅行到絨毛的頂端，一路上它們會進行消化和吸收的工作，並且變得愈來愈成熟。當它們抵達絨毛的頂端後就會脫落。腸子的上皮細胞用這種方式持續更新，以確保自己良好的工作能力。（圖一, p.29）

　　腸道滅菌的動物實驗發現，當居住在腸子上皮的有益菌被移除後，這個細胞更新的過程就會完全失去控制。細胞從隱窩旅行到絨毛頂端的時間變成好幾倍，如此就打亂了腸細胞的成熟過程，而且通常會將其轉變為癌。隱窩有絲分裂的活動會顯著受到抑制，這就代表那裡將誕生更少的細胞，而且健康和有能力適當進行工作的細胞又更少了。細胞本身的狀態變得不正常。所有這些狀況都是因為它們的管家「健康的腸道細菌」沒有在那邊照顧它們。（圖二, p.30）

　　上述是發生在實驗室中腸道滅菌的動物。在人體中，缺少好菌總是與壞菌失去控制並存，如此一來，整個狀況會更加糟糕。失去有益菌的照顧，同時受到致病菌群的攻擊。整個腸道上皮的結構會改變，並且開啟病變或疾病發展的過程。絨毛退化並且無法適當消化和吸收食物，導致吸收不良、營養缺乏和食物不耐症。

　　腸道菌群是消化系統的管家。這個家的狀態，以及它實現目標的能力直接仰賴這個管家的好壞。我們消化道的解剖學完整性、它的功能、適應和再生的能力、防衛自己的能力，和許多其他的功能都直接依賴它的微小管家「我們的腸道菌群」的狀態。如同我們之後會看到的，GAPS 的兒童和成人有著非常異常的腸道菌群，導致了他們消化方面的異常。

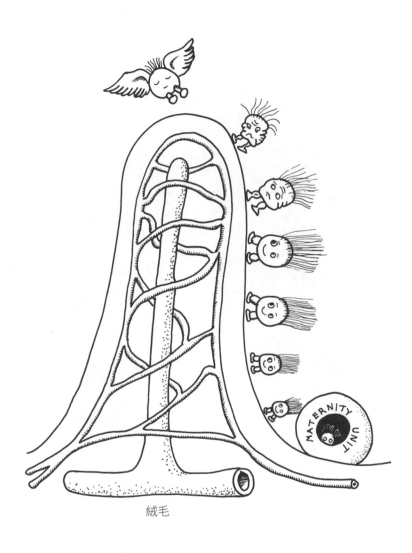

絨毛

圖一　腸細胞的生命循環

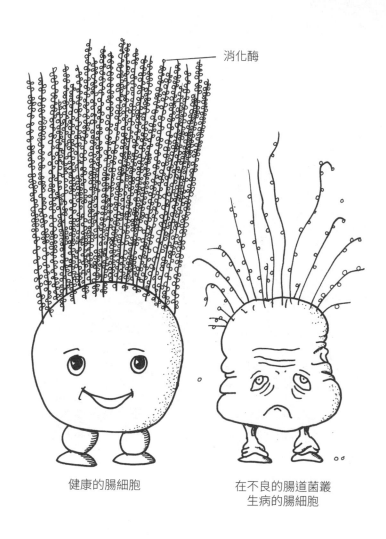

消化酶

健康的腸細胞　　　　　在不良的腸道菌叢
　　　　　　　　　　　生病的腸細胞

圖二　腸細胞上的頭髮代表微絨毛。當腸細胞覆蓋絨毛表面，它
　　　們的頭髮（微絨毛）會形成刷狀緣，食物消化的最後一步
　　　驟就發生在那邊。

身體的營養

　　每個人都知道擁有消化系統的主要目的就是能夠消化和吸收食物。科學和臨床經驗顯示沒有健康的腸道菌群，消化系統就無法有效地執行這些功能。牛奶和小麥蛋白的消化就是一個很好的例子，這發生在兩個階段中。第一個階段是發生在胃部，在胃壁產生的消化液的影響下，牛奶和小麥蛋白會被分解為胜肽，其中有些具有像嗎啡的結構，稱作酪蛋白嗎啡和麩質嗎啡。這是一個正常的過程，且發生在我們所有人身上。接著，這些胜肽移動到小腸，第二階段的發生就在這裡。它們會受到胰液的影響，然後抵達腸壁，在那邊腸細胞的微絨毛上，它們被酵素分解成肽酶（peptidases）。這個階段就是具有異常腸道菌群的人們會喪失的過程，因為他們不良的腸細胞狀態。因此，酪蛋白嗎啡和麩質嗎啡會在無轉變的狀態下被血液吸收，所以導致體內出現問題，特別是會干擾大腦功能和免疫系統的功能。這個領域在針對自閉症、思覺失調症、注意力不足過動症、精神病、憂鬱症和自體免疫方面已經有相當多的研究，結果顯示這些患者體內都有高濃度的酪啡肽和麩質嗎啡，也就代表他們的腸道狀態無法適當地消化這些物質。臨床經驗顯示當腸道菌群恢復，許多 GAPS 患者就可以消化適量的酪蛋白和麩質，而且他們的症狀也不會重現。

　　除了保持腸壁的良好狀態外，居住在這城牆上的健康腸道菌群在消化和吸收的過程中，占有不可或缺的地位。因為如此，缺乏良好平衡的菌群，想要正常消化和吸收食物幾乎是不可能的任務。它有消化蛋白質、發酵碳水化合物和分解脂質及纖維的能力。腸道內細菌活動的副產物對於運輸礦物質、維生素、水、氣體和許多其他營養從腸壁進入血液中是非常重要的。如

果腸道菌群受到損害，世界上最棒的食物和補充品可能就沒有被分解和吸收的機會了。

　　缺少有益菌的幫助，我們食物中的某些原料根本完全無法被人類腸道所消化。膳食纖維就是個好例子。在具有健康腸道菌群的腸道中，纖維會被部分分解為寡聚糖、胺基酸、礦物質、有機酸和其他有用的營養，以滋養腸壁和身體各處。我們大多數人都明白膳食纖維對我們很好，新鮮水果和蔬菜、全穀類、堅果和種籽、豆類植物全部都是很好的纖維來源。小袋裝、膠囊或飲料形式的纖維補充品，通常是由醫生開立處方箋給病患以降低他們血液中的膽固醇濃度、改善便祕和其他許多的消化問題、幫助膽汁代謝、預防腸癌、改善糖尿病患者的葡萄糖耐受性等等。規律攝取膳食纖維的益處可以列成一張很長的清單。纖維是腸道中有益菌的天然棲息地之一。它們以纖維為食，替腸壁和整個身體產生許多良好的營養，它們吸收纖維的毒素；它們活化纖維以參與水分和電解質的代謝、回收膽汁酸和膽固醇等。這些細菌對膳食纖維的作用，使其能夠執行人體內這些所有良好的功能。當這些好菌受到損害，無法對纖維產生作用時，膳食纖維本身對於消化系統而言反而變成一種危險，它會成為致病菌的良好居住地，並且加重腸壁的發炎反應。這就是為什麼胃腸科醫生會建議病人攝取低纖維的飲食。所以，缺乏有益菌，膳食纖維獨自在腸道中最後並不會對我們有利。此外，容易腹瀉或解稀便的 GAPS 兒童和成人患者，在腹瀉狀況完全治好前，確實必須減少飲食中纖維的攝取。

　　除了纖維以外，有另一種我們大多數人在缺乏腸道好菌時所無法消化的物質。這個物質就是牛奶的糖分，稱為乳糖。許多人都有乳糖不耐症是眾所周知的事實，表示他們不能消化牛奶。大多數 GAPS 的兒童和成人患者也都在這群人之中。目前

為止，科學所提供的解釋為我們許多人都缺乏乳糖酵素這種負責消化乳糖的酵素。如果我們天生就無法消化乳糖，為什麼有些人似乎可以處理得很好呢？答案是這些人的腸道裡面有正確的細菌。人類腸道中主要的乳糖消化細菌之一是大腸桿菌，這是讓許多人感到驚訝的一件事，大腸桿菌的生理菌株竟然是健康消化道的必要居民。從一個健康嬰兒出生的第一天起，它們就出現在腸道中，而且數量龐大： 107~109 CFU/g（菌落形成單位），如果它們沒有受到抗生素和其他環境影響的破壞，人的一生都會維持這個數量。除了消化乳糖外，大腸桿菌的生理菌株還會製造維生素 K2、維生素 Bl、B2、B6 和 B12；製造稱為大腸菌素的類抗生素物質，並且控制它們自己家族中其他會致病的成員。事實上，讓大腸桿菌的生理菌株居住於你的腸道是保護你免於大腸桿菌致病品種攻擊的最佳方法。它們在免疫系統上也占有重大和複雜的地位，關於這部分我們之後會談到。

除了大腸桿菌之外，其他屬於健康腸道菌群中的有益菌不只確保我們適當吸收來自食物中的營養，還會主動合成多種營養物： 維生素 K2、泛酸、葉酸、硫胺素（thiamin，也就是維生素 B1）、核黃素（riboflavin，維生素 B2）、菸鹼酸（niacin，維生素 B3）、吡哆醇（pyridoxine，維生素 B6）、氰鈷胺（cyanocobalamin，維生素 B12）、多種胺基酸和其他活性物質。演化的過程中，大自然確保當食物供應稀少時，我們人類不會死於維生素和胺基酸的缺乏。大自然提供我們一個自己的工廠去製造這些物質——就是我們健康的腸道菌群。當這種菌群被破壞，儘管我們仍然營養充足，還是會發展出維生素不足。為什麼呢？因為許多維生素和其他活性物質在人體內的生命都相當短暫。所以除非一個人每小時都服用這些維生素（假如它們在沒有健康腸道菌群的情況下，也能被完整吸收的話），否

則這個人一天當中一定會有某些時候是處於缺乏這些維生素的狀態。這就是在腸道菌群受到破壞的人們身上所發生的狀況，無法持續提供源源不斷的維生素，以及其他活性物質供身體使用。每位 GAPS 兒童或成人患者的檢驗都顯示缺少了腸道菌群應該要製造的那些重要的維生素。恢復他們腸道中的有益菌是解決那些不足的最佳方式。

大多數腸道菌群異常的人都患有不同階段的貧血。這並不令人感到意外。他們不僅無法從食物中吸收血液必需的維生素和礦物質，他們自己製造的那些維生素的也遭到損害。最重要的是，腸道菌群受損的人通常腸道內會居住著一群特殊的致病菌，就是嗜鐵菌（iron-loving bacteria），包括放線菌屬（Actinomyces spp）、分枝桿菌屬（Mycobacteriumspp）、致病性的大腸桿菌（pathogenic strains of E.coli）、棒狀桿菌屬（Corynebacterium spp）和許多其他種類。它們會消耗這個人從飲食中攝取的任何鐵，使這個人的鐵不足。不幸的是，服用鐵的補充品只會使這些細菌變得更加強壯，而且不會改善貧血症狀。

我見過的 GAPS 患者，大部分都看起來臉色蒼白和不健康，而他們的血液檢查通常會顯示貧血的典型變化。這些病人之中，許多人都有被醫生開立過鐵劑的處方箋。然而，要治療貧血所需要的遠不止補充鐵劑。為了製造健康的血液，身體需要鎂、銅、錳）、碘、鋅和許多其他礦物質，以及一大堆的維生素：B1、B2、B3、B6、B12、C、A、D、葉酸、泛酸和許多胺基酸。世界各地的大量研究都已經顯示只有補充鐵對於貧血的幫助並不大。我很難過地看到醫生們仍然持續開立鐵劑給貧血的患者，反而因此茁壯了會致病的嗜鐵菌，除了帶給患者不舒服的消化副作用之外，還讓他們原本就已經發炎和非常敏感

的腸道內膜細胞直接受到負面的影響。

　　因為上述的所有因素，腸道菌群異常的人們都有多種營養素的缺乏。每一位曾經接受過檢查的 GAPS 兒童和成人患者都顯示在許多重要的礦物質、維生素、必需脂肪、許多胺基酸和其他營養上面有典型營養不足的情況。最常見為鎂、鋅、硒、銅、鈣、錳、硫、磷、鐵、鉀、鈉、維生素 B1、B2、B3、B6、B12、C、A、D、葉酸、泛酸、ω-3、6、9 的脂肪酸、牛磺酸、α-酮戊二酸、穀胱甘肽和其他營養的缺乏。這份在 GAPS 患者身上經常看到的營養不足清單，包含了一些對於大腦、免疫系統和身體其他部位的正常功能及發展來說最重要的營養素。儘管有些 GAPS 的兒童似乎生長得很好，比同年齡的兒童來得高大，他們仍然在非常重要的微量營養素上有所不足。在瞭解他們消化系統的狀態後，這一點並不會令人感到訝異。具備功能良好的腸道，以及健康的腸道菌群掌握了我們健康的根基。然後，就像一棵樹根生病的樹無法茂盛成長一樣；缺少功能良好的消化系統，剩餘的身體部分也無法成長茁壯。腸道特定的細菌居民「腸道菌群」是圍繞這些根部的土壤，所以請提供它們適合的居住地、保護、支持和營養。

　　如同我們知道的，一棵樹看不見、深藏在地下的樹根在那棵樹的每一根樹枝、細枝和每片葉子的健康上都扮演了重要的角色，不論它們距離樹根的位置有多麼遙遠。同樣地，我們體內腸道菌群的多樣性和多種功能，其影響遠遠超過腸道本身。讓我們來瞭解身體最重要的其中一根「樹枝」──免疫系統。

第三章 免疫系統

　　患有 GAP 症候群的人，其免疫系統會受到連累。當我們檢查他們的免疫狀況時，會發現多種免疫球蛋白的缺乏，同時其他免疫球蛋白可能會多到超出比例。全部、多種細胞、酵素和其他部分的免疫系統不足是很常見的情況。這顯示 GAPS 兒童和成人患者的免疫系統失去了平衡。但是最令人感到恐懼的事情為他們的免疫系統開始製造抗體去攻擊自身的組織，包括大腦和剩下的神經系統。這種情況是免疫系統最深的混亂和失去控制，開始清理自己的身體。

　　為什麼會發生這種狀況呢？與這些病患的消化系統有任何關聯嗎？毫無疑問的確有關！

　　消化系統上皮細胞的表面所居住的大量細菌，真的可以被比喻為免疫系統的搖籃，不論是全身或黏膜的免疫功能。一個嬰兒出生時，帶著未成熟的免疫系統。這個嬰兒消化道中的菌群在免疫系統的適當成熟上面，扮演了非常重要的角色。平衡的腸道菌群大概在生命的最初 20 天才會建立完成。居住於腸壁上皮的有益菌在免疫調節的許多方面，扮演了主要的角色。讓我們來看看其中一些細節。

　　我們消化系統的必要或有益菌是免疫系統中非常重要的腸壁淋巴組織的其中一員，並且會製造大量的淋巴球和免疫球蛋白。例如：雙歧桿菌（大量居住在人類結腸中的好菌）的細胞壁內，有一種稱作胞壁醯二肽（Muramyl Dipeptide）的物質，負責啟動合成其中一種最重要的免疫系統細胞——淋巴球。因此，一個健康的腸壁實際上是充滿了淋巴球，而且無法滲透，準備好保護身體免受任何的侵犯。科學研究顯示腸道菌群受損

的人們在腸壁內的淋巴球遠遠不足，導致腸壁的保護力變得很差。有公司正在嘗試將胞壁醯二肽製造成補充品，以幫助我們的免疫系統。我相信更好的方式是恢復健康的結腸雙歧桿菌，它們會製造天然的胞壁醯二肽，以及許多其他這些細菌會供應的有用物質。

　　腸壁中的淋巴球會產生免疫球蛋白。腸道中最重要的一種是分泌型免疫球蛋白 A （Secretory Immunoglobulin A，IgA）。分泌型 IgA 是人體所有黏膜中的淋巴球所製造的一種物質，並且會經由體液排出。呼吸通道、鼻腔、喉嚨、膀胱、尿道、陰道、唾液、眼淚、汗液、初乳、母乳，當然還有消化系統的黏膜及其分泌物中皆可發現它的蹤影。它的任務是透過摧毀和使入侵的細菌、病毒、真菌與寄生蟲鈍化去保護黏膜。這是一種免疫系統對付經由食物和飲料進入到我們消化系統中、不受歡迎的侵入者的方式。微生物科學已經證明健康的腸道菌群受到破壞時，不論是人體或用來實驗的動物，製造 IgA 的細胞數目會急遽減少，而且它們製造這種重要的免疫球蛋白的能力也嚴重降低。所以當然就導致腸道保護自己的能力顯著下降。此外，IgA 一旦被分泌後，很快就會自然地退化。所以有益菌除了刺激它的製造外，還會透過一個非常複雜的過程去延緩它的退化，使 IgA 有更多時間執行它的任務。GAPS 兒童和成人患者的 IgA 通常不足，這是因為他們異常的腸道菌群所導致。因此，他們的腸壁在抵禦真菌、疫苗或環境中的病毒、細菌和寄生蟲上的能力不佳。

　　應該大量在腸道中出現的免疫細胞不只淋巴球一種。當腸道中的有益菌缺乏時，其他稱作嗜中性白血球（neutrophils）和巨噬細胞（macrophages）的族群也無法恰當地執行它們的任務。這些細胞會聚集受到感染和發炎的組織，然後藉由吞噬病

毒、毒素和細菌、細胞殘骸以及摧毀它們去達到清除有害物質的目標。每天將近有 1260 億個嗜中性白血球離開血液，穿過我們的胃腸道壁。在腸道菌群異常的人們身上，這些細胞處理抗原（antigens）的能力下降；換句話說，它們無法有效率地摧毀侵入者和它們的毒素，即使他們嗜菌作用（phagocytic，吞噬細菌）的能力仍然正常。我們尚不清楚為什麼會這樣。我們知道的是如此一來，將會使病毒、細菌和其他入侵者得以生存，並且會持續存在於嗜中性白血球和巨噬細胞內——它們其實是應該摧毀這些毒物的細胞。

除了確保適當的淋巴球、IgA 和嗜菌細胞（phagocytes）的功能，健康的腸道菌群在製造干擾素、細胞激素和許多其他免疫反應的主動調節機制，特別是在打擊病毒感染上面都扮演了非常重要的角色。世界各地，數百萬名兒童和成人每天都會接觸到疫苗或環境中的病毒。如果這些人腸道菌群的功能良好，那麼這些病毒不會對他們造成傷害，因為他們的身體有很好的裝備可以對付那些病毒。然而 GAPS 的患者，因為腸道菌群的異常，疫苗或環境中的病毒就有很大的機會可以生存和持續。一個好的例子就是在自閉症兒童的腸壁和脊髓液中發現的麻疹病毒。懷疑這種病毒是來自麻疹腮腺炎德國麻疹疫苗是相當合理的推測。

有益菌和免疫系統合作的另一種迷人方式稱為「模仿現象」。在腸道上皮表面的細菌以及該上皮細胞會交換抗原，就像孩子玩捉迷藏時會交換帽子，以愚弄當鬼的那個人一樣。交換抗原的現象促進了大量免疫反應的效率，尤其是針對局部免疫。不幸的是，在 GAPS 的人們身上，這種交換反而害了自己，因為許多致病的微生物也很會玩這個遊戲。科學文獻中有一篇爭論，就是關於麻疹病毒利用這種模仿現象去欺騙免疫系統攻

擊自己的組織。

　　腸道菌群對於免疫系統的影響遠大於腸道本身。研究顯示當腸道菌群被破壞，不只是消化系統中的 IgA、淋巴球、巨噬細胞、干擾素和細胞激素等的濃度會降低，而是身體的整個免疫系統會失去平衡。這個過程會讓此人的免疫低下。

　　為了瞭解這一切，我們來想像一座有著高石牆的中世紀堡壘。士兵在城牆上用槍、石弩和其他適合用於作戰的武器來保護自己。堡壘內的平民種植作物、煮飯給士兵吃，以及從事所有民間的工作。他們有鏟子、鍋子和其他從事工作時的工具。當敵人來臨，擊退他們就是士兵的任務。想像一下士兵輸了，而敵人開始進入堡壘。現在是平民百姓要面臨士兵的任務。人民沒有接受過適當的訓練，也沒有適合作戰的工具，所以他們只能用自己手上的東西——園藝工具、鍋子等等。這些工具本來就不是用來打仗，所以人民也無法像運用武器的士兵一樣有效率的防衛堡壘。

　　當腸道菌群功能低下時，人體內就會發生上述的情節。免疫系統中有兩個主要軍隊： Th1 免疫（Th1 immunity，堡壘牆上的士兵）和 Th2 免疫（堡壘內的平民）。城牆上的士兵—— Th1 免疫（第一型輔助 T 細胞，T-cell helper type 1）會促進一種細胞型免疫，它位於身體各處會與外界連接的地方。它的角色是打擊黏膜、皮膚和細胞內的感染。它是任何入侵者進到身體的第一道和非常有效的防線。分泌型 IgA 就是被分配到這個系統，介白質素 -2（Interleukin-2，IL-2）、介白質素 -12（IL-12）、γ 型干擾素以及一些其他物質也是。如同我們已知的，健康的腸道菌群在維持這部分的免疫活性和其任務上扮演了極度重要的角色。當身體的菌群受到破壞，那麼這部分的免疫就會變得較沒有效率，並且開始讓不受歡迎的微生物和毒

素進入體內。身體會透過活化免疫系統的第二支軍隊（堡壘內的平民）——Th2免疫（第二型輔助T細胞，T-cell helper type 2）做出反應，它負責體液型免疫或身體液體的免疫。這個系統的主要成員有介白質素 -4、5、6、10、α 型干擾素和IgE（免疫球蛋白 E，Immunoglobulin E）。IgE 掌管身體的過敏反應；它在氣喘、溼疹、花粉症和其他過敏的人身上非常活躍。擁有異常腸道菌群的人，這個 Th2 系統變得過分活躍，使此人容易受到遺傳性過敏或過敏類型的反應、慢性發炎、自體免疫和許多其他的不良影響。就像堡壘內的平民，使用錯誤的工具作為武器且沒有接受過打仗的訓練，Th2 系統將無法以正確的方式去防禦堡壘。

我們體內同時需要 Th1 和 Th2 免疫，但是它們必須處於正確的平衡。Th1 和 Th2 免疫之間的不平衡，不夠活躍的 Th1 和過度活躍的 Th2 是慢性病毒感染、過敏、慢性疲勞症候群、念珠菌症、氣喘、溼疹、自閉症和大多數其他 GAPS 患者身上的常見狀況。為什麼呢？所有這些條件雖然看起來相當不同，但卻都有一大共通點——腸道菌叢不良或異常的腸道菌群，它們是 Th1 和 Th2 免疫的主要平衡媒介。繼續中世紀堡壘的比喻，腸道菌群可以維持城牆上士兵的數量、警覺性、良好訓練和隨時做好打仗的準備。當腸道菌群功能不佳時，這些士兵會變得放鬆和懶散；其中一些還會進入堡壘內幫忙從事平民的工作，所以牆上的士兵數量減少，使得 Th1 免疫衰弱且與 Th2 免疫之間失去平衡。

一般來說，我們很難高估腸道菌群的狀態在免疫系統的正常運作中有多麼重要。根據估計，我們的免疫力大約有 80~85% 是位於腸壁上。腸壁和它的細菌層可以比喻成免疫系統的右手。如果細菌層遭到破壞，或呈現異常這種更糟糕的狀

況，那麼這個人的免疫系統嘗試運作時，就像右手被綁在身後一樣的沒有效率。

在前一章中，我們詳細說明了具有異常腸道菌群的人們會發展出的多種營養素不足。沒有源源不斷的營養，免疫系統就無法運作：它需要大多數已知的維生素和礦物質、胺基酸和脂肪才能夠執行它的任務。GAPS 患者因為異常的消化和吸收功能，所以他們缺乏的營養素，可以被列成一張長長的清單，也因為如此，他們的免疫系統不僅不平衡，而且還營養不良。

但是彷彿所有這些還不夠似的，一個具有異常菌群的的身體，其免疫系統會接觸到一大堆毒性極強的物質，其中許多物質都對免疫力有直接的破壞作用。這些毒素是來自所有伺機性的微生物群，它們愉快地在 GAPS 患者的腸道和身體其他部位壯大，感謝缺少了有益菌群的控制。

我們已經知道當腸道菌群異常時，消化壁會發生什麼事：它變得受損且會滲漏。侵入者和未消化的食物不斷湧入腸道中已經受損的上皮屏障。全部這些都是由免疫系統去對付，但是它同時又營養不良、有缺陷、受到連累、不平衡和處於喝醉的狀態。

所以，對於 GAPS 的兒童和成人患者會伴隨如此不良的免疫系統，我們還需要感到驚訝嗎？

第四章　什麼會破壞腸道的菌群

　　我們已經仔細探討過我們體內固有的腸道菌群所扮演的不同角色。我們已經看到它們在維持體內微小世界的健康和活性方面是多麼的重要。然而，在現代世界中，它們需要執行得任務不是不可能，而是變得極度困難。讓我們一起看看我們的腸道菌群會經常性的遭受到什麼危險。

抗生素

　　在我們的生命中，都曾經服用過抗生素。它是這個現代世界最普遍被開立的藥物。自從我們出生的那一刻起，我們很可能就會經常接觸到這類型的藥物，不僅是透過處方藥，還有透過食物。農場的動物和家禽都會定期被施予抗生素，所以我們從牠們身上取得的所有產品（肉、牛奶、蛋）都會持續提供我們抗生素和從這些動物身上發展出來的抗藥性細菌，以及這些細菌所製造的毒素。養殖魚和貝類也都有定期被投予抗生素，大量水果、蔬菜、穀物、豆類和堅果也都被噴灑抗生素以控制疾病。在這個複雜的現代世界中，我們就是無法避免接觸到抗生素。它似乎變成生活裡面「正常」的一部分，導致我們許多人並不會問「它們會對我們怎樣嗎？」的這個問題。隨著抗生素的生產從 1950 年代的每年數百噸增加為 1990 年代每年數萬噸，關於這群藥物對於人類健康的有害影響也發展出很多證據和令人擔心的研究。讓我們來檢視這些研究的結論：

* 抗生素對於人體內的有益菌（不僅是在腸道，還有其他器官和組織）具有毀滅性的作用。

- 抗生素會將細菌、病毒和真菌從良性轉為致病性，使它們有能力去侵入組織並造成疾病。
- 抗生素會讓細菌產生抗藥性，所以業界必須研發愈來愈多更強力的抗生素去攻擊這些新的變異細菌。結核病就是一個好例子，因為廣泛使用抗生素，所以創造出結核分歧桿菌（Mycobacterium Tuberculosis）的新變種，它們可以抵抗現在所有存在的抗生素。
- 抗生素對於免疫系統有直接的破壞作用，使我們面臨感染時變得更脆弱，因此導致一個更多抗生素和更多感染的惡性循環。

讓我們來看一看不同族群的抗生素會對腸道菌群造成什麼影響。

盤尼西林

這個族群裡面，很常被使用的是阿默西林（Amoxicillin）、安比西林（Ampicillin）、氟氯西林（Flucloxacillin），以及所有名稱以「西林（-cillin）」作為結尾的抗生素。這些藥物主要會對我們兩組有益的居住菌群造成破壞的影響：乳酸桿菌（Lactobacilli）和雙歧桿菌，它們同時會促進致病的變形桿菌（Proteus）家族、鏈球菌（Streptococci）和葡萄球菌（staphylococci）的生長。這組獨特的抗生素可以讓一般只在糞便中發現的細菌移動到腸子中，使此人容易罹患大腸激躁症和其他消化疾病。

四環黴素（去氧羥四環素和其他以 -cyclines 結尾的抗生素）

這組藥物通常作為青少年治療青春痘的長期用藥，持續時間從三個月到兩年。四環黴素會透過改變黏膜的蛋白質結構而對於腸壁產生特殊的毒性作用，如此一來會導致兩個結果。首先，它使得腸壁在解剖學上容易被致病微生物所侵入；第二，它提醒免疫系統去攻擊這些改變的蛋白質，啟動了身體對抗自

身腸道的自體免疫反應。同時，四環黴素會刺激消化道內會造成疾病的念珠菌真菌、葡萄球菌和梭狀芽胞桿菌的生長。

胺基醣苷類抗生素（包含健大黴素、卡納黴素）、巨環類（包括紅黴素）以及其他 -mycins 結尾的抗生素

這些藥物對於腸道中的有益菌菌落有毀滅性的影響，例如：生理大腸桿菌和腸球菌。長時間使用這種藥物可以完全消滅這些消化系統中的有益菌，讓它對大腸桿菌的致病種類和其他微生物大開門戶。

抗真菌抗生素（包含制黴菌素、兩性黴素等等）

這些藥物可選擇性刺激變形桿菌家族和大腸桿菌的乳糖陰性種類的生長，它們可以造成嚴重的疾病。

組合的抗生素比起單一藥物對於腸道菌群有更強的毀滅作用。當使用口服抗生素和長期使用低劑量的抗生素，像是用於治療青春痘、慢性膀胱炎、慢性耳朵感染和其他慢性感染時，傷害會更加嚴重。醫療人員以及在製藥行業的工作者特別容易長期接觸到低劑量的抗生素，而這些人的腸道生態失調也確實非常普遍。

高劑量的抗生素會造成腸道出現大量可以成為細菌、病毒或真菌居住的隱匿空間。這時是施予優良益生菌的關鍵時刻，以確保這些空間可以先被友善細菌而非致病品種所占據。縱使使用抗生素的時間短且劑量低，腸道中的有益菌仍然需要一段時間才能恢復：生理大腸桿菌需要 1~2 個星期；比菲德氏菌和韋榮球菌需要 2~3 個星期；類桿菌屬和消化鏈球菌則需要一個月。如果在這段期間裡，腸道菌群又再次遭受另一個破壞因素的攻擊，那麼腸道的生態失調可能就由此正式展開。

我看過的大多數 GAPS 患者在他們的生命中都曾接受過多次的抗生素療程。兒童之中最常見的原因是反覆耳朵感染、胸腔感染和膿疱疹，以及因為母親罹患乳腺炎，透過母乳哺育接受到來自母體的抗生素。因此這些孩子們從一開始就沒有什麼機會可以發展出健康的腸道菌群，這些抗生素療程對於他們脆弱的腸道生態具有毀滅性的作用。

其他藥物

大多數藥物，尤其是長期或永久的處方藥都會對腸道菌群帶來不良的影響。

止痛藥（如：阿斯匹靈 aspirin、布洛芬 ibuprofen 等等）通常會被有慢性疼痛的患者長期使用。這些藥物會刺激溶血性細菌（haemolytic forms of bacteria）和曲狀桿菌（Campylobacter）的生長，這些細菌都可以導致疾病。

類固醇藥物，像是康速龍錠（Prednisolone，俗稱美國仙丹）、氫羥腎上腺皮質素（Hydrocortisone）、貝他每松（Betamethasone）和的剎美剎松（Dexamethasone）等藥物都會損害腸道菌群。此外，它們具有強烈免疫抑制的能力，會使身體容易受到各種感染。例如：大家都知道每次類固醇的療程幾乎一定會與體內真菌的過度生長有關，尤其是念珠菌品種。

避孕藥是需多女性通常從很年輕開始就長期服用的藥物。這組藥物對於腸道菌群的破壞力極大。當一位女性準備懷孕時，她已經服用這些藥物很長一段時間，且擁有異常的腸道菌群。人類嬰兒出生時的腸道為無菌狀態，會自母親身上獲得大多數的腸道菌群。所以如果這位母親的腸道菌群異常，那麼也會傳遞給她的孩子，使這位孩子容易患有溼疹、氣喘和其他過敏症狀，嚴重一點的個案則是導致學習障礙。

許多其他的藥物類型，包括安眠藥、腸胃藥、安定藥、抗膽鹼藥物和細胞毒性藥物等等，皆會對腸道、消化系統和免疫系統造成不同的傷害。

藥物引起的腸道生態失調通常是最嚴重且最不容易治癒的情況。過去 50 年間，我們看見西方人民的藥物使用出現巨大的增加。和鄰居談論服用某些處方藥或非處方藥幾乎變成正常生活的一部分。但是沒有很多人會去思考這些藥物對身體更不用說對腸道菌群所造成的影響。

還有其他因素會影響腸道菌群嗎？

| 飲食 |

我們吃進去的東西對於腸道菌群的組成有直接的影響。一餐方便卻不營養、充滿了加工食物的現代飲食會嚴重不利於腸道菌群。

太多含糖食物和加工過的碳水化合物增加了不同的真菌，特別是念珠菌品種、鏈球菌、葡萄球菌屬，一些梭狀芽胞桿菌品種、擬桿菌屬和一些好氧、伺機性的細菌數量。加工和含糖的碳水化合物（白麵包、蛋糕、餅乾、糕點和義大利麵）也會促進腸道成為蠕蟲和其他寄生蟲的居住地。

一份穀物纖維含量高的飲食（特別是麥麩和早餐穀片），對於腸道菌群、腸道健康和全身代謝都有很深的負面影響，容易使此人患有大腸激躁症、腸癌、營養缺乏和許多其他問題。水果和蔬菜可以提供更優質的纖維，而且不會造成消化系統的負擔。

瓶餵配方奶的嬰兒，其腸道菌群與親餵母奶的嬰兒截然不同。

母乳哺育對於嬰兒腸道適當菌群的平衡與健康而言是必要的條件。嬰兒出生時的腸道為無菌狀態。母乳哺育是我們一生中唯一的機會可以讓健康的混合細菌移居到我們整個腸道的表面，為我們未來的健康奠定基礎。瓶餵配方奶的寶寶，其腸道居住著不同的細菌組合，使他們之後容易產生許多健康問題。我們有一整的世代的人們，主要誕生於 1960~1970 年代，因為當時不流行的原因而沒有接受母乳哺育。因為如此而引發的一系列醫學問題，使得醫學專家和我們其他人明白了母乳哺育的重要性。幸好現在大多數的母親都盡其所能的用母乳餵養她們的新生嬰兒。

長期斷食、飢餓和暴食都會嚴重改變腸道菌群的組合，而且啟動一系列的健康問題，所以在這些情況下，補充益生菌形式的有益菌會是個好主意。

一般來說，當腸道生態失調的原因完全是由於不良的飲食習慣所導致，通常狀況會相當輕微，而且透過建立更好的飲食習慣就可以修正。不幸的是，在現代世界，我們很難不接觸到其他也會損害腸道菌群的因素，抗生素就是一個例子。

疾病

不同的傳染病，如：傷寒、霍亂、痢疾、沙門氏菌和一些病毒感染，都可以對腸道菌群造成持續的破壞。針對治療這些嚴重感染的病患，重新恢復腸道中的有益菌是一個重要的步驟。

不同的慢性病，如：糖尿病、自體免疫疾病、內分泌疾病、肥胖和神經系統疾病也都會伴隨腸道菌群的嚴重缺陷。這些缺陷是手術、化療、荷爾蒙治療和放射線治療之後的常見影響。

短期的壓力對於腸道菌群有不利的影響，但是通常在壓力狀況解除後，就可以復原良好。然而，長期身體或心理上的壓力會對我們固有的菌群造成永久的損害。

體力消耗、年老、酗酒、汙染、接觸到有毒物質、季節因素、暴露於游離輻射之下，以及極端氣候都對我們的友善菌有深切的影響。

我們每個人的腸道中都攜帶著獨一無二的微生物組合。在上述藥物和其他因素的影響下，腸道菌群在每個人身上都會產生獨特的改變，使我們容易面臨不同的健康問題。目前為止，尚未發展出非常可靠、可以檢驗出腸道內所有微生物的方法，所以這仍是一個完全無法預測的過程和科學，更不用說要去治療任何的異常現象。這種損害會一代傳一代，因為一個新生兒會自母親那邊得到他的腸道菌群。當這種損害世代相傳時，它的情況會益加嚴重。這個過程反映出世代中與異常腸道菌群有關的健康問題的嚴重程度。例如：我在診間常看到的一個相當常見的情節：一位祖母有輕微的消化問題，因此導致輕微的腸道生態失調。她將中度異常的腸道菌群傳給她的女兒。加上因為不流行的因素，她決定不要母乳哺育。因此，她的女兒受過敏、偏頭痛、經前症候群（PMS）和消化問題之苦。然後，自16歲時開始服用避孕藥，如此一來加重了她腸道菌群的破壞，更不用說從小到大因為多種感染而接受了幾次的抗生素療程，以及常吃速食的飲食習慣。服用避孕藥10年之後，她生出一個孩子，並且將嚴重的異常腸道菌群傳給了這個新生兒。她的孩

子發展出消化和免疫問題，導致了溼疹、氣喘和其他學習問題。

　　這裡所描述的大部分因素都很難脫離現代世界的生活型態。在這些因素的影響下，腸道中的有益菌喪失了實現我們之前章節談論過的所有功能的能力。它們無法保護消化道不受伺機性和過渡菌群以及病毒和真菌的侵略，造成腸道和身體其他部位一系列的病變。為了更加瞭解在這種情況下會發生什麼事，讓我們來看看住在我們消化系統中的伺機性菌群。

第五章　伺機性菌群

　　我們已經談過腸道中的必要菌（好菌）和它們的多種功能。我們現在來探討第二群的細菌——伺機性菌群。這一大群包含了多種微生物，它們的數量和組合可以相當獨特。這一類菌群已經有大概 500 種在人類腸道中被發現。最常見的有類桿菌屬、消化球菌屬、葡萄球菌屬、鏈球菌、桿菌、梭狀芽孢桿菌屬、酵母菌、腸內細菌科細菌（變形桿菌屬、克雷伯氏菌數和檸檬酸桿菌屬等）、細梭菌屬、真細菌、螺旋菌科、螺菌科、放線菌門、不同的病毒和很多其他種類。有趣的是，許多這些伺機性細菌，當數量少和在控制之下，其實對於腸道具有一些有益功能，像是參與食物消化、分解脂質和膽酸。

　　在健康的腸道中，它們的數量會被有益菌群嚴格掌控和限制。但是當有益菌群衰弱和受損時，這些伺機性者就會失去控制。這些微生物每一種都可以引發多種健康問題。這是一個迷人的未來研究領域，因為我們個別的伺機性菌群的特性可能就是決定我們會死於什麼疾病的因素。沒錯，我們的腸道幾乎從出生起就決定了我們大部分未來的健康問題。只要好好照顧我們的守衛者——有益菌群，那些壞人可能永遠無法展現它們醜陋的面目。不幸的是，我們現代的生活型態遲早都會損害我們固有的身體菌群，而所有的伺機性者都在等待輪到自己變得活躍的時刻。

　　最為人熟知的就是真菌白色念珠菌，它造成數百萬人無盡的痛苦。因為有大量關於念珠菌感染的文獻，所以我們不在這裡著墨。然而，我必須說許多被形容成是念珠菌症候群的症狀，實際上是腸道生態失調（異常腸道菌群）的結果，所以這其中

也包含了大量其他伺機性和致病微生物的活動。白色念珠菌絕對不會單獨存在於人體內。它需要依賴數以萬億的鄰居——不同的細菌、病毒、原生動物、其他酵母菌和許多其他的微生物，才得以活動、生存和導致疾病。在健康的身體中，念珠菌和許多其他導致疾病的微生物都會受到有益菌的牢牢控制。不幸的是，抗生素時代提供了白色念珠菌特別的機會。常見的廣效性抗生素會殺死體內大量的不同微生物，不論是好是壞，但是對於念珠菌卻不會造成影響。所以每一次的抗生素療程之後，就只剩下念珠菌，而沒有任何東西可以控制它，所以它會成長並且茁壯。在抗生素時代來臨時，醫學專家發現了這個現象，所以每次使用廣效性抗生素時，也必須開立耐絲菌素（Nystatin，一種抗念珠菌抗生素）是以往的規則。然而，不知道什麼原因，醫生從幾十年前就停止了這個慣例，而我們現在正付出代價——念珠菌感染變得極度普遍。抗生素以外，我們現代世界的另一個因素也在念珠菌過度成長的現象中扮演了一個主要角色——我們的飲食。念珠菌喜好糖和加工過的碳水化合物，而這些食物是現今西方飲食習慣的主流。

　　一些上述提過的伺機性者，當失去控制時，會穿越腸壁屏障進入到淋巴和血液中，並且導致身體的多種器官出現問題。但是當然，第一個會受苦的地方為消化系統。包含著異常的細菌群，消化系統無法適當執行功能也不會讓人感到意外。最常見的腸道生態失調的結果就是惡名昭彰的大腸激躁症，一大堆的伺機性細菌居住在腸子中，導致大腸激躁症令人不舒服的症狀。愈來愈多研究認為克隆氏症和潰瘍性大腸炎與失去控制的伺機性菌群的活動有關。

　　當沒有受到好菌的控制時，某些伺機性者會接近腸壁並且破壞它的完整性，使它出現「漏洞」。例如：微生物學家已經

觀察到常見的、來自螺旋菌科和螺菌科家族的伺機性腸道細菌擁有這個能力，因為它們的螺旋形狀可以推開腸細胞、破壞腸壁的完整性，並且讓一般不應該穿越的物質穿過腸壁。白色念珠菌也有這個能力。它的細胞會將自己附著於腸道內膜，實實在在地扎根於腸道上，使腸道出現漏洞。部分消化的食物會穿過這個有漏洞的腸壁而進入到血液中，在那裡，免疫系統會將它們視為外來物並且進行攻擊。這就是發展出食物過敏或不耐受性的原因。食物在被受損的腸壁吸收前，沒有機會被適當地消化，所以許多的案例中，當腸壁復原，食物過敏的情況也會消失。

伺機性菌群會持續製造有毒物質，這是它們新陳代謝的副產物。在健康的情況下，許多這些副產物是生理性的，因為在演化的過程中，它們包括在人體的正常功能內。例如：由腸道細菌產生的一組知名的毒素就是胺類——胺基酸的代謝物。它們之中，有許多人在維持正常身體的生理上扮演著一些重要的角色。一個好例子就是組織胺——一種身體的重要神經傳導物質。某些體內的細胞會正常地製造組織胺。然而，變形桿菌家族、大腸桿菌家族、葡萄球菌和許多其他腸道內的細菌也都會製造組織胺。當這些伺機性細菌過度生長時，因為缺乏有益菌群的控制，它們開始製造過量的組織胺。組織胺參與了身體許多不同的功能，所以當過量的組織胺進入血液時，所有這些功能都會出錯。這個情況下，常見的症狀有過敏、持續性低血壓、唾液之類的體液過度產生、下視丘調節荷爾蒙變化的功能障礙（經前症候群是常見的結果）、情緒不穩定、睡眠異常、上癮和許多其他症狀。身體中有過多的組織胺稱為高組織胺。這種情況被卡爾·菲佛醫生（Carl Pfeiffer）在許多罹患憂鬱症、思覺失調症、上癮者和自閉症的人身上發現。目前為止，還沒有

人研究透過矯正腸道菌群，以正常化體內組織胺的生成並且治療高組織胺的症狀。

其他經過深入研究的胺類，像是藉由腸道內細菌的活動，從胺基酸膽鹼（amino acids choline）、卵磷脂（lecithin）、甲胺（methylamine）、離胺基酸（lysine）、精胺酸（arginine）、鳥胺酸（ornithine）和酪胺酸所產生的二甲胺（dimethylamine）、哌啶（piperidine）、吡咯烷（pyrrolidine）、酪胺（tyramine）和章魚胺（octopamine）也都證實會導致大腦憂鬱，伴隨退縮、智力退化、行為和情緒異常等症狀。

一組稱做隱沴咯（Kryptopyrrole）的化學物質在心智失能上扮演了一個角色。隱沴咯通常被發現於 GAPS 患者的尿液中。這種狀況稱為焦谷胺尿症（pyroluria），會導致患者易怒、生氣、記憶力不佳、智力功能受損、免疫力不佳和無法處理壓力。目前為止，焦谷胺尿症是透過補充鋅、維生素 B6 和其他營養素去針對症狀做治療，因為醫學界並不知道這些隱沴咯來自哪裡。現在有研究指出它們正是由異常的腸道菌群所製造。

GAPS 的兒童和成人患者的糞便檢查（我們可以檢查到的）通常都會顯示出伺機性微生物的過度生長。最常見的為白色念珠菌、類桿菌屬、梭狀芽孢桿菌屬、變形桿菌家族、鏈球菌和葡萄球菌。這種過度生長總是結合了有益菌的缺乏或大量減少。很不幸地，我們目前為止可獲得的糞便檢查結果仍然相當初步，投入這個研究的經費並不多。專業人士間對於糞便分析的有效性抱持著爭議，因為它們只能顯示出腸腔內可能存在什麼微生物，但卻無法提供腸道最重要的居民的資訊——居住在腸壁上的細菌分布。這些細菌才是維持腸道完整和它消化以及吸收食物的能力，這在我們的免疫上扮演了一個重要的角色。有限的腸壁活體切片和隨後的微生物分析研究顯示腸壁上的細

菌與住在腸腔內的可以相當不一樣。除此之外，糞便分析只反映出大腸的微生物群體，無法反映出居住在腸子上半部、對於消化和吸收非常重要的微生物群體。很可惜地，當涉及檢驗腸道菌群時，我們仍然處於非常早期的階段。不過，現在有大量的資訊關於正常健康人體的糞便應該包含的菌群，比較之下，GAPS 患者的糞便檢查呈現出非常異常的結果。

有一群稱為類桿菌屬的伺機性腸道菌群，通常在 GAPS 的糞便分析中會找到，值得我們的注意。它是西方世界的成人腸道中最普遍存在的細菌，可能的解釋為這些細菌最愛的食物包括糖、澱粉和乳糖，都是西方世界的飲食主幹。目前在人體中發現了這個家族 22 種不同的成員，最常見的是脆弱類桿菌（Bacteroides fragilis）和黑色素類桿菌（Bacteroides melaninogenicus）。這些細菌總是被發現於消化道受感染的組織內、膿瘡、潰瘍、尿道感染、肺部感染、腹膜炎、心臟瓣膜感染、血液感染、口腔感染、牙齒和牙齦疾病、壞疽和術後感染的情況下。它們總是徘徊在身體的每個黏膜附近，等待著可以製造麻煩的時機。然而，它們通常不會單獨造成問題，而是會加入一些更強大的惡霸之中，在這樣的陪同下，它們就能展現出導致疾病的能力。例如：它們經常是念珠菌的同伴，也是念珠菌家族的好朋友，比起類桿菌屬，念珠菌家族被認為是更危險的族群。但是在念珠菌的陪同下，類桿菌屬似乎可以表現出更好的致病能力，同時也幫助念珠菌的活動。

梭狀芽孢桿菌屬的家族成員總會在自閉症兒童和成人的糞便分析中被發現。目前為止，已知的品種約有 100 種。除了自閉症之外，它們也出現於思覺失調症、精神病、嚴重憂鬱症、肌肉麻痺、肌肉張力異常和其他一些有神經和精神狀況患者的糞便中。許多梭狀芽孢桿菌屬的品種是人類腸道的正常居民。

例如：破傷風桿菌通常會在健康的人類和動物腸道中發現。這種細菌的孢子會經由糞便進入土壤，它們可以在土壤中存活數年。測試世界上大部分的土壤，其破傷風孢子的結果皆為陽性。每個人都知道破傷風是一個致死的疾病，因為破傷風桿菌會製造一種極強的神經毒素。任何人的傷口，即使只是擦傷，如果有被土壤汙染到，都會立刻被建議接受一劑抗破傷風疫苗。但是只有當此細菌直接進入到我們的組織或血液時，我們才會感染破傷風。住在腸道中的破傷風桿菌通常不會對我們造成任何傷害，因為它的毒素無法穿越健康的腸壁。可是 GAPS 患者的腸壁並不健康，所以毒素會進入到身體中。

許多其他品種的梭狀芽孢桿菌屬（產氣莢膜梭菌、諾維氏梭菌、腐敗性梭菌、溶組織梭狀芽孢桿菌、強毒雙酵素梭菌、臭氣梭菌、第三梭菌、生孢梭菌等等）都是人類腸道中的常見居民，它們會產生類似破傷風以及其他多種的毒素。所以我們如何在擁有這些致死細菌的同時又能維持健康呢？因為它們會被我們的有益菌所控制，所以不會繁榮興旺，而且最重要的是，它們的毒素沒有機會穿透腸道內膜進入到血液中。

然而，GAPS 的患者腸道中並沒有有益菌去保護腸壁和控制梭狀芽孢桿菌，神經毒素就有很大的機會進入到血液中，然後進到腦部和其他的神經系統，進而影響發展和功能。對光和噪音敏感是破傷風感染，以及自閉症、思覺失調症、精神病和失讀症等 GAPS 患者的典型症狀，所以兩者似乎有關聯。我在診間看到的大部分 GAPS 的兒童和成人，他們的肌肉張力皆出現異常，類似於接觸到低量的破傷風毒素會產生的狀況。一般來說，伸直肌肉會比收縮肌肉的張力更高。可能這就是為什麼自閉症兒童和成人會墊腳尖走路，並且會透過將他們的手臂、指頭和腿伸展到奇怪的姿勢去進行自我刺激的原因。這些

個案中，只要糞便有接受檢驗，幾乎無一例外都呈現梭狀芽孢桿菌屬過度生長的結果。最近英國雷丁大學（University of Reading）的一項研究，由格雷・吉柏森教授所領導的微生物團隊，在150個自閉症兒童中發現非常高比例的梭狀芽孢桿菌屬；而第二個研究計畫也在另外60個自閉症兒童的腸道中發現相似的結果，但在受試者非自閉症的手足身上卻沒有發現。

如同白色念珠菌，梭狀芽孢桿菌屬家族在抗生素年代也被提供了特殊的機會，因為梭狀芽孢桿菌也可以抵禦抗生素。所以每次的廣效性抗生素療程之後，好菌消失，剩下不受控制的梭狀芽孢桿菌繼續生長。不同品種的梭狀芽孢桿菌都會造成消化系統的嚴重發炎，例如：困難梭狀芽孢桿菌（Clostridium difficile）會導致有致命可能的偽膜性大腸炎（pseudo-membranous colitis）。一些梭狀桿菌品種與令人衰弱的消化疾病相關，像是克隆氏症和潰瘍性結腸炎。我毫無疑問地認為梭狀芽孢桿菌家族在自閉症小腸結腸炎的發展中也扮演著重要的角色。未來研究將會證實是否如此，不過已經有一些事實支持這個想法。例如：大平原實驗室的威廉・蕭醫生報告了幾名個案被施予抗梭狀芽孢桿菌藥物，像是滅滴靈（Metronidazolc，藥名為服立治兒錠 Flagyl）和萬古黴素（Vancomycin）之後，其自閉症狀減少，並且改善了自閉症兒童體內的生化局面。然而，一旦停藥後，幾乎所有個案的症狀和生化異常又會出現。不幸的是，抗梭狀芽孢桿菌藥物有毒，會帶來嚴重的副作用，所以不能長期用於兒童和成人身上。梭狀芽孢桿菌是孢子型細菌，所以它們無法根絕。我們只能控制它們，而最好的方式就是自然的方式——利用有益菌。

另一群常在腸道生態失調的情況下過度生長的細菌是硫酸還原菌（sulphate-reducing bacteria）。有許多硫酸還原微生物

的品種。這裡只提出幾種：變形菌（Proteobacteria）、硫化菌（Thiobacilli）、有色菌科（Chromatiaceae）、脫硫腸狀菌屬（Desufotomaculum spp.）、一些革蘭氏陽性菌（gram-positive bacteria）、一些真菌和擬桿菌屬。這些微生物將食物中的硫酸鹽代謝為亞硫酸鹽，其中許多具有毒性。95% 的自閉症兒童被發現嚴重缺乏硫酸鹽。毫無疑問地，硫酸還原菌是造成這種缺乏的重要角色。硫酸鹽是身體執行許多功能的必要物質，其中一些是經過解毒和正常代謝的腦部神經傳導物質。硫酸還原菌的過度生長會讓身體無法使用硫磺，因而使其變成像是氫硫化物的有毒物質，這是一種帶著腐敗雞蛋味道的氣體。許多自閉症兒童的父母告訴我他們孩子的糞便和放屁就存在這種特有的氣味。

我們在這裡檢視了一些在 GAPS 患者腸道中發現的致病菌。我們可以將由安德魯・韋克菲爾德醫生的研究團隊所發現的麻疹病毒也加入這個愉快的族群。這是唯一受到如此注意的病毒。有些文獻指出皰疹病毒的家族成員在這些患者體內也非常活躍。GAPS 患者的腸道中還有多少其他從未被研究過的病毒呢？還有多少我們沒有方法可以檢測或研究的致病菌、真菌、原生動物和其他微生物呢？我相信科學遲早會找到它們，而且我們將會知道它們是誰，以及如何處理。在此同時，我們現在應該要如何幫助 GAPS 的兒童和成人呢？一如既往，大自然提供了一個好答案——有益菌。腸道中存在好菌是保證梭狀芽孢桿菌屬、念珠菌、擬桿菌屬、病毒和許多其他微生物獲得控制的最佳方法。功能良好的健康腸道菌群不只減少那些病原體，還可以保持腸壁的完整性，如此一來，那些致病的微生物所產生的毒素就不會穿越腸壁。這是對付它們的自然方式，也是我們應該嘗試和複製的聰明策略。

因為有益菌的缺乏或數目大量減少，GAPS 患者的消化系統會被伺機性和致病微生物菌群所接管，它們持續製造毒流，毒素會從腸道流向大腦。正是這些毒素可能引起兒童和成人出現自閉症、思覺失調症、過動、運動協調障礙、失讀症、精神病、憂鬱症、強迫症等疾病。

　　我們已經研究過一些毒素，讓我們再多看幾種。

第六章　腸道 – 大腦的連結

> 「一個人只會看到自己正在尋求的；一個人只會尋求他所知道的。」──歌德

　　現代醫學將我們人類區分為不同的系統和領域：心血管系統、消化系統、神經系統等等。根據這種分割，創造出不同的醫學專業，每一種專家都專注於人體的特定部位：心臟病學、腸胃病學、婦科學、神經學、精神病學等。這麼分是有原因的。多年來醫學科學已經累積了大量的知識。世界上沒有任何醫生可以全部瞭解，所以專科可以讓醫生們專注於特定領域的知識，將其完整學會並且成為該領域的專家。

　　然而，從專業化的早期年代，許多醫生開始發現一個問題。一個在特定領域的專科醫生會傾向注意他或她最瞭解的器官，而忽略身體的其他部位。但事實是體內每個器官的存在和運作都與剩下被遺忘的器官有關係。身體的生命和功能是一個整體，每個系統、器官、組織、甚至是細胞都互相依賴彼此。我們不應該只看或單獨治療任何單一器官，而不去考慮身體的其他部位。

　　醫學的其中一個領域特別傾向將它的器官自身體剩下部位分開來個別檢視。那個領域就是精神病學。心智問題會從各類角度去檢查：基因、兒時經歷和心理影響。病人的消化系統是最後才會被考慮的部分。現代精神病學就是這樣，但是醫學史上有許多的嚴重精神病狀況只是因為將病患腸道清理乾淨就被治癒的例子。一位有名的日本教授 Kazudzo Nishi 預估至少1/10 的精神病狀況是因為來自腸子的自體中毒所導致。

　　絕大多數精神病患者都存在著消化方面的問題，這個問題

在很大的程度上被他們的醫生所忽略。腸道 - 大腦的連結是許多現代醫生不瞭解的領域。當他們開立數百萬次抗憂鬱藥物、安眠藥和其他藥物的處方時，這些病患必須將藥物吃進消化系統中，以影響他們的腦袋，即使如此，醫生們仍然看不見消化系統和大腦之間的關聯。每個人都知道酒精對我們的大腦有什麼影響。那我們喝進去的酒精飲料會流到哪裡呢？當然是進入我們的消化系統。然而，我們不必攝取有毒物質去影響我們的大腦。只要消化系統中存在著特定的微生物就可以提供我們本身永久的毒素來源。

如同先前章節的討論，一位 GAPS（腸道和心理症候群）的人，其消化系統會變成體內毒素的主要來源。這些兒童和成人腸道中的異常菌群會產生數量不明的多種神經毒素，這些都會經由受損的腸壁所吸收，然後順著血液抵達我們的腦部。毒素的組成可以非常個別化，所以這就是為什麼所有 GAPS 患者的症狀都不盡相同的其中一個原因。我之前提過，不同毒素的數量仍然未知。然而，我們已經累積了一些在 GAPS 兒童和成人身上常見的神經毒素的可觀知識。這些種類的毒素可以使任何人罹患精神疾病。我們在前一章中有討論過其中一些。不幸的是，還有更多需要被研究。

乙醇和乙醛

當想到自閉症、注意力不足過動症、思覺失調症、失讀症、運動協調障礙和其他心理方面的問題時，許多人並不會聯想到酒精中毒。然而，這裡有非常嚴重的關聯。我們知道由於多種因素，GAPS 兒童和成人患者體內發展出過度成長的致病菌群。其中一群病原體，幾乎毫無例外地是酵母菌，包括念珠菌品種。

酵母菌需要葡萄糖和其他糖類作為食物。糖來自碳水化合物的消化作用。健康的人體，會透過一種「糖解作用」將膳食葡萄糖轉換成乳酸、水和能量。若此人體內的酵母菌過度生長，念珠菌會劫持葡萄糖，並且以不同的方式去消化它，稱為酒精發酵。在這個生化過程中，念珠菌和其他酵母菌會將膳食葡萄糖轉換為酒精（乙醇）和它的副產物——乙醛。這種現象首先於成人發現，患者在沒有攝取任何酒精的情況下，看起來也像喝醉了一樣。之後在這些成人的腸道中發現存在著酵母菌過度生長的現象，它們會製造酒精，使患者永遠呈現出酒醉的狀態。這些患者在吃完充滿碳水化合物的一餐後，喝醉的表現又會特別明顯，因為碳水化合物被念珠菌消耗後產生了酒精。儘管這些患者並沒有飲用酒精的事實，他們仍發展出一些酒精中毒的典型症狀。

酒精和它的副產物具有很小的分子重量，使它們非常容易穿越身體的任何屏障。它們會非常快速地被血液吸收，並且有非常好的能力可以穿過胎盤去影響發育中的胎兒。懷孕是一種天然的免疫抑制狀態。如果一位婦女的體內本來念珠菌就已經過度生長，懷孕會令這個問題變得更糟糕。過度生長的酵母菌在一個母體中，會產生酒精和其副產物，影響胎兒的發展。胎兒出生後，透過母乳哺育，仍然會持續獲得酒精及其副產物，而濃度通常與母親血液中的濃度相當。然後，因為孩子繼承了母親體內酵母菌泛濫的菌群，這個孩子開始製造自己本身的酒精和許多其他毒素。父親攝取酒精和酵母菌過度生長也對孩子的發展有所影響，所以如果父親體內的酵母菌過度生長也會導致此問題。確實，我的診所裡面，超過 50% 的自閉症兒童，其父親也受異常腸道菌群和相關健康問題的困擾。

那麼酒精及其副產物會對我們造成什麼影響呢？每個人都

知道酒精是非常有毒的，特別是對於孩童而言。身體的任何部位都會因為酒精的持續供應而受到影響，即使只是少量。以下只是幾種酒精在體內慢性存在的結果：

- 減少胃壁製造胃酸的能力。
- 胰臟退化，製造胰島素的能力降低而影響消化。
- 直接破壞腸道內膜，造成吸收不良。
- 因為大多數維生素、礦物質和胺基酸的吸收不良，造成營養缺乏。維生素 B 和 A 的缺乏尤其常見。
- 免疫系統受損。
- 因為解毒藥物、汙染和其他毒素的能力下降，使得肝臟受損。
- 肝臟無法處理老舊的神經傳導物質、荷爾蒙和其他正常代謝過程的副產物。因此，這些物質會在體內堆積，導致行為異常和許多其他問題。
- 大腦受損，伴隨自我控制不佳、協調受損、語言發展受損、易怒、心智發展遲緩、記憶喪失和恍惚。
- 周邊神經受損，造成感覺異常和肌肉衰弱。
- 肌肉組織的直接破壞，造成收縮和放鬆的能力異常，以及肌肉衰弱。
- 酒精具有一種能力可以增進大多數常見藥物、汙染和其他毒素的毒性。
- 改變體內蛋白質、碳水化合物和脂質的代謝。

乙醛被認為是酒精副產物中最具毒性的物質。這種化學物質最具毀滅性的影響是它改變蛋白質結構的能力。我們主要是由蛋白質構成；從荷爾蒙到酵素等無數種活性物質都是蛋白質。當它們被乙醛改變後，就無法適當執行自己的任務。乙醛改變的蛋白質被認為是許多自體免疫反應（免疫系統攻擊自己

的身體）形成的原因。免疫系統製造抗體去摧毀這些被乙醛改變的蛋白質的同時也會攻擊體內擁有相似結構的正常蛋白質。GAPS 患者通常會有抗體抵禦本身組織的情形。其中一種最常見的情況是抗體對抗稱「髓鞘」這種物質中的蛋白質。髓鞘是大腦解剖和剩下神經系統裡面不可或缺的一部分，它包覆在大腦細胞及其分支——神經纖維的外層。當成人的髓鞘受損，症狀表現多為「多發性硬化症」。自閉症和運動協調障礙的兒童，其神經學上的狀況與多發性硬化症有些相似，可能就是因為這些兒童體內過度生長的酵母菌所產生的乙醛導致。

酒精和乙醛會使體內很多必需營養素變成無用。例如：乙醛與蛋白質結合，導致維生素 B6 的功能缺陷，這是製造神經傳導素、胺基酸代謝和許多身體其他功能的一個輔因子。什麼是功能缺陷呢？它代表一個人可能自飲食中得到大量的維生素 B6，但是因為乙醛占據了蛋白質上這種維生素的作用位置，使它無法進行任務。所以它在體內只好以相當無用的方式漂浮，最終被排泄出來。這種狀況不僅發生在維生素 B6，也發生於體內許多其他必須與蛋白質結合，以實行它們功能的活性物質。GAPS 患者另一個常見的功能缺陷為甲狀腺機能異常。甲狀腺可能製造了大量荷爾蒙，但是它們的作用位置卻被乙醛和其它毒素所占據。因此這些患者發展出典型甲狀腺機能障礙的症狀：憂鬱、昏睡、疲倦、體重增加、體溫控制差、免疫力差等等。

所以我們談論了關於酒精上癮與兒童和年輕成人之間的關聯。很令人震驚，不是嗎？！好吧，接下來我們將討論藥物上癮。

來自麩質和酪蛋白的鴉片劑

鴉片劑是藥物，包含像是鴉片、嗎啡和海洛因，這些常被藥物上癮者所使用。它們與 GAPS 的兒童和成人患者有何關

聯呢？

麩質是存在於穀物中的蛋白質，主要存在於小麥、裸麥、燕麥和大麥之中。酪蛋白是一種乳蛋白，存在於牛、山羊、綿羊、人類和所有其他乳類及乳製品中。GAPS 的患者體內，這些蛋白質並沒有被適當消化，而是轉變成化學結構類似於鴉片劑，像是嗎啡和海洛因的物質。多哈（Dohan）、艾香德（Reichelt）、沙托克（Shattock）、凱德（Cade）和其他人針對這個領域做了相當大量的研究，結果顯示在思覺失調症、自閉症、注意力不足過動症、產後精神病、癲癇、唐氏症、憂鬱症和一些自體免疫問題，像是類風溼性關節炎患者的尿液中檢驗到稱為麩質嗎啡和酪蛋白嗎啡的麩質及酪蛋白胜肽。這些來自穀物和牛奶的鴉片劑被認為會穿越血腦屏障，並且阻塞大腦的某些區域，就像是嗎啡和海洛因會對大腦所做的事情一樣。

為什麼會這樣呢？答案毫無疑問地隱藏在人們的消化系統裡面。

如同我們之前說過的，GAPS 患者的消化系統狀態不佳。蛋白質的消化是透過胃蛋白酶（pepsin，一種由胃壁製造的蛋白質消化酶）的活動，由胃開始。胃酸是消化蛋白質的必要條件，它提供胃蛋白酶正常的環境將蛋白質分解為較短的肽鏈。GAPS 患者通常因為異常的腸道菌群和致病菌群的過度生長而導致胃酸度低。例如：念珠菌所產生的毒素對於胃酸製造就具有強烈的抑制效果。一位腸道內念珠菌過度生長的母親，這些毒素會隨著母乳排出。在母乳哺育的同時，GAPS 的兒童可能就會接受到這些來自母親的毒素，因此從這個孩子非常初期的生命開始，胃酸製造的能力就已經受損。由於母乳幾乎不需要消化，所以在全母乳時期，這個孩子並不需要太多的胃酸。但是當開始接觸其他食物時，孩子的胃酸度低會成為一個問題。

當停止母乳哺育時，這個孩子的消化系統很可能已經存在著足夠的念珠菌和其他會產生毒素的病原體，這些都會持續降低胃的酸度。孩子的消化系統最常接觸到的第一種蛋白質就是配方奶中的酪蛋白和小麥裡面的麩質。在低酸度的胃中，消化這些和許多其他蛋白質的第一步將不會很順利。然後這些消化不良的蛋白質將會進入到腸子中，在這邊胰臟的消化酶應該要繼續分解這些蛋白質。胃酸度低也會影響胰酶的製造，所以蛋白質消化的第二步也發生問題。接下來，這些消化不良的蛋白質抵達消化的最後一個階段——腸壁。腸壁上排列著高度複雜，稱為腸細胞的細胞，它們的表面有許多不同的消化酶以完成多種營養消化的最後一步。如同我們在腸道菌群那章談過的，在GAPS患者的腸道中，這些細胞因為異常的腸道菌群而狀態不佳，所以它們無法完成消化酪蛋白、麩質和許多其他營養的最後一步。就像佛羅里達大學（University of Florida）的羅伯特‧凱德（J. RobertCade）醫生於 1999 年 3 月接受健康科學中心的訪問時所說的：「我們認為自閉症和思覺失調症的基本問題是出現在腸子裡面，這些人正在吸收 β - 酪蛋白嗎啡 -7，但它們正常應該要在體內被分解為胺基酸，而不是多達 12 個胺基酸長度的肽鏈。」

關於一種位在腸細胞上的蛋白質消化酶，已經有一些研究發表。它稱為雙胜肽水解酶（dipcptidylpeptidase IV，DPP IV），而它應該要將酪蛋白嗎啡和麩質嗎啡分解為更小的胜肽。GAPS 的兒童缺乏這種酶。有趣的是，酒精中毒、思覺失調症、憂鬱症或自體免疫疾病的患者，這種酶的濃度也較低，因為這些病人也都具有受損的腸細胞。根據這個研究，DPP IV 現在已經被添加到一些消化酶的配方中，可以做為 GAPS 患者的補充品。問題是這只是我們已經研究過且瞭解的一種酶。腸細胞表

面還有多少種酶是我們什麼都不知道或只知道一點皮毛的呢？這些細胞上面缺乏通常會餵養、照顧和保護它們的有益菌，所以這些細胞生病了，而且無法適當執行功能。因為如此，消化和吸收不良變成是 GAPS 患者腸道中的一個場景。同時，致病菌、真菌和病毒會破壞腸壁，並且使消化不良的蛋白質，像是酪蛋白嗎啡和麩質嗎啡，以及其他物質被血液吸收，然後帶到一個人的大腦裡面。

這個問題還有另外一個方面。正常的蛋白質在被腸道吸收前應該會被分解為胺基酸。我們顯然都會吸收一些胜肽（部分分解的蛋白質）或甚至沒有改變形式的蛋白質。這些膳食胜肽的作用是作為體內一組特殊酶的抑制因子，這種酶稱為肽酶（peptidases），它負責分解完成任務的神經傳導素、荷爾蒙和許多其他物質。這些肽酶在 GAPS 的體內會因為過多的膳食胜肽而被嚴重抑制，使我們的身體充滿自己胜肽的殘骸，這些殘骸本身就可以造成破壞和心理的症狀。

根據麩質嗎啡和酪蛋白嗎啡的研究，發展出一種無麩質和酪蛋白的飲食。一些自閉症兒童攝取這種飲食後出現驚人的進步。然而，許多兒童卻沒有。原因是造成 GAP 症候群的原因不是只有麩質嗎啡和酪蛋白嗎啡。所以，對於大多數受影響的患者，飲食必須考慮到 GAPS 的許多其他方面。

其他毒素

前一章中，我們談論過梭狀芽孢桿菌家族和它們的毒素。梭狀芽孢桿菌很難被研究，因為它們是一種絕對的厭氧菌。然而，威廉·蕭醫生在他的書中詳細描述了一些自閉症兒童在使用抗梭狀芽孢桿菌的藥物後，他們的發展和生化檢驗都表現出顯著的進步。不過只要停止用藥，這些孩子又會重新回到自閉

症的懷抱。如同我們在之前章節提過的，對付腸道中的梭狀芽孢桿菌和許多其他病原體的最佳方式為建立適當的健康腸道菌群，因為有益菌是控制梭狀芽孢桿菌的天然方式。

生化學家艾倫‧弗里德曼博士（Dr. Alan Friedman）在自閉症兒童身上發現了其他可怕的毒素。這些化學物質稱做強啡肽（deltorphin）和得嗎啡（dermorphin）。它們首先在南美箭毒蛙的皮膚上發現，當地原住民為了麻痺他們的敵人，習慣將箭浸泡在這些青蛙的黏液中，因為強啡肽和得嗎啡是非常有效的神經毒素。弗里德曼博士相信不是青蛙會製造這些毒素，而是一種生長於牠們皮膚上的真菌所製造。有可能這種真菌也生長於自閉症兒童的腸道中，希望未來的研究會為我們解開這個謎題。

其他一些強而有力的毒素已經在 GAPS 患者身上被發現和研究。檢視它們全部超越了本書的範疇。重點是 GAPS 的兒童和成人患者是非常具有毒性的人。這種毒性來自他們的消化系統。所以為了治療這種情況，此人的消化系統是我們必須最先注意的部分。

第七章　家族

　　身為一位孩子從自閉症中復原的母親，我非常熟悉內疚感，這種許多父母都經歷過的感覺。我們認為自己因為做了或沒有做某些事情，所以導致孩子的狀況。這是非常自然的感覺，而身為父母，我們必須學習處理它，以及處理其他每件我們GAPS 的孩子帶進我們生活中的事情。當我們開始閱讀並且學習關於什麼因素會造成我們孩子生化和心理方面的狀況時，我們甚至感到更加內疚。如果只有我們可以避免這個和那個；如果只有我們可以做不同的事情，我們的孩子可能就會不一樣！在這一章節，我將要談談 GAPS 兒童的父母健康，以及它如何造成你們孩子的狀況。我絕對不希望使任何人感到內疚。我們就是我們！我們孩子的生理是由組成我們的一切所構成。有些東西，像是基因是我們生來就是如此，不能做任何改變；有些東西是我們父母親所給予的，像是我們體內的微生物菌群和飲食習慣；有些是經由我們的生活形態和選擇所創造出來的東西；有些是我們生活的現代社會和世界強加在我們身上的東西。我遇過大部分 GAPS 兒童患者的父母都不會深陷於自己的內疚感，而是會找到一種盡可能學習孩子狀況的方式，並且專注於自己可以做些什麼去改善孩子的情況。

　　所以讓我們繼續學習吧！

　　根據科學，一個未出生的胎兒是無菌狀態。它的身體沒有任何細菌、病毒或真菌住在裡面。當誕生的時刻來臨，嬰兒經過產道時，它會首次接觸到微生物。它的皮膚、眼睛以及嘴巴和鼻子中的黏膜獲得了它們第一次的微生物菌群。透過吞嚥母親陰道中的液體，嬰兒的消化系統開始有細菌、病毒和真菌入

住。所以母親陰道中存在什麼，都將傳遞給孩子。

　　所以讓我們來看看母親的陰道內住著什麼吧。一位健康的婦女，其陰道內居住著非常大量的微生物，稱為陰道菌群。通常是由乳桿菌屬所主宰，即嗜酸乳桿菌、乾酪乳桿菌、發酵乳桿菌和其他。這些好菌會將陰道維持在相當酸的 pH 值，大約是 4.7，這樣其他細菌就無法占據和生長。這種陰道內的正常菌群對於婦女的健康絕對重要。它保護她們免於感染、保持陰道黏膜和其他那個區域器官的健康，並且刺激陰道壁製造大量免疫細胞和免疫球蛋白，以保持良好的防禦能力。但是當這些好菌受到破壞，就會開始出現問題。

　　我們來看看什麼對於陰道菌群具有破壞性的作用。

　　抗生素和其他系統性的抗菌藥物對於陰道菌群的組成有直接的影響，因為它們摧毀了陰道內以及其他身體部位的有益菌。如果陰道缺乏有益菌，那對於任何細菌、真菌、病毒或寄生蟲來說，入侵的路線都暢行無阻，所以它們就會占據陰道並且生長。當陰道的 pH 值升高，多種好氧、厭氧和微需氧的品種就開始入住在婦女的陰道內，例如：陰道加德納菌（Gardnerella vaginalis）、普雷沃氏菌屬（Prevotella spp.）、消化鏈球菌屬、類黴漿菌（Mycoplasma hominis）、解尿支原體（Ureaplasma urealyticum）和動彎桿菌屬（Mobilincus spp），導致陰道發炎並伴隨許多非常不舒服的症狀。一種稱為白色念珠菌的知名真菌家族，就是不健康的陰道中非常普遍的居民，它會造成鵝口瘡。這種真菌在有健康細菌居住的陰道中無法存活。

　　避孕藥對於陰道菌群的破壞力與抗生素相當。藥丸中的類固醇有抑制免疫系統和改變身體菌群的能力。不幸的是，現代社會的女性從非常年輕的年紀就開始服用這種藥丸，所以當她們準備生小孩時，已經規律服用這些藥物許多年了，這對她們

體內的微生物菌群組成造成深遠的影響。

　　許多其他藥物對於陰道菌群也有破壞的作用，特別是類固醇、磺胺類藥物、一些非類固醇的抗發炎製劑和其他藥品。

　　除了藥物之外，一些其他的影響也會改變陰道菌群的組成，包含飲食不佳、感染、個人私密部位照護產品和長期的壓力。但是這裡我們必須討論一個最重要的問題：陰道菌群是來自哪裡呢？

　　醫學科學顯示陰道內的菌群是來自腸道。女性腸子內住著什麼，也會住在她的陰道中。例如：陰道炎不斷復發的女性，不論使用多強的局部抗真菌製劑，陰道炎總是會復發。它的復發是因為導致這種情況的真菌——白色念珠菌就住在女性的腸子裡面。除非清除腸子內的白色念珠菌，否則她將無法自念珠菌性陰道炎中解脫。但是為什麼這個女性腸道中的真菌會過度生長呢？因為她沒有健康的腸道菌群可以保護她免受這種真菌和許多其他微生物的入侵。這種女性的狀況就稱為腸道生態失調。她的腸道不僅擁有過度生長的白色念珠菌，還存在著大量其他的致病微生物，造成許多其他的健康問題。

　　所有我見過的 GAPS 兒童的父母們，母親總是無法避免地出現慢性腸道生態失調的徵兆。大部分的母親在懷孕前都曾經服用避孕藥多年。許多母親接受過數次抗生素的療程。她們之中許多人在嬰兒時期並不是母乳哺育，而她們的母親也有腸道生態失調的典型症狀。她們之中每個人幾乎都有一或多種通常與異常腸道菌群相關的健康問題。GAPS 兒童的母親中，最常見的健康問題包括：消化疾病、氣喘、溼疹、花粉熱和其他過敏、偏頭痛、經前症候群、關節炎、肌膚問題、慢性膀胱炎和黴菌性陰道炎。這些狀況看似不相關，但是它們都來自同一對父母腸道生態失調。

那麼父親呢？GAPS 的兒童中，許多人的父親也遭受消化問題、氣喘、溼疹、偏頭痛和肌膚問題的困擾，這些症狀顯示他們不具有正常的腸道菌群。當然，透過規律的性行為，父親是母親陰道菌群的一大貢獻者。事實上，只有少數的案例是母親沒有顯示出任何腸道生態失調的症狀，只有父親受其嚴重的影響。這位擁有異常腸道菌群的父親，其腹股溝可能也會存在異常的菌群，然後因為他規律地將這些菌群與太太分享，所以他的太太會在孩子出生時，將這些菌群傳給孩子。

所以，孩子出生後會發生什麼事呢？最重要、應該要發生的事為進行母乳哺育。母乳，特別是嬰兒出生後頭幾天的初乳對於嬰兒消化系統中適當且健康的微生物菌群來說非常重要。大家都知道，瓶餵配方奶的嬰兒，會發展出與母乳哺育完全不同的腸道菌群。那些菌群之後會使配方奶寶寶容易罹患氣喘、溼疹、其他過敏和健康問題。我們都知道母乳是最棒的！然而，漂浮在一位母親血液中的大多數物質也會存在於她的母乳中。一位具有異常腸道菌群的母親，身上將會帶著一堆有毒物質，這些是由她腸道的致病微生物所製造，而消化不良的食物則會被她的血液所吸收。這些毒素都會被分泌至她的乳汁裡面，然後餵養她的寶寶。特別嚴重的案例中，患有 GAPS 的母親，無法用母乳哺育她們的孩子，因為孩子們會拒絕她們的乳房，或者在吸了幾口母乳後就睡著。我們知道一些由異常腸道菌群所產生的毒素具有像是嗎啡和海洛因等鴉片劑的化學結構。如果嬰兒透過母乳得到這些鴉片劑，那麼在吸幾口母乳後就睡著是相當合理的事。另一個嬰兒拒絕乳房的原因是牛奶過敏。一位腸道生態失調的婦女，腸道內膜受損和漏洞，使得只有部分消化的蛋白質和抗原穿越腸壁。牛奶抗原曾經在母乳中被發現。我看過少數當媽媽自飲食中移除乳製品後，孩子就願意吸食母

乳的案例。許多嚴重溼疹的嬰兒也可以透過這種方式得到緩解。

　　往好的方面想，這些母親也會發展出針對自己腸道致病菌群的抗體。這些抗體也會分泌到她的母乳中去餵養她的寶寶。所以如果一個寶寶從母親身上繼承了異常的腸道菌群，這些菌群在寶寶仍然接受母乳哺育的時候會被抗體控制。當停止母乳哺育後，這種保護也隨之結束。許多 GAPS 兒童患者的父母們都記得孩子出現健康問題是從停止母乳哺育之後開始：耳朵感染、消化問題、溼疹等等。很可能這些寶寶已經發展出異常的腸道菌群，但卻被母乳中的抗體所控制，因此他們本身的免疫系統尚未發展出任何可以抵抗這些異常菌群的保護作用。另一方面，有大量的證據提出這些寶寶的免疫系統會接受這些腸道中的致病微生物是正常的，因為這是他們最初就認識的東西，所以不會將這些微生物視為外來的而去攻擊它們。因此，一旦結束母乳哺育，這些寶寶的消化系統中的異常細菌、病毒和真菌就會出現爆炸性的增長。不同的孩子，依據個人腸道菌群的組成、腸道生態失調的嚴重度和飲食，這種情況所需的時間也有所不同。

　　回到孩子是 GAPS 患者的父母健康身上，當我詢問關於孩子祖父母的健康時，特別是媽媽那邊的祖父母，事實變得很明顯，我們有好幾代腸道菌群受損的人們。這種損害一代接著一代會變得更加嚴重。抗生素的年代、避孕藥、不流行的母乳哺育和飲食習慣的劇烈變化，全部都導致了這個現象。數百年來，醫生們已經知道不健康的父母會產生不健康的孩子。母親的身體是胎兒成長 9 個月的家，以及出生後營養和照顧的來源。所以母親的健康對於孩子的健康尤其重要。現代社會中，我們有好幾代婦女的健康被現代的生活型態所破壞。因此難道我們還要對孩子的自閉症、注意力不足過動症、運動協調障礙、失讀

症、氣喘、溼疹、過敏、糖尿病和許多其他健康問題的流行趨勢感到驚訝嗎？

　　還有另外一個重要因素會使孩子脆弱——孩子出生時所負荷的毒素量。這是什麼？多年來，我們一直相信懷孕婦女的胎盤會保護胎兒避免接觸到該名婦女身上存在的任何毒素。最近的研究顯示我們錯了。胎兒體內會累積母親接觸到的大部分毒素。牙齒汞合金填充物中的汞、來自食物和環境的毒素，以及母親異常腸道菌群產生的毒素都很有可能會累積在胎兒體內。根據母親懷孕時的有毒程度，不同的嬰兒出生時帶著不同的毒素量。一個毒素量高的寶寶，生命的最初就處於弱勢，對於多種環境中的影響會更加脆弱：疫苗、感染、食物、藥物等。這就是為什麼尊重懷孕婦女的古老智慧如此重要的原因。一個懷孕的婦女必須非常小心她放入嘴巴和塗在肌膚上的東西。優質的飲食、足夠的休息、充足的乾淨、新鮮空氣，以及在空氣新鮮的地方進行溫和的運動都極為重要。保護懷孕的婦女避免接觸任何人類製造的化學物質、吸菸者、放射線、藥品等等，都會幫助她產生一個毒素量低的孩子，這將會提供這個寶寶一個好的開始。

　　那麼一個家庭中的其他孩子呢？根據我的臨床經驗，自閉症、過動症和其他 GAPS 兒童的手足，幾乎無法避免不受異常身體菌群以及它們造成的症狀的影響。最常見的症狀是溼疹、氣喘、消化問題和貧血；較少見的是注意力不足，伴隨或沒有伴隨過動症狀、運動協調障礙、失讀症和自閉症。當然這些孩子也繼承了與他們 GAPS 手足相同的菌群。但是因為基因的不同、出生時毒素量的不同，和多種其他因素，他們身體的生態失調和其所製造的毒素，造成他們明顯的不一樣。功能良好的腸道菌群是我們免疫系統的主要調節者和管家。溼疹和氣喘等

過敏都是免疫系統功能不良的結果，也是我在自閉症兒童的手足身上最常看見的情況。

與 GAPS 的患者相比，他們手足的消化問題通常沒有那麼嚴重。儘管如此，仍然很常見，不過既然他們自相同的母親身上得到腸道菌群，那麼這一點也不值得感到訝異。

貧血通常不會在第一時間被聯想到與自閉症、溼疹、氣喘、注意力不足過動症、思覺失調症和其他 GAPS 的疾病有關。然而，我見過的大多數 GAPS 兒童患者看起來都顯得蒼白且不健康，而且他們的血液檢查也表現出典型的貧血變化。這些孩子的母親和手足，幾乎無一例外，看起來也同樣蒼白和不健康。這是因為大部分具有異常腸道菌群的人們都有不同階段的貧血症狀。我們已經在之前的章節討論過為什麼會如此。這裡我只想說明即使是輕微的貧血，但若涉及持續的疲倦感、缺乏活力與精力、在專心和完成日常任務及學習上有困難時都不應該被輕忽。

一般說來，在我看過這麼多 GAPS 兒童患者的家庭後，我通常會發現全部的家人都需要治療。治療最根本的目標是使腸道菌群正常化，並且處理營養上的缺失。當整個家庭變得更健康，父母會有更多的能量和精力去面對孩子的問題，以及教育自己的孩子。一個家庭是一個活的有機體，必須以整體去對待和治療。當我們奮力幫助自己 GAPS 的孩子時，我們非常容易忽略自身。但是到頭來，一個強壯健康的家庭才是我們的全部，不是嗎？！

第八章　疫苗：MMR 會導致自閉症嗎？

「人類心智像是一把傘，張開時會運作得最良好」
——沃爾特・格羅佩斯（Walter Gropius, 1965）

　　當談論到自閉症時，通常不可能不去談到 MMR 疫苗和疫苗接種的議題。在我的臨床經驗中，有些自閉症兒童的父母會認為他們孩子的疾病與 MMR（麻疹、腮腺炎和德國麻疹）有關係，但是多數父母卻不認為兩者間有關聯。差不多相同數量的家庭認為孩子的退化與 DPT 疫苗（白喉 Diphtheria、百日咳 Pertussis 和破傷風 Tetanus）有關。韋克菲爾德醫生的研究在這個主題上引起廣泛的迴響。英國政府費了很大的努力與金錢去說服大眾 MMR 疫苗的安全性。MMR 疫苗受到注意的同時，其他疫苗也同樣被質疑，因為許多疫苗都含有稱為硫柳汞（Thimerosal），這種汞化合物的防腐劑，以及許多其他有毒和可疑的物質。含有硫柳汞的 DPT 疫苗已經被許多國家禁止，然而，在其他擁有相當數量，含有硫柳汞舊配方疫苗的國家，這些疫苗仍然可能被施打在嬰兒身上。許多新的疫苗尚未經過足夠的時間檢驗，不過顯然這些疫苗會造成的併發症遠高於任何人的預期。所有這一切之上，我們必須記得疫苗是商業的產品，它們的製造會考慮到利潤。英國政府推廣 MMR 疫苗時所花的那 300 萬英鎊是否由可以自這種疫苗獲得商業利益的公司所支付的呢？

　　那麼，MMR 會導致自閉症嗎？

　　我不認為事情有那麼簡單。這裡我們必須將疫苗接種視為一個整體。

　　讓我們一起來看看現代社會的兒童身上發生了什麼事。如

果你看看四周，你看見多少健康的兒童呢？兒童氣喘、溼疹、糖尿病、過敏、花粉熱、消化疾病、注意力不足過動症和自閉症光譜疾患都達到了流行病學的比例！大多數自閉症兒童的手足都患有溼疹、氣喘或任何一種上述的疾病。儘管這些健康問題似乎不同，但是它們都有一個共通點——受損的免疫系統。一個受損的免疫系統將無法使用正常的方式去應對環境中的刺激！疫苗對於免疫系統是一種巨大的刺激。疫苗製造商所製造的疫苗是針對有正常免疫系統的兒童們，他們會用可預期的方式對這些疫苗做出反應。然而，現代社會搭配上現代的生活方式，我們正迅速轉變為一種情況，就是愈來愈多的兒童不具有正常的免疫系統，而且無法對疫苗產生預期的反應。這些兒童之中的一些人，疫苗會對原本就受損的免疫系統造成巨大的負擔，變成「壓垮駱駝的最後一根稻草」，並且開啟了自閉症、氣喘、溼疹、糖尿病等症狀。其他免疫系統受損程度較輕微的兒童，疫苗不會引起疾病，但是它會加重損害，並且讓孩子往疾病端接近。然而，如果這個孩子的免疫系統嚴重受損，那麼即使他完全避免接種疫苗，還是會生病。今日，由於對這個議題的關注，許多父母完全不讓孩子接種疫苗。我在診間看到愈來愈多沒有接種過疫苗的 GAPS 兒童。然而，他們仍然患有自閉症、注意力不足過動症、氣喘、溼疹和其他 GAPS 的問題。所以，兒童免疫系統的狀態似乎是決定性因素，而不是疫苗。

雖然 MMR 和其他疫苗可能不是導致自閉症的直接原因，但是會對免疫受損的兒童造成大量的傷害，甚至成為一些孩子疾病開始的啟動裝置。

伴隨所有關於疫苗的流言蜚語，也難怪全世界許多人都認為我們應該完全放棄兒童疫苗接種。但是這些人忘記了在接種疫苗的年代之前，因為兒時感染像是麻疹、德國麻疹、腮腺炎

和其他疾病而使每個家庭失去 1~3 個，有時甚至是更多個孩子是相當普遍的情況。這是大自然強加在地球上所有生物的自然選擇法則。沒有任何一種動物可以保證牠所有的後代都可以存活。事實上，許多動物品種的初生寶寶裡面，大多數會死亡，只有最強壯的可以存活。這個自然的選擇法則可以確保地球上居住著最棒且最適合的各個物種。在現代世界，我們人類不打算服從這個法則。當有辦法讓孩子活下來時，沒有母親願意讓她的孩子死亡，儘管這個孩子可能不是她可以產生出來最棒和最適合的後代。兒時感染是自然選擇的工具之一。戰勝病魔且存活下來的兒童會更健康，且擁有更強壯的免疫系統；較虛弱的兒童本來不應該會存活。疫苗是我們人類發明的其中一種方式，讓我們體弱的後代得以生存。所以我們不能完全放棄疫苗接種，除非我們準備好服從大自然的法則。我們必須想出更合理的疫苗接種辦法。

過去一世紀，疫苗接種拯救了全世界數百萬兒童的性命，卻因為我們生活型態的改變而成為一種危險因子。已開發國家中免疫受損的兒童數量很龐大，而且每天都在增加。現在是醫療界和政府審視自己對疫苗接種態度的時候了。每個人都需要接種疫苗的規定必須改變！

本書中，我提出以下的程序：在決定接種疫苗前，每個嬰兒都應該進行完整的免疫球蛋白調查。這項調查應該包括：

1. 一份評估父母和此嬰兒健康史的問卷。
2. 完整的糞便和尿液分析以評估此嬰兒是否存在任何腸道生態失調的風險。
3. 評估嬰兒免疫狀態的檢查。

這些問卷和檢查必須做為一個適合所有嬰兒接種疫苗前的

參考，而這份調查的結果在決定要採取以下哪個步驟上必須扮演必要的角色：

- 完全不接種疫苗。嬰兒的母親如果有肌痛性腦脊髓炎（ME）、纖維肌痛症、消化問題、氣喘、溼疹、嚴重過敏、自體免疫疾病或神經系統問題，則此嬰兒不應該接種疫苗。一個嬰兒表現出溼疹、氣喘、消化問題或任何其他象徵腸道菌群和免疫系統受損的疾病時，都應該不要接種疫苗！自閉症兒童、嚴重溼疹、氣喘、過敏、注意力不足過動症、癲癇和胰島素依賴型糖尿病兒童的年幼手足也不應該接種疫苗。年齡稍長後，這些孩子可以重新檢查，針對檢查結果顯示沒有免疫缺失的孩子，只能考慮施打單一疫苗。每次疫苗的施打必須間隔至少 6 個星期。
- 延遲疫苗接種，直到檢查顯示出更好的結果。這適用母親健康的嬰兒身上，而且此嬰兒沒有表現出任何特定的健康問題，但是檢查結果顯示他們的免疫系統出現異常。這些孩子應該每 6~8 個月重新檢查一次，當他們準備好時，每次也只能施打一種疫苗。
- 只施打單一疫苗的標準疫苗接種方案。適用於父母皆健康，而且檢查結果顯示免疫發展正常的嬰兒。

　　這些只是初步的指引，為了制定出適當的疫苗接種方案，仍然需要加以研究。英國政府花費在推廣 MMR 的那 300 萬英鎊可能就足夠發展出一個方案，而且就我的觀點，這樣對我們國家人民的未來健康會是一個更值得的投資。

　　關於目前的標準疫苗接種方案，在只施打單一疫苗而不是混合疫苗，像是 MMR 和 DPT 這部分存在著強烈爭議。一個自然的情況下，一位孩童絕對不會同時感染麻疹、腮腺炎和德國

麻疹。確實，過去在某些極端少見的情況下有發生過兒童同時感染 2 種病毒，醫學文獻描述那些兒童都有生理和心智發展上的受損。當然，混合疫苗的擁護者會說全世界數百萬的兒童都是這樣接種疫苗，而沒有任何不良影響。然而，有鑑於 GAPS 的狀況已經達到流行病的比例，我們必須審視舊有的政策。混合疫苗非常有可能必須完全放棄。

第九章　思覺失調症

　　思覺失調症是一個大袋子，精神科醫生將所有難以理解的病人都歸為這一類。憂鬱症、躁鬱症、強迫症、失讀症和思覺失調症之間存在著相當可觀的重疊。一位只有被診斷為躁鬱症的病患，之後被重新診斷為思覺失調症的情況相當常見。憂鬱常常是一個患者維持數年的唯一症狀，直到其他思覺失調症的症狀發展出來之前。一位思覺失調症的患者，其家族成員通常會飽受失讀症、運動協調障礙、憂鬱症、躁鬱症、自閉症、注意力不足過動症和強迫症的困擾。如同兒童時期的學習障礙，我們發現精神病患者無法確切被分類到我們的診斷箱中。難道是因為我們錯過了一些可能會導致所有這些不同的情況發生在不同人身上的根本問題嗎？

　　現代精神病學可以提供思覺失調症患者的唯一治療方式就是抗精神病藥物。這些藥物的使用通常是依據反覆試驗，在許多案例中，它們的確控制了精神病的症狀，但是它們會帶來嚴重的副作用，而且無法治癒病患。就像現代醫學所使用的大多數藥物一樣，它們針對症狀，亦即代表它們只減少症狀，但無法治療此疾病。平均來說，抗精神病藥物只減少 15~25% 的症狀，換句話說還剩下 75~85% 的症狀無法解決。

　　在藥物統治醫學的時代之前，精神病醫師經常記錄這些精神病患不僅有精神問題，生理上也非常不健康。最普遍的生理問題為消化、心血管、糖尿病、肺和泌尿生殖器的感染、自體免疫和其他免疫異常的跡象。一本舊的《Textbook of Psychiatry》（直譯：精神病學教科書），由韓德森（Henderson）和吉萊斯皮（Gillespie）合著，出版於 1937 年，裡面清楚陳述：

「完整的生理檢查對每一個個案都是必要的──思覺失調症患者通常都營養不良。」最近的研究證實了這句話。精神病患者常見維生素（如：菸鹼酸 niacin 或 B3、B6、B12、B1、葉酸、維生素 C）和許多礦物質（如：鎂、鋅、錳等）的缺乏。一位已故的加拿大醫生──亞伯罕・賀弗（Abram Hoffer），以補充 B3、B12、葉酸和維生素 C 的方式成功治療數千位思覺失調症患者。一位美國醫生──卡爾・菲佛（Carl Pfeiffer），研究超過 2 萬名患者，並且發現用營養補充品和飲食去治療他們遠比使用處方藥有效。

為什麼思覺失調症患者會營養缺失呢？我們已經知道答案就在他們的消化系統中。一位法國精神科醫生──菲利浦・皮內爾，在距今大約 200 年前寫下「精神錯亂的主要位置一般是源於胃和腸子的範圍。」美國教授柯蒂斯・多哈（Curtis Dohan）醫生，多年來致力於研究思覺失調症患者的消化異常與他們精神狀態之間可能有何關聯。先前已經注意到乳糜瀉和思覺失調症患者之間有可觀的重疊，而多哈醫生發現透過排除飲食中的所有穀物，思覺失調症的症狀可以得到顯著的緩解。他也發現一些南太平洋的人民，從來沒有攝取過穀物的文化也沒有出現過思覺失調症的紀錄。只有當他們接受西方充滿穀物的飲食後，才開始有思覺失調症的個案出現。另一個好例子是愛爾蘭，那裡的人民直到 1845 年馬鈴薯飢荒時，才開始食用小麥。在那之前，愛爾蘭沒有任何思覺失調症或乳糜瀉的紀錄。自從以小麥作為主食後，愛爾蘭人是世界上乳糜瀉和思覺失調症發病率最高的國家之一。1970 年代晚期，穀類中的麩質和來自牛奶中的酪蛋白被發現會在消化系統中被轉變為鴉片劑，然後被血液吸收，穿越血腦屏障並影響大腦。這些鴉片劑在思覺失調症和憂鬱症及自體免疫狀況的患者尿液中被發現。之後，

挪威的艾香德醫生和英國的沙托克醫生在自閉症兒童的尿液裡發現了相同的化合物。這就是如何知道思覺失調症與自閉症是同伴的經過。這兩個族群的患者不能消化來自穀物的麩質和牛奶的酪蛋白變得更加清楚。

思覺失調症病人通常自他們青少年時期或 20 歲初期開始發展出精神病的症狀。然而，當我與這些患者的父母詳談時，GAPS 的寫照出現了。這些患者的母親們幾乎都具有異常的腸道菌群和相關的疾病。這就代表她會將異常的菌群傳遞給她的孩子。思覺失調症的患者之中，嬰兒時期沒有接受過母乳哺育的比例很高，這會進一步破壞他們的消化菌群和免疫系統。從他們兒時的健康史可以清楚得知這些患者在發展出精神病症狀之前，生理上就已經長時間生病了。消化問題、過敏和食物敏感、溼疹、氣喘發作、營養不良、缺乏精力、過動、注意力缺失、運動協調障礙、失讀症、疲倦、易怒、睡眠不佳、夜驚都是常見的情況。所有這些症狀皆指出孩子的腸道菌群異常，並且伴隨所有普遍的後果：多種營養缺乏的營養不良、受損的免疫力和來自腸道的毒素。假如這些毒素的混合物不會造成孩子變成自閉症，也足以導致其他問題。這些思覺失調症的患者不是平白出現，而是來自 GAPS。

有鑑於思覺失調症的症狀通常大約自青春期開始出現，懷疑青春期在思覺失調症上面扮演著一些角色是合理的推斷。很可能在青春期時，混亂的荷爾蒙以某些方式與孩子體內的毒素互相作用，而讓孩子陷入精神病的狀態。也有可能荷爾蒙替一些毒素開啟了進入血腦屏障的大門，這些毒素之前就已經存在於孩子的體內，只是無法突破大腦。另一個有趣的可能性是在大腦成熟的過程中，發生了某些錯誤。在成長的不同階段，大腦會修整它的受體，最活躍的整理期大約發生在兩歲和青春期

這兩個階段。可能在青春期時，鴉片類胜肽和其他毒素逃離了這位年輕人的腸道，然後干擾了這個自然的修整過程，並且使大腦陷入精神病的狀態。希望未來的研究可以解釋這些議題。不過顯而易見的是，精神病的表現只是孩子生理問題的進階版，而不是一個不知道從何而來的新疾病。

在病人消化系統中的異常微生物群所產生的毒素影響了大腦，並且導致思覺失調症的症狀。所以為了幫助患者，我們必須擺脫這種毒性。為了達成這個目的，我們必須治療患者的消化系統。

依照我的臨床經驗，我開給 GAPS 兒童的營養管理醫囑對思覺失調症的病患也有非常好的效果。我相信會這樣的原因是由於這套營養管理治癒了腸道內膜，並重建了正常的腸道菌群。因此，患者開始適當地消化和吸收食物。腸道不再是體內毒素的主要來源，轉而變成營養的主要來源，這是它原本的功能。當營養缺失和毒素散去，精神病的症狀也隨之消失。

那麼關於用藥呢？

這是一個必須考慮的重點。很少會看到一個精神病患者沒有服用抗精神病的藥物。抗精神病藥物改變了大腦的生物化學，而且根據最新的研究，甚至是大腦的結構。最近發表於刺胳針（Lancet）和美國精神病學期刊（American Journal of Psychiatry）的文章指出長期使用安定藥會導致大腦萎縮。目前尚不知道這些變化是否可逆。除此之外，抗精神病藥物會造成許多不舒服的副作用，而且本質上其實是毒。所以希望每位患者都能盡快停止使用藥物很合乎邏輯。然而，當病人透過營養管理進行排毒時，不去改變他／她的藥物，直到患者準備好是

一個重要的原則。我將會解釋原因。當我們確認經由飲食和營養補充品，一位患者的生理和心智狀態獲得顯著的改善並且穩定時，我們可以考慮移除藥物。儘管製造安定藥的製藥公司允許病人可以突然停止使用這些藥物，但根據已經發表的臨床證據中，有相當數量顯示抗精神病藥物必須非常緩慢且非常小心的移除。突然停止這些藥物可以導致嚴重的戒斷反應，因為大腦的生物化學和結構需要時間去重新適應沒有藥物的生活。當突然停止藥物時，戒斷反應很常被視為疾病的復發，而病人又會立刻被診斷為要繼續服藥。為了以非常緩慢且漸進的方式去減少藥物的劑量，然後避免戒斷反應，與患者的精神科醫生密切合作至關重要。根據藥物的劑量，以及患者服用了多長的時間，這個過程可以花費數月，有時候是數年（如果病人同時服用多種藥物）。在此時期可以預期的典型戒斷症狀為：噁心、嘔吐、喪失食慾、頭痛、昏睡、缺乏能量、睡眠困擾和情緒起伏。許多安定藥的副作用包含體重增加和水分滯留。所以在戒斷這些藥物時，也可以期待體重減輕。不過體重的減輕可能會相當迅速，通常會降至此人的正常體重範圍，但是不應該造成我們任何的擔心。

我想要再次強調，重要的是先建立患者的營養和移除導致問題的原因「GAPS」才能開始執行藥物的戒斷。讓病人和他／她的照顧者明瞭在藥物戒斷的期間，一定要牢牢謹守 GAPS 營養計畫是件非常重要的事情！此時並不是放寬飲食和營養補充品限制的好時機！直到藥物已經被安全地移除，而且病患的情況至少穩定維持一年之後，才能偶爾嘗試不同的食物（GAPS 飲食不允許的食物）。

菸鹼酸缺乏症

　　某些思覺失調症的患者可能完全不是思覺失調症，而是菸鹼酸缺乏。菸鹼酸缺乏症（Pellagra）是維生素 B3（菸鹼酸或菸鹼醯胺 niacinamide）的缺乏。菸鹼酸缺乏症的典型症狀看起來與思覺失調症非常相似：妄想、幻覺、混亂、頭痛、焦慮、憂鬱、煩躁不安，並伴隨許多身體症狀：皮膚炎、慢性腹瀉和黏膜發炎。它以往常出現在飲食主要以玉米為主食的窮人身上。直到造成此疾病的真正原因被發現之前，缺乏菸鹼酸的患者幾乎被當成瘋病患者一樣被治療。人們以前相信菸鹼酸缺乏症是一種接觸傳染的疾病，直到發現富含維生素 B3 的飲食可以完全治癒它。一位加拿大的精神科醫生——亞伯罕‧賀弗，只是簡單地在思覺失調症患者的飲食中加入高劑量（2~4 克／天）的維生素 B3，就幫助了數千位病患。後來，他在他的治療計畫中加入了維生素 C 和一些其他的營養素。

　　GAPS 營養計畫將提供病患大量的維生素 B3。然而，根據亞伯罕醫師的研究，我相信思覺失調症患者，除了遵循 GAPS 營養計畫之外，頭幾個星期應該每天補充兩次 1~2 克的維生素 B3：菸鹼酸或菸鹼醯胺。菸鹼酸會引起皮膚發紅 15~20 分鐘，這是一個良性的反應，不應該令患者恐懼。如果這變成一個問題，那麼可以服用「不會造成發紅」的菸鹼酸。在專業的監督下執行治療永遠是最佳的作法。

　　總而言之，一般認為思覺失調症無法被治癒。這是患者及他們的親屬通常在確診的當下被告知的事情。然而，根據亞伯罕‧賀弗、柯蒂斯‧多哈、卡爾‧菲佛等醫生們以及許多其他以營養去治療他們患者的醫療從業人員的經驗，思覺失調症並非無法痊癒。世界各地有數千位患者透過適當飲食和營養補

充品而完全康復。營養治療是這些病人今後的方向，愈來愈多精神科醫生開始意識到這一點。然而，官方的精神病學所提供的方式具有一定架構，所以病人及其家屬必須自己執行營養治療。這不是一件容易的事，但絕對值得。我其中一位病患，最近說：「妳對飲食的想法是正確的！我現在感覺完全正常。我將會虔誠地堅持我的飲食和營養補充品！」

第十章　癲癇

據我的經驗，大約 30% 學習障礙的孩子有過各種形式的癲癇發作，最常見是發生於自閉症的兒童。有些是失神性、有些是大發作、有些會出現許多非自主的動作、抽蓄和痙攣、有些出現像是妥瑞氏症的症狀、有些是頭部晃動和出現週期性搖動整個身體或緊張不安的動作。有些孩子的發作是哭喊和暴怒，那時候父母沒有任何方法可以停止孩子的發作。如同一位母親所說的：「我知道這是某種發作，像是癲癇。我們無法接近他，我不認為他可以聽見我們，他就是必須完成這次的發作；沒有任何事可以阻止。我們只能讓他獨自面對，然後當發作結束，他也把自己關機了。」每次發作後，孩子通常會想睡或全身鬆軟，或是非常疲倦和悲傷。

癲癇形式很多種；分類非常長而且複雜。最重要的是有許多可能看起來像是癲癇的情況，但卻不被認為是「真的」癲癇（顫動、嬰兒早期的良性肌躍症、良性陣發性斜頸、嬰兒胃食道逆流、顫抖發作、過度驚嚇、突發性暈眩、抽蓄和儀式動作、運動源性手足舞蹈症、偽癲癇、焦慮狀態、藥物引起的張力障礙、屏息發作、發白型暈厥、迷走神經性暈厥、昏厥、偏頭痛、猝睡症、頭部晃動或撞擊、夜驚等等）。有許多因素可以導致癲癇發作：發燒、腎臟或肝臟衰竭、電解質不平衡、低血糖、氧氣不足、血液中鈣的濃度低、荷爾蒙異常、代謝過程中發生的多種錯誤、使用藥物、藥物戒斷、外傷、腦瘤、腦中的血管畸形、中風和中毒。大多數的癲癇，特別是發生於兒童，通常被歸類為原發性的，這是一個醫學專有名詞，意即「我們不知道造成的原因是什麼」。儘管有所有現代的醫學科學，我們仍

然不知道究竟是什麼讓大腦產生了電風暴，使它出現癲癇發作。癲癇常發生在有學習障礙的兒童和成人之中。統計數據不一，但是大多數醫生同意在輕度障礙的患者之中，大約 10% 患有癲癇；障礙程度嚴重的個案之中大約是 50%，雖然有些從業人員統計出重度自閉症患者高達 80% 也有癲癇的症狀。

　　不幸的是，自從抗癲癇藥物發明後，主流醫學似乎對於找出每位個案的癲癇原因失去了興趣：患者會被給予一種處方藥，然後被告知或多或少需要永久服藥。至少 70% 的兒童在一次癲癇發作後，永遠不會再發作第二次是一個事實。然而，許多這些兒童仍然繼續服藥。抗癲癇藥物是透過抑制大腦活動來運作：它們既無法治癒此狀況，也無法預防發作。它們也不適用於每個人，一般藥物大約能夠控制 70% 的患者不同程度的癲癇，而且會帶來副作用。當一個年幼的孩子長期服用抗癲癇藥物，他會承受過多的副作用，影響他心智和生理的發展。最重要的是因為抑制了大腦的活動，這些孩子無法好好學習，他們在學業或社交上的表現不好，而且人格會發生改變。這些孩子睡很多，當他們醒來，表現通常還是很遲鈍：我記不清有多少因為抗癲癇藥物，而被父母形容為像「殭屍」的孩子。衛生系統規定父母要帶孩子反覆就醫，孩子必須每隔幾個月回去癲癇治療團隊那裡就診，以審查藥物處方。如果父母沒有回去就診或沒有讓孩子服藥，他們感覺自己會惹上麻煩。許多個案，癲癇只有部分被控制；有許多以藥物治療的個案，不但癲癇沒有消失，還被改變了他們的特質，而且變得更加嚴重和痛苦。當使用藥物失敗，病患可能會被提供腦部手術或迷走神經刺激。

　　抗癲癇藥物有多少效果，至今仍然是個謎，所以這些藥物的使用通常是建立在嘗試錯誤的基礎上：如果一種藥沒有效，則加上第二種，如果那也沒有用，可能會再加入第三種藥，儘

管最有經驗的醫生知道如果兩種藥都沒有效果，那麼更多的藥也不太可能改善狀況。兒童使用的第一線藥物通常是 sodium valproate（Epilim，商品名：帝拔癲），用來治療全面發作和其症狀；以及 carbamazepine（Tegretol，商品名：癲通錠），用來治療部分發作和其症狀。sodium valproate 有一長串的副作用：消化問題、噁心、運動失調、顫抖、掉髮、食慾和體重增加、凝血問題、肝腎功能受損、水腫、無月經、皮膚疹、胰臟炎和血液細胞異常。Carbamazepine 具有類似的副作用，加上頭暈、嗜睡、頭痛、困惑和激動、複視、厭食、發燒、心臟問題、淋巴結腫大、肝炎和急性腎衰竭。其他常用於成人和兒童癲癇患者的藥物包括 phenytoin（商品名：癲能停）、lamotrigine（樂命達錠）、ethosuximide、phenobarbitone（如魯米拿）、clobazam（服利寧）、vigabatrin（赦癲易）、nitrazepam、類固醇、acetazolamide（乙醯胺基硫唑嘧錠）和 gabapentin（鎮頑癲）。它們都有許多的副作用，而且幾乎每一種都會標註一個警告：避免突然停藥！這就表示這些藥物會令人上癮。許多抗癲癇藥物會導致骨骼結構異常和骨折，因為它們干擾了正常的骨骼代謝。一些藥物（phenytoin、primidine 和 phenobarbital）會用盡身體的葉酸，所以這些藥物所產生的許多副作用與嚴重葉酸缺乏的症狀相似。考量到癲癇發作也會消耗體內的葉酸，使用這些藥物可以導致非常嚴重的後果，除非此人有額外補充這種維生素。長期服用 phenytoin 已知會造成維生素 B1（硫胺素）的缺乏，它本身就可以引發癲癇。癲癇發作也會消耗體內的維生素 B6。許多較舊的教科書點出癲癇患者會缺乏維生素 B6，所以在考慮使用任何藥物前，建議先給病人注射維生素 B6。確實有些已發表的案例顯示患者只透過注射維生素 B6 就使癲癇狀況得到解決。很不幸地，現代治療不包含這種維生素。為了讓

身體活化維生素 B6，需要鋅，所以補充鋅將促進 B6 治療的效果，而且癲癇的病人也有鋅的缺乏。每次癲癇發作都會對身體的營養狀態造成巨大的壓力，使此人耗盡許多營養素。癲癇患者已知具有營養缺乏，最常見的是葉酸、維生素 B6、硫胺素、其他維生素 B 群、必需脂肪酸、胺基酸、鎂、鋅、錳、硒、脂溶性維生素和其他營養素。這種缺乏在一次癲癇發作之後尤其嚴重。有些發表的癲癇案例顯示可以藉由營養補充品和飲食成功治癒。的確，在抗癲癇藥物被發明之前，飲食治療是第一種也是唯一一種成功治療癲癇的方式。

用飲食治療癲癇

　　從希波克拉底（Hippocratis）和蓋倫（Galen）那時候開始，癲癇就以斷食去進行治療。20 世紀初期，多位醫生也嘗試用斷食去治療癲癇。伯納德・麥克法登（Bernard Macfadden）、修・康克林（Hugh Conklin）、麥克莫瑞醫生（McMurray）和其他人都報告過許多他們的病人在完成 21 天的斷食，尤其是遵循一種低碳水化合物的飲食計畫之後，癲癇永遠不再發作。他們發現兒童一般都復原得比成人更好。問題在於一個人無法永遠斷食，當斷食結束，許多個案的癲癇又會復發，所以需要尋找一種取代斷食的合適飲食。1921 年發現斷食會改變身體的代謝：肝臟利用身體脂肪產生一種稱為酮體（包含羥基丁酸、乙醯乙酸和丙酮）的物質，它可以穿越血腦屏障並提供大腦能量。一般說來，大腦使用葡萄糖作為能量來源，但是斷食時，因為無法取得葡萄糖，所以大腦轉而利用酮體。酮體被認為可以停止癲癇，所以尋找一種可以產生酮體的飲食開始了。這種飲食於1920 年代被美國的梅約醫學中心（Mayo Clinic）發展出來，稱

為「生酮飲食」，它嚴格限制碳水化合物和蛋白質的攝取，並用脂肪去取代它們。再次，兒童可以自此飲食中取得最好的結果：梅約醫學中心報告攝取這種飲食後，95% 患者的癲癇得到控制，其中 60% 沒有再發作。這種飲食立刻得到醫療界的注意和接受。然而，自 1938 年抗癲癇藥物被發明後，這種飲食逐漸被人遺忘。抗癲癇藥物大約對 70% 的患者有效，所以其實遺漏了相當大群的病人，因此對生酮飲食的興趣自 1990 年代再次復甦。幸虧美國的約翰霍普金斯大學從 1930 年代起就持續進行生酮飲食，而這間醫院所發展出來的模式成為經典生酮飲食。

經典生酮飲食中脂肪對碳水化合物加上蛋白質的重量比為 4：1，稱為生酮比例。這種餐點主要由鮮奶油、奶油、雞蛋、肉和非常少量的無澱粉蔬菜和水果所組成。每份餐點都需要在受過訓練的營養學家的監督之下經過仔細地計算，而且這種飲食必須從醫院開始。因為這種飲食無法提供所有身體需要的營養，所以必須服用營養補充品。這種飲食也有副作用：最常見的是便祕、低程度酸中毒、低血糖、兒童生長遲緩、骨折和腎結石。成人常見的副作用包括體重減輕、便祕和月經問題。針對生酮飲食有效性的 19 項研究的最新後設分析總結一半的患者減少了 50% 的癲癇發作，而 1/3 的患者達到 90% 的減少。如果成功，至少要遵循這種飲食兩年，許多個案需要持續更久。大約 10% 進行生酮飲食的兒童，其癲癇不會發作，一旦他們 6 個月都沒有再發作，則可結束這種飲食。不幸的是，大概有 20% 的患者在停止這種飲食後，癲癇再度復發。有些兒童可以減少或移除抗癲癇藥物，但是許多人必須持續服用。這些數字是根據現代的統計，任何新被診斷為癲癇的兒童，第一線的治療一定是藥物。只有藥物無效的兒童才會被提供通常是作為最後手段的生酮飲食。如果這種飲食可以取代藥物成為第一線治

療方法，統計數字可能會非常不一樣：有可能與梅約醫學中心在 1920 年代的報告相同。

生酮飲食的另一種變化於 1970 年代被發展出來，稱為 MCT 飲食，以中鏈三酸甘油脂（medium-chain triglycerides，MCTs）所組成的油為基礎。MCT 油比起傳統使用的鮮奶油和奶油（包含長鏈三酸甘油脂）更能誘發出酮症的狀態。MCT 飲食的熱量有 60% 來自 MCT 油，這是一種非常高度精煉的產品，而且不是非常美味。最重要的是它會造成許多消化問題，包括腹瀉、抽筋和嘔吐。然而，因為 MCT 油更容易產生酮體，所以更多蛋白質和碳水化合物可以加入患者的飲食菜單中。經典生酮飲食和MCT飲食被認為在控制癲癇方面具有相同的效果。因為使用 MCT 油，營養學家在計算上會較容易，所以這種飲食版本在許多診所中變得較普遍。

隨著持續尋找一個有效的飲食，另一種變化顯示酮體可能不是控制癲癇的最主要原因。大約在 2003 年，許多患者發現遵循阿金飲食的誘導期可以控制癲癇。根據這則訊息，約翰霍普金斯醫院的團隊為了達到這個目的，調整了阿金飲食。改良阿金飲食中的生酮比例只有 1：1，而且不需要一直維持。與經典生酮及 MCT 飲食相比，改良阿金飲食在蛋白質和熱量的攝取上面沒有限制，而且可以在家執行，不需要營養師或醫院的介入。它的副作用較少，而且初步研究指出改良阿金飲食比起經典生酮或 MCT 飲食，具有相同或甚至更好的癲癇控制的效果。

距離酮症更遙遠的一種低升糖指數療法（Low Glycemic IndexTreatment，LGIT），也被發展出來成為控制癲癇的一種方式。雖然它也是高脂肪飲食，但是 LGIT 比起生酮飲食或改良阿金飲食來說，可以允許攝取更多的碳水化合物，只要這些

碳水化合物的升糖指數低。這種飲食不需要住院或是營養師的密集介入，它的副作用少而且可以產生與改良阿金飲食相似的結果。

飲食如何發揮作用？

生酮飲食為什麼可以發揮功用至今仍然是個謎。一開始認為酮體減少了癲癇活動的這個假設已經被證實是錯誤的，因為酮的濃度與抗癲癇的效果並沒有相關。似乎酮體只是被大腦利用作為能量的來源，而身體則處理導致癲癇的真正原因。根據我的意見，所有這些飲食的共通點為低碳水化合物含量，特別是排除了重澱粉的複合式碳水化合物。GAPS 飲食也是如此：所有澱粉和複合式碳水化合物都被移除。如同我們已經討論過的，碳水化合物，尤其是澱粉和精製糖類，都是體內（腸道和身體各處）病原體的食物來源。透過嚴格限制飲食中的碳水化合物，體內病原體的活動也受到嚴格的限制。

從一開始，我許多病人執行 GAPS 營養計畫的「副作用」就是癲癇、抽筋、痙攣和非自主動作的消失，不論是否為真的癲癇患者。許多孩子的癲癇就是停止了，而且不再復發；其他人癲癇的嚴重程度和頻率則是逐漸下降到完全停止，或穩定在可以控制的程度。我的臨床經驗帶領我得到一個簡單的結論：大多數的癲癇發作是兩個互相作用的因素所造成的結果：

1. 受損的腸壁。一個受損、滲漏的腸壁使得過多的有毒物質抵達大腦，並且引發了癲癇、抽筋、痙攣、非自主動作等等。這些毒素是由異常的腸道菌群製造，而混合的毒素相當具有個別性，根據每個人腸道內存在的病原體而有所不同。受損的腸道壁也讓部分消化的食物通過，啟動了免疫反應並且產

生食物過敏和不耐受性，這些本身就可以造成癲癇、抽筋、痙攣和不自主動作的表現。我的診所中有些孩子只有在吃了特定食物後，才會癲癇發作。

2. 營養缺乏（我們稍早討論過的）。一個具有異常腸道菌群的人，無法適當消化食物並且滋養身體。葉酸、B6、錳和 B1 的缺乏皆被記錄為導致癲癇的原因。其他營養素的缺乏，例如鎂、鋅、胺基酸、脂肪酸和脂溶性維生素尚未被研究出與癲癇有關，但是它們可能一樣重要。一個具有異常腸道菌群的人總是會營養缺乏，這是 GAPS 不可分割的一部分。

比例非常少的癲癇患者是由於大腦的生理問題所引發，例如腦瘤、血管畸形或外傷後遺留的疤痕、感染或中風。但是即使是這些個案，當飲食改變，排除了營養缺乏和減少毒素進入此人大腦的程度後，癲癇發作的頻率就會減少或完全消失。有些癲癇是環境毒素所引發，這些人對外界的毒素特別敏感。我有一個輕度自閉症的兒童個案，只有當家中的木頭家具重新上漆，而他接觸到油漆味道時才會大發作。不過這些個案很稀少；根據我的經驗，大多數的癲癇患者都具有 GAP 症候群的特徵，尤其是兒童患者，而這些患者在我們的主流醫學會被歸類為原發性癲癇。

　　GAPS 營養計畫被設計為控制腸道內的病原體，並且治癒腸道。當腸道癒合，穿越腸道的毒素和部分消化的食物會顯著下降，所以大腦有機會開始正常運作。同時，GAPS 飲食提供患者高營養的食物，同時讓消化系統足以消化它們；這些因素將很快地排除可能導致癲癇活動的營養缺乏。

　　讓我們來看一個典型的個案研究，它清楚地解釋了這種情況。

「一位七歲的男童 M，他有典型 GAPS 的健康史。他的父母都受到異常腸道菌群的影響。生命的第一年，M 是接受母乳哺育，並且表現出正常的發展。然而，他有腸絞痛的現象，當他開始接觸副食品時，許多食物會造成他腹瀉，而有些食物會使他便祕。M 也容易感冒和胸部感染，他通常是以順勢療法進行治療，而且父母也避免他使用抗生素。他的父母察覺到疫苗的危險，所以除了小兒麻痺和破傷風疫苗之外，他沒有接種其他疫苗。生命的第二年，M 的心智和生理發展皆正常，而且還超前，他非常聰明且動作協調良好。但是他的消化仍然脆弱：他的排便不規律，而且會脹氣。兩歲生日之後，他逐漸開始將自己的飲食侷限於典型的 GAPS 模式，只吃澱粉類和甜食，拒絕任何其他食物。三歲時，M 會吃的食物只有麵包、鷹嘴豆泥、甜點、點心棒、烘焙甜食、乳酪、含糖優格、蘋果、梨子、洋芋片、葡萄乾和香蕉。他的消化更糟了：開始出現腹痛，而且他的糞便呈現綠色，聞起來像是腐壞的魚肉。M 變得相當瘦且非常蒼白，雙眼掛著黑眼圈。大約 3 歲左右，M 開始排列玩具、對事物固著，而且與人變得更有距離。他的父母擔心他變成自閉症，所以嘗試了 6 個月的無麩質與酪蛋白飲食（GFCF diet），不過沒有任何效果。三歲半時，在一次因為感冒所引起的高燒後，M 變得笨拙且過動，甚至對食物更加挑剔。然後他開始出現失神性發作，一開始並沒有被認出是癲癇：他的眼球會往上飄幾秒鐘、全身僵住並且沒有反應。失神性發作之後不久，他出現了第一次的癲癇大發作。隨後被診斷為「原發性全面型癲癇」，並且開始服用 Sodium valproate（Epilim），這種藥改變了發作的性質：M 開始每天出現 10~15 次的小發作。癲癇發作的前兆是 M 開始有意識地繞圈快走，然後進入慢動作的非自主動作。所以 Epilim 的劑量被增加，但是沒有效果，所以

劑量再次增加。癲癇轉變為失神性，而且次數減少為一天 2~4次，但是偶爾 M 一天會有高達 15 次的失神性癲癇發作。因為自三歲半開始服藥，M 的學習能力和發展皆退化，七歲時，他不會閱讀，整個人顯得無精打采或煩躁不安、不穩定，有時在學校會出現過動和攻擊其他孩子的行為。他的注意力低，而且無法適應學校的課程。他的社交技巧不佳，也無法和人交朋友，他只和自己四歲的妹妹玩，玩法需依照他的規則玩妹妹年齡程度的遊戲。M 在五歲時被診斷為亞斯伯格氏症。當我第一次看見 M，他很高瘦，看起來蒼白，雙眼還有黑眼圈。他有過動和注意力低的問題，無法維持不動，而且語言發展遲緩。他的消化很差、糞便異常，然後有輕微脹氣的情形。

所以他開始執行 GAPS 飲食，從入門飲食開始。當 M 開始執行完整的 GAPS 飲食的時候，他變得平靜許多，而且學習的專注力和能力變得更好。他的消化改善，排便正常，而且不再會有異常的疼痛。然而，失神性發作的頻率並沒有改變，父母覺得藥物才是導致癲癇的真正原因。M 每天服用 800 毫克的 Sodium valproate （Epilim），所以我們開始慢慢減少此藥的劑量。花了一個月將劑量減少為一天 600 毫克；M 變得更加平靜和「更像他自己」，他的注意力進步，就連學校老師也認為他的行為有改善。但是最重要的是，他的癲癇次數減少。隨著我們持續減少 Epilim 的劑量，癲癇的頻率也不斷降低。我們總共花了 18 個月才讓 M 完全停藥。中間因為幾次的腹瀉和 M 偷吃了不能吃的食物而暫時性地增加了癲癇的活動，使得過程受到拖延。當完全停藥時，M 只有每個星期出現 1~2 次非常輕微的失神性發作，輕微到只有父母可以察覺。M 變得平靜，而且他的專注力和行為也恢復正常。他在學習方面仍然落後於他的同

儕，但是他很努力地要追上他們。他看起來很好，充滿活力，而且不再有消化方面的問題。

讓我們來討論這位個案。這個小男孩一出生就從父母身上繼承了受損的腸道菌群，儘管 M 接受母乳哺育，並且避免了疫苗和抗生素，異常的腸道菌群仍然導致了輕微的消化問題。擁有異常腸道菌群的孩子會開始將飲食侷限於澱粉類和甜食，然後拒絕所有鹹食餐點（詳細解釋請參閱「噢，不！現在是餵食時間！」那一章）是很典型的現象。甜食和澱粉類食物滋養了腸道中的致病微生物，幫助它們數量增長並且破壞腸壁。同時，這些在腸道中增長的病原體會開始製造大量的毒素，透過受損的腸壁吸收到血液，然後被帶到腦部。因為腸道功能退化，食物沒有機會在吸收前被適當地消化。一旦被吸收進入到血液中，這些部分消化的食物會引發非常複雜的免疫反應（稱為食物過敏或不耐受性），這種情況就足以啟動癲癇的開關。結合的毒素和部分消化的食物（由免疫系統處理），從腸道流入大腦，造成了癲癇活動。這就是 M 三歲時發生的事情：他罹患了 GAP 症候群。由入門飲食開始遵循 GAPS 飲食之後，M 的腸壁癒合，並且改變了他的腸道菌群，使他幾乎不會癲癇發作。他的抗癲癇藥物必須如此緩慢停止有兩個原因：第一，抗癲癇藥物會令人上癮；第二，因為 M 經常偷吃不該吃的食物。儘管進展緩慢，但是 M 與其父母都很滿意最後的結果。他們現在可以不用定期回診，開始邁向正常的家庭生活。

我在診間遇到的大多數癲癇患者都是兒童。然而，我經常收到世界各地的人們寄給我的電子郵件，他們在沒有任何監督下，自己執行了 GAPS 營養計畫。以下郵件是來自一位 40 歲的 H 先生：「我飽受 IBS 的困擾多年，而且被診斷為乳糜瀉。我也有顳葉癲癇，會出現放空、奇怪的感覺、暫時失去知覺、視

覺與聽覺扭曲，最近出現肌肉痙攣、轉頭和古怪的臉部表情等症狀。我開始執行妳的飲食之後，大部分的毛病都消失了…執行這個飲食一年後，我有點厭煩：我開始吃米飯和一些精製糖類，結果痙攣又再次出現。我恢復 GAPS 飲食，然後症狀再度停止。」

總結

　　病患或病患的父母要如何治療癲癇是個人的選擇。有些人永遠不會考慮改變自己的飲食，而寧願選擇藥物或是手術。其他人則想要知道問題的原因，並且嘗試自然的方式。我認為做個知情選擇是很重要的，而不是一味地接受你的醫生告訴你的事情。一旦考慮使用飲食治療，在沒有任何藥物的介入下，通常在治療癲癇上會較容易，特別是兒童。我相信只要可能，飲食應該是在考慮藥物之前，兒童癲癇治療的第一選擇。兒童每天每分都在發展：他們的身體和大腦遵循著一個從出生開始就啟動的複雜計畫，無時無刻都在演化和進步。現代醫學對這個神聖的計畫只略知皮毛，更遑論去改變它的能力。藥物會以一種殘酷又無法預測的方式去干擾你孩子的心智和生理發展，這將會影響你孩子往後的一生。我想引用約翰·佛里曼（John M. Freeman）醫生的一段話，他是一位世界知名的專家，來自在治療癲癇上享譽盛名的美國約翰霍普金斯醫院：「我們對癲癇的瞭解不多，對於癲癇發作遍布整個大腦的機制所知更少。我們不清楚為什麼癲癇在某個時刻會發作，但在其他時刻卻不會，還有為什麼一個孩子癲癇發作的閾值會低於另一個。老實說，我們也不太瞭解抗癲癇藥物的效用如何。」所以選擇一種藥物作為第一線治療並不總是正確的方式，不過當然有些緊急

狀況，藥物是最適當的選擇。選擇一種飲食可能也不容易。我的診所中，有些孩童先進行經典生酮飲食，然後轉換成 GAPS 計畫並得到良好的結果；有些孩子則是從 GAPS 營養計畫開始，並且得到非常好的結果。全部都是根據狀況的嚴重度以及患者個別的情境而定。

感謝我們身處在一個資訊可以自由取得的美好世界！做出一個知情選擇，並且自己決定什麼對你和你的孩子來說是正確的選擇變得更加容易。

第**2**篇

治療

醫學的藝術包含娛樂病患，而自然才是病痛的療癒良藥。

——伏爾泰

如果給予正確的幫助，人體具有不可思議的自癒能力。對於兒童來說尤其如此。無論多嚴重的生病或殘疾，我不相信有小孩是無法改善的。當我在神經外科工作時，我不斷驚訝於孩子們大腦的復原能力，即使經過切除了大腦大部分的重大手術之後也能恢復得如此良好。有孩子是坐著輪椅離開醫院，但是一年後回來檢查時，你幾乎無法發現他有任何神經功能的缺損。

然而，自我療癒的速度緩慢。生病可以發生得非常快，但恢復總是需要更長的時間。我會告訴 GAPS 兒童的父母和 GAPS 成人的照顧者，至少要堅持兩年艱苦的工作。在某些 GAPS 患者身上，這需要花上更長的時間。治療的目的是為此人排毒，讓毒霧從大腦中散去，使其能夠正常發展並發揮功能。為了實現這一點，我們需要：

首先：清理和治癒消化道，如此它不再成為體內毒素的主要來源，而成為營養的來源。第二：去除已經累積在患者身體各種組織中的毒素。

這兩個目標可以透過 GAPS 營養計畫來達成。這個計畫是透過我與我小孩的個人經驗及世界各地數百名 GAPS 兒童和成人的臨床經驗所發展而成的。

那麼，這個計畫包含什麼呢？

腸道和心理症候群的營養計畫

1. 飲食。
2. 營養補充品。
3. 排毒和生活型態的改變。

在接下來的章節中，我們將詳細探討這三點。然而，除了營養計畫之外，還有一項介入的執行非常重要，特別是對兒童而言。這項介入就是適當的教育。討論教育超出了本書的範圍。不過，這是很重要的一點：當孩子開始使用營養計畫排毒時，他或她將更有能力去學習。每當 GAPS 營養計畫被執行後，教師和家長經常會發現孩子藉由他或她的教育計劃，進步的速度開始飛快地增加。

第 1 部

飲食

第一章　飲食：討論

　　在飲食這個主題上，有著如此多的誤解和困惑。在這光譜的一端，有很多參與照顧自閉症、思覺失調症、注意力不足過動症和其他 GAPS 患者的醫療專業人員和其他人會告訴你飲食與這些問題無關；另一端，有幾本主要由父母所撰寫關於飲食改變對於孩子的狀況有著神奇效果的書籍；在這中間，有許多家庭嘗試了各種飲食介入，其結果各有不同：從無效果到有所改善。

　　單單只是自閉症的飲食，各種可取得的資訊量就已經令父母感到困惑。最受大力推廣的是無麩質和無酪蛋白飲食。然後是不含有水楊酸鹽類和酚類的飲食。抗念珠菌飲食也必須考慮在內，因為 GAPS 患者無疑會受到這種酵母菌的影響。食物過敏與不耐受性對許多 GAPS 兒童和成人患者來說是一個大問題。而且，還不只是這樣。許多 GAPS 兒童的父母必須與他們的孩子幾乎不吃東西的事實戰鬥，因為大多數的 GAPS 兒童對食物極度挑剔。因此，許多家庭會嘗試不同的飲食介入一段時

間，在沒有看到任何結果後就放棄了整個想法，然後加入憤世嫉俗者的陣營，這樣的結果並不令人感到驚訝。

毫無疑問，適當的飲食對於治療任何慢性退化疾病（包括GAPS）都至關重要。但是，什麼是適當的飲食呢？

在我們開始談論 GAP 症候群的適當飲食之前，我們需要澄清一些誤解。

無麩質和無酪蛋白飲食

在上一章中，我們詳細討論了由多哈、艾香德、沙托克、凱德和其他人所完成的研究。其中在自閉症兒童、思覺失調症、精神病、憂鬱症、注意力不足過動症和一些自體免疫疾病患者的尿液中檢測到了麩質和酪蛋白的胜肽，被稱為麩質嗎啡和酪蛋白嗎啡。這些胜肽具有與鴉片類藥物相似的化學結構，並被認為會以類似的方式影響大腦。無麩質和無酪蛋白飲食（GFCF飲食）就是基於這項研究。這種飲食已經被大力推廣，幾乎成為自閉症的官方飲食。讓我們來仔細看看它。

麩質是存在於穀物中的一種蛋白質，主要存在於小麥、黑麥、大麥和燕麥之中。酪蛋白是一種存在於牛奶和乳製品中的蛋白質。GFCF 飲食旨在去除這兩種蛋白質的所有來源。這種飲食背後的理論是健全的，問題在於應用。自閉症兒童由於腸道菌群的異常，會渴望獲得加工碳水化合物─他們腸道中的病原體非常喜愛的食物。自閉症發展的典型模式包括以下的事實，即孩子在生命的頭兩年，從某個時候開始將自己的飲食限制於加工碳水化合物、乳製品和糖，如麵包、餅乾、蛋糕、甜點、薯片、早餐麥片、義大利麵、牛奶和含糖優格。在大多數情況下，改變孩子的食物偏好是極度困難的一件事：他／她不會接受任何其他的食物。因此，為了將孩子轉換到 GFCF 飲食

中，含有麩質的加工碳水化合物會被以米、糖、馬鈴薯澱粉、木薯粉、大豆、蕎麥麵粉等製成的無麩質加工碳水化合物所取代。這類食物會像以前的飲食一樣，餵養兒童腸道內異常的菌群，從而導致毒素從受損的腸道中跑到到血液和腦中的惡性循環持續發生。當然還是有一些好處，從腸道流入體內的幾十種毒素中，有兩種毒素已被移除─麩質嗎啡和酪蛋白嗎啡。在一些兒童中，它會帶來相當明顯的效果。但不幸的是在大多數情況下，效果非常小或根本沒有效果，因為由異常腸道菌群所產生的其餘毒素仍然存在。只要念珠菌、梭狀芽孢桿菌和許多其他病原體居住於腸道中，發炎反應就會持續存在且腸道會保持滲漏，使數百種不同的未消化和有毒物質進入體內。

　　這種 GFCF 飲食獲得全世界的廣泛接受，作為自閉症飲食的事實是非常不幸的消息。因為它只涉及整個自閉症的一小部分：麩質嗎啡和酪蛋白嗎啡。正如往常一樣，許多商業公司都加入了這股風潮，準備供應 GFCF 的預熱食品，充滿了糖、加工碳水化合物、變性和變更的脂肪和蛋白質以及自閉症兒童絕對不能擁有的許多其他物質。每一本關於自閉症的出版物都充斥著這些食物的廣告，讓父母產生了一種虛假的安全感：如果是 GFCF 飲食，那麼對我的自閉症孩子一定是好的。書籍裡充滿了以加工碳水化合物、糖、變更的脂肪和蛋白質作為原料的食譜。已建立的網站和網路聊天群組也在交換類似的食譜。

　　這只是人類歷史上科學數據被錯誤使用的許多例子之一。毫無疑問，把麩質和酪蛋白從自閉症兒童的飲食中剔除掉會比較好。但這兩種物質絕對不是自閉症、思覺失調症和其他 GAPS 疾病的唯一決定性因素。我們必須處理的核心問題是由異常微生物所支配的不健康腸道。適當的飲食絕對是治療的必要部分。但絕對不是指我們所知道的 GFCF 飲食。

酚類和水楊酸鹽類

有一種理論認為，酚類和水楊酸鹽類（酚類的一個子群）對 GAPS 兒童和成人會有影響，因此含有這些物質的食物應該自他們的飲食中排除。這個理論的支持者建議摒除幾乎所有的水果、蔬菜、堅果、種籽和油。我不知道他們為什麼會有這種想法，因為這個星球上沒有不含酚類化合物的食物。所有的穀物、肉類、魚類、蛋、牛奶、水果、蔬菜和植物物質都富含酚類物質。

酚類是小分子量的芳香物質。它們賦予我們的食物顏色和味道。它們透過保護食物免受病原體的侵害來保存食物的天然狀態。它們主動參與種籽萌芽和生長並吸引傳粉昆蟲。當它們進入我們體內時，扮演著強大的抗氧化劑和解毒劑的角色。許多我們每天必需的營養素和活性物質都是酚類。讓我們來看看其中的一些。

- 維生素 C。沒有人可以缺少它。
- 維生素 K。凝血和許多其他身體功能的必需品。
- 維生素 E。大腦發育和身體中數百種其他工作所必需的物質。
- 維生素 B1（硫胺素）、B2（核黃素）、B3（菸鹼酸）、B6（吡哆醇）和葉酸都是酚類。如果我們要維持生命，所有這些維生素對我們的每一天都不可少。
- 胺基酸-膽鹼（amino acids-cholin）、苯丙氨酸（phenylalanine）、色胺酸（tryptophan）和其他。如果沒有它們，我們就無法製造用於大腦和其他神經系統的神經傳導物質。
- 一些神經傳導物質本身：多巴胺、去甲腎上腺素和組織胺也是酚類。

- 沒食子酸（gallic acid）。摒除這種酚類是范戈德飲食（Feingold Diet）或低水楊酸鹽類飲食的基礎。約 70% 的食物中都含有沒食子酸，包括食用色素。雖然食用色素、E- 編碼和其他食品添加劑應該排除在 GAPS 患者的飲食之外，但摒除掉 70% 的所有食物則更像一種懲罰。

這份清單可以繼續下去。所有天然的蛋白質、脂肪和碳水化合物都含有酚類化合物。如果它們全部都不能吃，那我們一定會餓死。

然而，毫無疑問地，自閉症兒童以及過動症、失讀症、氣喘、糖尿病、思覺失調症患者和許多其他 GAPS 的人確實會對食物中的酚類和許多其他物質產生反應。有些人會對茄科蔬菜（蕃茄、馬鈴薯，茄子和各種辣椒）產生反應。這些反應與經典的過敏反應非常不一樣，因為它們沒有表現出典型過敏的免疫系統的變化，所以不能被稱為是過敏。對於這些反應的科學解釋目前還尚未清楚。在這裡，我想提出我個人所相信的概念，許多食物的酚類都具有很強的抗氧化和解毒能力。任何一位自然療法、順勢療法或精通自然醫學的醫生都會告訴你，在讓你感覺狀況較好之前，任何一種解毒劑最初都會讓你感覺變得更糟糕。會發生這種情況是因為有各式各樣的毒素儲存在我們身體的組織中。當解毒物質被引入時，它會將毒素從儲存位置排入血流中去進行結合，接著帶到排泄器官並經由尿液、汗液和膽汁排泄出體外。在那幾個小時裡，當這些毒素漂流在你的血液中由身體進行處理時，它們會造成一些症狀。取決於毒素的性質和個體的易感性，這些症狀可能會有很大的不同。症狀可以從頭痛和行為異常到皮疹和打噴嚏。所以，實際上所發生的事情是，食物中的酚類正試圖去「清理你」。這種現象被稱為「排毒反應」或「赫氏反應」，通常會在進行任何排毒計

畫的患者身上被觀察到。儲存的毒素不會只是靜悄悄地待在我們的身體組織裡，它會引起慢性疾病的症狀並建立癌症形成的基礎。所以排毒是一件很重要的事。在我們的生命中，它必須是一個持續的過程。大自然透過將酚類和其他強大的排毒物質置於我們所有的食物中，為我們提供了大量的機會。

　　GAPS 兒童和成人非常具有毒性。測試顯示他們身體的組織中儲存了重金屬、石油化學物和其他有毒物質，有時總量十分驚人。許多的這些毒素可能是 GAPS 患者各種身體和精神症狀的原因。例如，這些患者體內所發現的汞、鉛和其他毒素的急性中毒臨床表現與自閉症及精神病的臨床表現有很大的相似之處。基於這些發現，在自閉症中，重金屬螯合作用引起了很多的關注，其目的是將重金屬從身體內排出。任何熟悉螯合作用的人都知道，這個過程總是會牽涉到孩子經歷排毒期，此時自閉症症狀會加重並出現許多不愉快的新身體反應。為什麼呢？因為螯合藥物會將儲存的重金屬從組織裡面沖到血液中並排出體外，這種「清理」過程所引起的症狀通常會相當嚴重。

　　毫無疑問地，排毒或除去有毒物質是治療 GAPS 患者不可或缺的一部分。存在於食物中的天然酚類是大自然每天用來排除人體毒素的方式。所以，把它們從飲食中排除是我們最不應該做的一件事。當然，在「清理」的過程中，它們會引起「排毒反應」。大部分在食物中的酚類並不會引起嚴重的反應（除非患者對特定食物有真正的過敏）。孩童或成人可能會出現行為和睡眠惡化、更多的自我刺激、更過動和情緒起伏。這段時期是暫時的，大多數患者可以順利度過。隨著身體開始解毒，負面反應通常也會隨之消失。如果你的 GAPS 孩童或成人對某些食物特別敏感，請將其從飲食中剔除 4~6 週，然後緩慢的由少量開始，逐漸增加到飲食中，如此可以讓排毒反應在你的控

制之下。重要的是要確保這個人沒有對特定的食物有真正的過敏，這可以在大多數醫療機構進行測試。

　　臨床經驗顯示，當患者接受合適的 GAPS 飲食後，他／她對酚類的敏感性會發生變化：患者曾經會產生反應的食物將不再引起反應。這種我們將在後面討論的飲食有能力治癒腸內膜，因此曾經會滲漏的毒素和未消化的食物將不會再滲漏。如此一來，身體必須處理的毒素混合物會大幅減少。與此同時，對酚類的排毒反應也會產生改變。一般來說，當腸壁癒合，許多對酚類化合物的反應及食物的不耐受性會隨之消失。當你「修復滲漏」後，體內的「清理」就會減少，進而減少與之相關的症狀。

　　在此同時，有一種非常有效的方法可用來處理對酚類和其他食物化合物的敏感性。它也可以處理真正的食物過敏。這種方式是中和。這方法最早是由楊百翰大學（Brigham Young University）的羅伯特・加納（Robert Gardner）博士於 1979 年所發現。他發現僅僅滴幾滴純酚類化合物的稀釋水溶液就能完全中和對食物的過敏反應。目前還沒有關於這種方法是如何運作的解釋，但資料顯示它的效果可以非常地好。首先必須找到每個患者的特定中和劑量，然後將其作為舌下滴劑施予患者。今天，中和療法已成為治療過敏和食物敏感的一種行之有年的方法，大多數已發展國家中的過敏專家都可以做到這一點。有許多中和療法或脫敏技術已經被使用，如生物共振療法、酵素強化脫敏療法（Enzyme Potentiated Desensitisation，EPD）、增量免疫療法、南氏去過敏法（Nambudripad's Allergy Elimination Technique，NAET）、手動療法和順勢療法。這些方法沒有一個是適用於每個人，但它們都有一些成功的案例。中和可能會讓你的 GAPS 孩童或成人可以攝取他／她曾經會嚴重反應的食

物，使他們不再有任何食物攝取上的限制。

　　總之，沒有必要剝奪孩童和成人自閉症、注意力不足過動症、思覺失調症，失讀症、動作協調障礙等患者的水果、蔬菜、堅果和許多其他含酚類食物。它們充滿營養並且將幫助你的 GAPS 患者排毒的更快速，從而充分發揮其潛能。

〰〰〰〰〰〰〰〰〰〰〰〰〰〰〰

　　「我們對酚類有過不好的經歷，湯姆過去常常會耳朵變紅、變得易怒，基本上是「性情和舉止都很古怪的人」，當我們開始這個飲食時（她指 GAPS 的正確飲食），我們再次嘗試了酚類食物。現在，我們沒有酚類的問題，萬歲！」

　　　　　　　　湯姆的母親（透過電子郵件通信）

〰〰〰〰〰〰〰〰〰〰〰〰〰〰〰

抗念珠菌飲食

　　正如我們前面所討論的，抗生素和類固醇的時代為酵母菌和黴菌提供了一個特殊的機會。這些無處不在的微生物總是生活在我們的體內。然而，在健康的身體中，它們受到有益菌的控制，並且不會對我們造成傷害。當這些好的細菌被抗生素和其他現代化的影響破壞時，酵母菌會失去控制，從一個無害的鄰居變成一個可怕的威脅。有一種被稱為念珠菌的酵母菌家族受到最多的關注。這一個大型的真菌家族引起了一個眾所皆

知，被稱為「鵝口瘡」的問題。當念珠菌從其無害的單細胞狀態轉變為侵入性的活性狀態時，它會長出長繩狀的菌絲並將「根」穿過身體組織。這種生長可發生在消化系統和許多其他內部器官中，然後產生大量的有毒物質，酒精和乙醛就是其中的一部分。幾乎每一種慢性退化性疾病都與念珠菌過度生長有關，從關節炎和消化問題到肌痛性腦脊髓炎、多發性硬化症、慢性疲勞症候群、纖維肌痛、神經疾病和癌症。GAPS 兒童和成人幾乎無一例外的都受到念珠菌屬品種以及其他真菌的嚴重影響。

由於念珠菌和其他酵母菌利用糖類生長繁殖，因此抗念珠菌飲食的目的是去除這些病原體的所有食物來源：糖和含有它的所有食物，果糖、麥芽糖、乳糖和其他糖，包括楓糖漿和蜂蜜。不包括水果，因為水果被視為是單醣的來源。因為念珠菌過度生長會產生對其他真菌和黴菌的過敏，因此所有的真菌和發酵食品也必須排除：酵母菌和用酵母菌製成的烘焙食品（麵包，糕點等）、發酵的奶製品、所有的乳酪、所有的發酵飲料、醋、麥芽、蘑菇、茶和咖啡、果乾和果汁。然而，只要穀物不含酵母菌就不用排除在飲食之外，如玉米、大麥、小麥、黑麥、小米、燕麥、白米等以及由它們製成的食品。澱粉類蔬菜也不排除在飲食之外：馬鈴薯、山藥、地瓜和菊芋……而這就是問題所在。讓我們看看是為什麼？

念珠菌絕對不會單獨存在於消化系統中。它與 500 多種可能導致疾病的不同微生物共存。事實上，當對 GAPS 患者的腸道菌群進行檢測時，除了念珠菌以外還檢查到許多其他病原體，其中以梭狀桿菌家族最為常見。這些病原體及其毒素會破壞腸道內膜，使得腸細胞（腸道的主要的消化和吸收細胞）無法執行將碳水化合物分解為夠小的分子而被吸收的職責。其結

果是穀物和澱粉類蔬菜中所含的複雜碳水化合物不會被消化，反而成為病原菌的食物。它們在腸道中沒有適當的被消化，而是發酵和腐敗並成為毒素的來源，接著進一步破壞腸壁並侵蝕免疫系統。大多數的病原體，包括不同的細菌、真菌、原生動物和蠕蟲皆以未消化的碳水化合物為食物。

抗念珠菌飲食與 GFCF 飲食相結合，並且經常伴隨無酚類飲食，被推薦用於自閉症的兒童。在實踐上，因為自閉症兒童渴望獲得加工碳水化合物，這種飲食就是許多的米和由米製成的東西、馬鈴薯，洋芋片、無麩質麵包、餅乾和其他烘焙食品所組成。但不幸的是，這些碳水化合物將使其發炎和損壞的腸道維持紅腫和受損，使身體保持著毒性，而正是那些毒素，使得孩子發展成自閉症。

GAPS 患者在飲食上應該避免什麼呢？

我們必須先瞭解食物是如何在我們人體消化道內被吸收的事實。經過消化的食物，會由小腸吸收，主要發生在小腸的前兩段：十二指腸和空腸。這些部分的腸壁上會形成微小的指狀突起，被稱為絨毛，目的是增加吸收的表面積。這些絨毛是由稱為腸細胞的細胞所排列組成。這些細胞吸收我們的食物並將其傳遞到血液中以滋養我們的身體。（圖三, p.113）

這些細胞對我們健康的重要性再怎麼誇大也不為過。這些細胞誕生於絨毛根部並透過其短暫的生命旅行到達絨毛頂端，在途中會慢慢變得更加成熟。當它們抵達絨毛的頂端時，它們就會脫落。因為那時它們已經完成了許多工作，以至於老化並損壞。這種不斷更新腸細胞的過程是由居住在其上的有益菌所支配。正如腸道菌群章節已經提到的那樣，有益菌能確保腸細

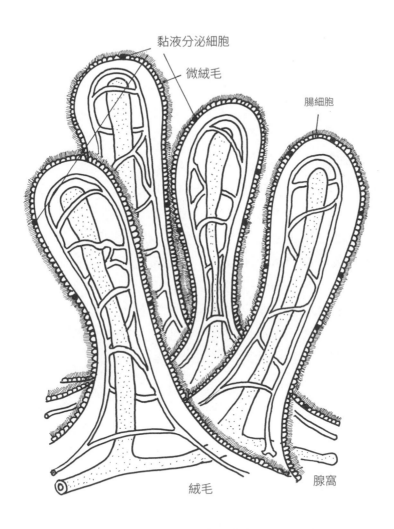

黏液分泌細胞

微絨毛

腸細胞

絨毛

腺窩

圖三　腸子的吸收表面

胞健康和有能力完成它們的工作。當有益菌不存在時，腸道吸收的表面就會被致病微生物所占據，如此腸細胞就無法健康並執行其職責。動物研究顯示，在沒有好菌的情況下，腸細胞會改變其樣貌，它們到達絨毛頂端的旅行時間會變得太長，這可能導致它們發生癌變。但最重要的是，它們變得無法完成消化和吸收食物的工作。讓我們來瞭解腸細胞如何吸收不同類型的營養素：碳水化合物，蛋白質和脂肪。

碳水化合物

所有的碳水化合物都是由被稱為單醣的小分子所組成的。單醣有很多種。其中最常見的是葡萄糖、果糖和半乳糖。這些單醣或單糖不需經過消化，可以很容易地穿透腸內膜。葡萄糖和果糖大量存在於水果和蔬菜中。蜂蜜是由果糖和葡萄糖所組成，所以不需要太多的消化。半乳糖則存在於優格等發酵的奶製品中。來自於水果和一些蔬菜中的單糖是我們最容易消化的碳水化合物，而且應該是任何患有消化系統疾病的個案，飲食中碳水化合物的主要形式。

下一個尺寸的碳水化合物是由兩個單醣分子所組成的雙醣或雙糖。最常見的是蔗糖（普遍的食用砂糖）、乳糖和由澱粉分解而來的麥芽糖。這些雙醣如果沒有經過腸細胞適當的分解就無法被吸收。腸細胞表面被稱為刷狀緣的微絨毛會產生稱為雙醣酶（disaccharidases）的酶，它會將雙糖分解成單醣後吸收。這就是消化系統疾病患者所面臨的最大問題。患者的腸細胞失去了產生刷狀緣酶的能力。結果，蔗糖、乳糖和澱粉消化產物等雙糖將無法被分解成單糖，因此不能被吸收。它們留在腸道內成為病原菌、病毒、念珠菌和其他真菌的主要食物，轉變為

腸道中的有毒物質，進而破壞腸壁，甚至更進一步的毒害整個身體。雙醣酶的缺乏幾乎總是伴隨著各種消化系統疾病。馬里蘭大學的霍瓦特（K. Horvath）博士和哈佛大學的布由岸（T. Buie）博士，他們最近的研究證實了自閉症兒童缺乏雙糖酶。因此，對於 GAPS 兒童和成人患者來說，雙醣或雙糖必須排除在飲食之外，以免滋養異常菌群，並且透過讓生病的腸細胞脫落，並建立一層健康的腸細胞來使絨毛恢復健康。

之前我們提到麥芽糖—澱粉分解的產物。除了糖（蔗糖），澱粉是我們飲食中碳水化合物的主要形式。所有穀物和一些根莖類蔬菜（馬鈴薯、山藥、地瓜、菊芋和木薯）都含有豐富的澱粉。澱粉是由數百個以上的單糖分子相連接，組成帶有許多支鏈的長鏈聚合物。澱粉的消化對於消化系統而言是個大工程，即使在健康的人身上也是如此，由於其結構複雜，許多澱粉未被消化。未消化的澱粉替腸道中的病原菌群提供了完美的食物，使其能夠茁壯成長並產生毒素。

無論澱粉如何被消化，其消化的結果都是麥芽糖分子。麥芽糖是一種雙糖，如果不被腸細胞分解成單糖就無法被吸收。一個腸道菌群異常的人，其腸細胞不能夠分解雙糖，因此麥芽糖未能被消化吸收，反而落為異常微生物的食物。為了使腸細胞恢復並停止餵養異常的腸道菌群，對於 GAPS 孩童和成人而言，澱粉必須排除在其飲食之外。這意味著飲食中不能有穀物或任何由它們所製成的食品，也沒有澱粉類蔬菜。臨床經驗顯示，當腸道裡沒有雙糖和澱粉經過一段夠長的時間後，它就有很好的復原機會。一旦腸道恢復，患者可以再次開始食用穀物和澱粉類蔬菜而不會有任何的不良影響。

當然，自然界中沒有什麼是非黑即白。大多數水果，特別是未成熟時，都含有一些蔗糖，這是一種雙糖。這就是為什麼

吃成熟的水果非常重要的原因。大多數蔬菜和一些水果中都含有一點澱粉。然而，與穀物、澱粉類蔬菜和食用砂糖相比，水果和非澱粉類蔬菜中的蔗糖和澱粉含量都很少。大多數患有消化系統疾病的患者，他們的腸道內膜都可以應付這些來自水果和非澱粉類蔬菜的微量糖分和澱粉。

蛋白質

蛋白質在胃及十二指腸中分別經過被稱為胃蛋白酶和胰蛋白消化酶所消化，因此是以胜肽的形式抵達腸細胞。胜肽是由胺基酸組成的蛋白質小鏈，通常在被分解成單個胺基酸之前不會被吸收。這個分解過程是由腸細胞所完成。在它們的毛髮表面（刷狀緣）上，健康的腸細胞具有肽消化酶，稱為肽酶。每種肽酶對於特定的肽鏈都具有專一性，甚至對這條鏈上的特定化學鍵都有專一性。這些酶將胜肽分解成單個胺基酸，然後被腸道吸收。如果孩童或成人的腸道菌群異常，腸細胞就會生病。它們無法產生許多不同的肽酶，也無法完成蛋白質分解和胺基酸吸收的最後一步。同時，病原菌、真菌和病毒會破壞腸壁，允許未消化的胜肽通過。我們已經知道有兩種不能被正確分解為胜肽並被吸收的蛋白質：來自穀物的麩質蛋白和來自牛奶的酪蛋白。可能有更多的蛋白質無法被適當消化為胜肽而被吸收，但是我們還沒有研究到。希望未來的科學將有所發現。

同時，蛋白質對我們而言是不可或缺的，特別是對於一個正在成長中的孩子。蛋、肉類和魚類是易於消化，以及營養豐富的蛋白質的最佳來源。對 GAPS 的孩童和成人來說，食用容易消化的蛋白質使他們的消化系統可以輕鬆地工作很重要。我們烹煮肉類和魚類的方式對於消化性也有影響：煮過、燉過和

水煮的肉類和魚類比煎、烘烤或燒烤過的更容易消化。蛋是大自然的優質蛋白質之一，含有大多數的維生素 B 群、鋅和許多其他有用的營養素。除非患者對蛋有明顯的過敏反應，否則蛋應該是飲食的重要一部分。

脂肪

脂肪需要膽汁才能被吸收。就我們所知，腸細胞不必在吸收脂肪方面做很多的工作。這就是為什麼臨床診療顯示消化系統疾病患者對脂肪的耐受性很好。但是，腸道菌群異常的人存在著一個問題。腸道內膜是一種黏膜，任何黏膜在受到病原體攻擊時都會產生大量的黏液來保護自身。患有消化疾病的人，腸道會產生過多的黏液。這些大量的黏液會干擾食物（包括脂肪）的消化。黏液包裹著食物顆粒，不允許膽汁和消化酶接觸到它們。結果導致很多脂肪都沒有被消化，並且經常以淡白色油膩的糞便排出。這種脂肪吸收障礙也會導致脂溶性維生素 A、D、E 和 K 的缺乏。臨床經驗顯示，當停止澱粉和雙糖的攝取一段夠長的時間後，黏液的分泌會正常化，因此脂肪的吸收將會得到改善。

總結

GAPS 患者必須避免：

- 所有穀物及其製成的產品：小麥、黑麥、米、燕麥、玉米、玉蜀黍、高粱、大麥、蕎麥、小米、斯佩爾特小麥、小黑麥、布格麥、木薯、藜麥和古斯米（cous-cous）（其中一些嚴格來說不是穀物，但通常被這麼認為，所以在此我們將其列出）。這將把大量的澱粉和全部的麩質從飲食中除去。事實

上，去除所有穀物將會使飲食真正達到無麩質。

- 所有澱粉類蔬菜及其製成的任何食物：馬鈴薯、山藥、地瓜、歐洲防風草、菊芋、木薯、葛粉和芋頭。
- 糖和任何含有它的東西。
- 澱粉類豆子和豌豆：大豆、綠豆、鷹嘴豆、豆芽、雞豆和蠶豆。
- 乳糖及任何含乳糖的食物：液體或任何類型的奶粉、商業生產的優格、白脫鮮乳和酸奶油，以及含乳糖的加工食品。

有關應避免食物的完整清單，請參閱下一章。

不要加工食品，拜託！

「你知道早餐麥片是由什麼材料製成的嗎？它是由削鉛筆器裡找到的所有那些捲曲的小木屑所製成的！」
——羅德‧達爾，1964 年（巧克力冒險工廠）

　　我們生活在一個方便食品的時代，而這方便食品指的是加工過的食品。當大自然創造我們人類時，她同時也為我們提供了維持健康、活力和充滿能量所需的每一種食物。然而，我們必須吃這些食物的天然型態。當我們開始干涉天然食物時，我們就開始惹上麻煩。我們對食物進行的任何加工都會改變其化學和生物結構。我們的身體並非設計來利用這些被改變的食物！食物加工次數越多，其營養物質流失的越多，化學變化也越大。加工食品除了失去其營養價值外，還會失去大部分其他的食物特性：口味、風味和顏色。所以為了補足這些缺陷，製造商就會添加各種化學品：增味劑、色素、各種 E- 編碼、添加劑和防腐劑。許多這些化學物質已被證實會造成過動、學習障礙、精神疾病和其他健康問題。天然食物不易保存，所以業

界必須改變它們以延長其保存期限。因此，天然食物會經過高溫、高壓、酶、溶劑和無數其他各種化學物質，得到脂肪被氫化和蛋白質變性的結果。天然食品會變成各種化學混合物，然後被包裝得很好並作為「食物」呈現給我們。「食物」是為了符合商業目的而製造，健康因素從未被列入考慮計算。製造商有義務在標籤上列出所有的原料。但是，如果製造商使用的原料已經是加工過或是由加工過的物質所製成，則該製造商沒有義務列出哪個原料是由什麼所製成。所以，如果你試圖避免某種成分，例如糖或麩質，閱讀成分列表可能也不一定會有幫助。

如果我們去看超市的貨架，我們會看到大多數的加工食品都是碳水化合物。所有的早餐麥片、薯片、餅乾、薄脆餅乾、麵包、酥皮點心、義大利麵、巧克力、糖果、果醬、調味品、糖、蜜餞和醃菜，以及用澱粉和麵糊預先作成的冷凍食品都是經過高度加工的碳水化合物。其中的一些我們將會詳細研究。但首先讓我們把它們看作同一組食物。

通常，所有存在食物中的碳水化合物都會被消化為葡萄糖，然後被吸收。大自然為我們提供了大量的水果、蔬菜和穀類形式的碳水化合物。當我們以自然無干預的形式食用它們時，它們之中的碳水化合物會慢慢被吸收，接著體內血糖濃度逐漸升高，這是我們身體設計好的處理方式。而加工的碳水化合物會非常快速地被吸收，導致血糖濃度異常迅速地升高。我們的身體會竭盡所能地把血糖濃度保持在一定的範圍內，因為血糖濃度過高和過低對身體都是有害的。「高血糖症」是指血糖迅速升高，使得身體處於休克狀態，促使其迅速釋放大量胰島素來處理過量的葡萄糖。由於胰島素濃度過高，約一小時後人體的血糖濃度會變的非常低，這稱為「低血糖症」。你們有沒有注意過，早上吃完含糖的早餐麥片後，你會在一個小時後

再次感到飢餓。那就是低血糖。在早上低血糖的那時候，人們通常會怎麼滿足他們的飢餓感呢？一塊餅乾、一根巧克力棒、一杯咖啡或類似的東西，使得高-低血糖再次循環。這種上上下下的血糖雲霄飛車對任何人都是非常有害的，更別說對GAPS的孩童和成人患者。這種葡萄糖雲霄飛車已經證實對學齡兒童造成的直接結果是過動、注意力無法集中和學習、攻擊和其他行為異常。高血糖階段在自閉症兒童身上會產生「興奮」的感覺伴隨過動的表現、狂躁傾向以及自我刺激，而低血糖階段則使他們感覺不適，經常伴有頭痛、噁心、暴怒、攻擊和伴隨大量出汗的全身疲倦。（圖四 , p.121）

另一個關於加工碳水化合物的重點在於它們對腸道菌群的不利影響。我們已經仔細談論過正常腸道菌群對我們健康的重要性。加工碳水化合物會餵養腸道中的致病菌和真菌，促進它們的生長和增殖。此外，加工碳水化合物會讓腸道環境變得像是完美的黏著劑，使多種蠕蟲和寄生蟲在此扎根和發展。所有這些微生物都會製造有毒物質，使其進入到血液中，然後毒害此人。愈多加工碳水化合物「無論是否含有麩質」就會讓你的 GAPS 孩童或成人變得愈毒，導致更多自閉症、思覺失調症、過動或其他你所看到的症狀。

先前的章節中，我們已經詳細看過 GAPS 患者的免疫系統狀態。受損的免疫系統對於 GAPS 患者的發展有很大的影響。藉由將腸道菌群轉變到不好的方向，加工碳水化合物在破壞病患的免疫系統上也扮演了重要的角色。不過最重要的是，大量證據顯示加工食物，特別是加工碳水化合物和糖，會直接削弱巨噬細胞、自然殺手細胞和其他白血球的功能，並且破壞全身抵抗所有感染的能力。一個每天攝取含糖飲料和洋芋片又免疫受損的人，這些食物選擇將會使他們的免疫系統狀況變得更糟

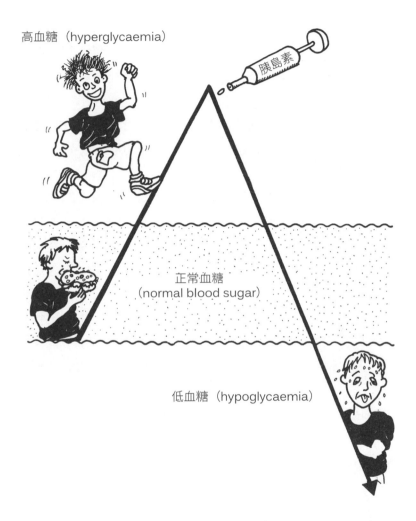

圖四　血糖雲霄飛車

糕。讓我們來看看那些加工碳水化合物中一些最常見的形式。

　　另一個關於加工碳水化合物的重點在於它們對腸道菌群的不利影響。我們已經仔細談論過正常腸道菌群對我們健康的重要性。加工碳水化合物會餵養腸道中的致病菌和真菌，促進它們的生長和增殖。此外加工碳水化合物會讓腸道環境變得像是完美的黏著劑，使多種蠕蟲和寄生蟲在此扎根和發展。所有這些微生物都會製造有毒物質，使其進入到血液中，然後毒害此人。愈多加工碳水化合物「無論是否含有麩質」就會讓你的GAPS孩童或成人變得愈毒，導致更多自閉症、思覺失調症、過動或其他你所看到的症狀。

　　先前的章節中，我們已經詳細看過 GAPS 患者的免疫系統狀態。受損的免疫系統對於 GAPS 患者的發展有很大的影響。藉由將腸道菌群轉變到不好的方向，加工碳水化合物在破壞病患的免疫系統上也扮演了重要的角色。不過最重要的是，大量證據顯示加工食物，特別是加工碳水化合物和糖，會直接削弱巨噬細胞、自然殺手細胞和其他白血球的功能，並且破壞全身抵抗所有感染的能力。一個每天攝取含糖飲料和洋芋片又免疫受損的人，這些食物選擇將會使他們的免疫系統狀況變得更糟糕。

　　讓我們來看看加工碳水化合物中一些最常見的形式。

早餐穀片

　　它們應該是健康的，不是嗎？為數眾多的電視廣告如此告訴我們。不幸地，事實恰好相反。

- 早餐穀片是高度加工的碳水化合物，充滿糖、鹽和其他不健康的物質。一碗早餐穀片將啟動你孩子這一天第一回合的血

糖雲霄飛車，讓他出現所有你再熟悉不過的行為。

- 身為一個加工碳水化合物的良好來源，早餐穀片餵養腸道中的異常細菌和真菌，允許它們製造新的毒素，使 GAPS 的惡性循環永遠存在。

- 那麼纖維呢？製造商們宣稱一碗他們的產品就可以讓你獲得一天所需的纖維。不幸的是，這對 GAPS 患者來說是錯誤的纖維種類。早餐穀片中的纖維充滿了植酸——這是一種會結合必需礦物質，並將它們帶離系統的物質，導致患者的礦物質缺乏。

- 一間食品實驗室曾經進行過一個有趣的實驗。研究人員分析一些不同品牌的早餐穀片，以及包裝這些穀片紙盒的營養價值。分析結果顯示以樹木紙漿所製成的盒子比起裡面的穀片擁有更有用的營養成分。確實，早餐穀片的營養價值非常低。為了彌補不足，製造商會在穀片中添加合成形式的維生素，並且宣稱吃一碗早餐穀片，你就可以獲得你一天所需的那些維生素。關於這一點，人體並非如此簡單；它是被設計去辨識和使用天然的、來自天然食物形式的維生素。這就是為什麼合成維生素的吸收率非常低的原因，也就表示它們大多數會經過你的消化道，但卻不會為你帶來任何益處。然後，無論你吸收了多少那些維生素，身體通常不會認為那是食物，所以它們會被直接帶到腎臟，混在尿液中排出。在我們現代這種藥丸爆炸的社會，我們多了一種新的症狀——昂貴尿液的症狀。

所以無論廣告怎麼說，早餐穀片對於 GAPS 的孩童和成人而言一點都不健康。

油炸馬鈴薯片、洋芋片和其他澱粉類零食

　　油炸馬鈴薯片、洋芋片和爆米花，是現今兒童飲食的主幹，它們都是高度加工的碳水化合物，對於腸道菌群會造成有害的影響。還不只這樣：它們浸滿了植物油，然後以非常高的溫度加熱。任何植物油被加熱後，都會出現被稱為反式脂肪酸的物質，這是一種化學結構被改變的不飽和脂肪酸。它們在體內會取代細胞結構中重要的 ω-3 和 ω-6 脂肪酸，使得細胞失去功能。攝取反式脂肪酸對於免疫系統有直接的破壞作用。它們已知會增加 Th2 的活動，然後削弱 Th1 免疫。如同你記得的那樣，許多 GAPS 患者的 Th1 免疫已經被抑制，而 Th2 則過動活躍。癌症、心臟疾病、溼疹、氣喘和許多神經和精神狀況都與飲食中的反式脂肪酸有關。要瞭解脂肪加工的完整故事請參閱「脂肪：好的與壞的」那一章。

　　最近出現了另一個反對攝取油炸馬鈴薯片和洋芋片的論點：

丙烯醯胺對健康的危害

　　2002 年春天，瑞典國家食品管理局和斯德哥爾摩大學（Stockholm）報告他們在洋芋片、薯條、麵包和其他烘焙以及油炸澱粉類食物中發現了具高度神經毒性和致癌的物質。這些物質為丙烯醯胺。挪威、英國和瑞士的科學家已經證實了這個發現。他們發現以高溫油炸或烘焙澱粉類的食物，特別會產生高濃度的丙烯醯胺。最近即溶咖啡也被列入是含有這種高度危險物質的食品之一。世界衛生組織、聯合國糧食及農業組織，以及美國食品及藥物管理局都制定出一個計畫，以確認丙烯醯胺是如何在食物中形成，以及如何去除它們，因為它們會導致癌症、神經損傷和不孕。丙烯醯胺對健康的危害很大，所以這

些物質在食品包裝材料上有一定的最大限量。多年來，政府單位付出許多努力去控制塑膠食品包裝中的丙烯醯胺，但是沒有人理會那些包裝中的內容物。現在發現這些塑膠袋中的食品含有令人無法置信的大量丙烯醯胺，遠遠高出所允許的限量。丙烯醯胺的真相為 GAPS 的兒童或成人患者應避免油炸馬鈴薯片、洋芋片和其他澱粉類的點心提供了另一個理由。

小麥

　　自閉症、思覺失調症和乳糜瀉患者的飲食建議除去麩質，因此無麩質的小麥產品變成他們飲食的主要部分。但是讓我們將小麥看成一個整體——無論有無麩質。現實生活中，沒有人會以小麥作為穀物，將其買回家進行烹調，我們都是買使用麵粉製成的食品。麵粉以預先包裝好的混合物抵達麵包店，然後用來製成不同種類的麵包、餅乾和糕點。這些混合物已經加工過，且流失了最佳的營養成分。此外，它們還富含防止蟲害的防腐劑和殺蟲劑、預防麵粉吸收溼氣的化學物質、色素和風味改良劑，以及軟化劑 …… 這裡只是舉幾個例子。然後麵包店將這些化學雞尾酒製作成麵包、糕點、蛋糕、餅乾等讓我們食用。製造商相當開心地將這些混合物中的麩質除去，將其製成無麩質的產品。所以你會吃到所有的加工碳水化合物和所有的化學添加劑，只是現在沒有麩質。一旦你將一片白吐司吞下肚子後，它就會轉變成一種膠狀物質去餵養腸道中的寄生蟲、致病細菌和真菌，導致一位 GAPS 患者的毒性超載。小麥是西方世界的主食，同時也是食物過敏和不耐受性的首要原因。

糖和任何以它製成的東西

糖曾經被稱為「白色死因」，而它百分之百值得這個頭銜。在上個世紀，世界上糖的消費量已經成長到巨大的比例。根據估計，西方人每年平均消費 160~200 磅這種高度加工的物質。糖存在於各處，而且幾乎找不到沒有添加糖的加工食品。除了造成血糖雲霄飛車和腸道菌群的不利影響外，它也被證實對免疫系統有直接的破壞作用，這是 GAPS 患者原本就已經受損的功能。最重要的是，為了處理糖的猛烈攻擊，身體必須以驚人的速度去利用可取得的礦物質、維生素和酶，最終耗盡這些重要的物質。例如：代謝一分子的糖，身體大概需要使用 56 個鎂分子。糖分的攝取是我們現代社會普遍缺乏鎂的主要原因，因而造成高血壓、神經、免疫和許多其他問題。一位 GAPS 的病人本來就已經缺乏鎂和許多其他重要營養素，所以不應該再食用任何形式的糖。蛋糕、甜點和其他甜食的製成都是由糖和小麥做為主要原料，另外還加入大量色素、防腐劑、調味劑等化學物質。所以不用說，它們應該排除在飲食之外（不論是否含有麩質）。

飲料是現代飲食的主要糖分來源，更不用說所有的化學添加劑了。一罐汽水包含 5~10 茶匙的糖。果汁充滿加工過的果糖和黴菌。除非是新鮮現榨，否則它們不應該出現在你的飲食之中。阿斯巴甜，這是一種代糖，被添加於號稱「低熱量」的飲料之中，它已經被發現具有致癌性和神經毒性，而且 GAPS 的孩童和成人絕對應該避免接觸。產業界持續製造新的加工和人造甜味劑（木糖醇、玉米糖漿、龍舌糖漿、其他糖漿等等）。它們之中，沒有任何一個可以信賴，而且 GAPS 患者必須全部避免。

糖和小麥如此狡詐，在超級市場的貨架上，你幾乎找不到任何沒有包含它們的加工食品。

總結：任何 GAPS 病患，無論自閉症、思覺失調症、過動症、失讀症、氣喘等，其飲食中都應該不包含任何加工食品。所有食物都應該買新鮮的、盡可能接近它們自然的原型，並且在家中烹調。消化道是一條長長的管子。你用什麼去填滿那條管子，對於其健康會有直接的影響。GAPS 患者的消化系統已經受到破壞而且非常敏感，你無法放心地讓任何一個食品製造商去填滿它。你必須透過新鮮烹煮的食物，由你自己去填滿你GAPS 孩子（或你照顧的 GAPS 成人）的消化系統。這些食物是由你所控制和負責使用的原料以及烹調它們的方式。

拜託，不要大豆！

大豆是一個非常大的商機，尤其是在美國。該產業有很高的比例是使用基因改造大豆。大豆的生產便宜，加上一些研究提出它可能對更年期婦女有益，所以整個市場的大豆產品激增。它可以在許多加工食品、人造奶油、沙拉醬和醬汁、麵包、餅乾、披薩、嬰兒食品、兒童點心、甜點、蛋糕、素食產品、乳品替代品、嬰兒配方奶中被發現。這有什麼問題嗎？讓我們來檢視一些事實。

1. 在日本和其他東方文化所察覺到對更年期婦女的益處是由於以傳統方式去處理大豆：食用一整顆豆子或發酵作為醬油、納豆、味噌和天貝。然而，大豆在西方社會是以稱為「大豆分離蛋白」的形式被使用。它是如何製成的呢？用鹼性溶液去除纖維後，將大豆放入大型鋁桶中進行酸洗。酸會使大豆吸收鋁，而且會保留至最終的產品內。鋁與失智和阿茲海默

氏症有關，而且確實最近有大量的宣傳將大豆攝取與這些心智疾患連結在一起。經過鋁酸洗之後，大豆又會以許多其他化學物質進行處理，包括硝酸鹽，這個物質牽涉到癌症的發展。最終產品幾乎是無味的粉末，易於使用，可以加入任何食物中。高達 60% 的加工食品，包含豆漿和大豆嬰兒配方奶都包含這種粉末。

2. 大豆是一種天然的甲狀腺腫原（goitrogen），這是什麼意思呢？它代表大豆有妨礙碘吸收和降低甲狀腺功能的能力。因為 GAPS 患者身上的多種毒素，他們幾乎毫無例外都有甲狀腺功能低下的問題，意即他們的甲狀腺功能原本就是受損的。低甲狀腺功能對於正在成長中的孩子有非常嚴重的影響，包括造成腦部發展和成熟的異常。飲食中包含大豆會更進一步地降低孩子的甲狀腺功能。

3. 大豆具有非常高濃度的植酸。這些物質也包含於所有的穀物之中，特別是它們的穀皮裡面。植酸結合礦物質的能力很強，並且會妨礙它們被人體吸收，尤其是鈣、鎂、碘和鋅。我們已經知道 GAPS 的孩童和成人在這些重要礦物質上都有所缺乏。將大豆添加到他們的飲食中只會加重這些缺乏。

4. 大平原實驗室對為數眾多的自閉症兒童進行過敏測試，發現幾乎每個孩子都對大豆高度過敏。根據他們的經驗，實驗室的負責人——威廉‧蕭醫生直接建議不要讓自閉症兒童食用大豆。

5. 大豆因為可以治療更年期的症狀而聞名，這是因為它含有天然的雌激素或植物雌激素。這些物質可能對更年期婦女有用，但不是對年幼的兒童。健康專業人員愈來愈關注嬰兒和幼小的孩童可能從豆漿和嬰兒配方奶中獲得的植物雌激素總量。再次申明，因為他們體內的毒性，GAPS 兒童的整體荷

爾蒙平衡本來就混亂。以植物雌激素的形式加入另一種干擾似乎不是個好主意。

　　世界上的大豆產品超過 90% 都是使用基因改造大豆，但標示很少顯示。所以無論你如何看待大豆，GAPS 的患者最好避免食用。當 GAPS 計畫完成後，可以食用傳統發酵的大豆產品：納豆、味噌和醬油。只是要確定產品中的大豆是有機栽種，非基因改造。

一封來自父母的信
2003 年 11 月 23 日

　　沃克在三歲半時被診斷為中度到重度的自閉症和運動協調障礙。他沒有口語,而且專家告訴我們他可能永遠都不會說話。

我們遵循研究人員的建議,對他嚴格執行無麩質 / 無酪蛋白飲食。這麼做的確有進展,但是我們覺得一定還有更多能做的。直到我與妳進行了一次沃克的營養計畫諮詢後,我才明白關於健康飲食和治癒沃克的腸道還有很長的一段路要走!諷刺的是,我們總是以為自己相對來說很具有健康的意識。

　　分析我們的日常飲食後,我很快瞭解到我們其實吃得是經過加工、化學處理和方便的食品。我們開始按照妳的建議,食用食物天然、原始的狀態,而且幾乎是立刻看見沃克的改變。短短幾個星期內,沃克說出了他第一句句子,過去都成為歷史!

　　妳提供給我們的營養建議對沃克的痊癒是無價之寶。

　　我使用「痊癒」這個字是因為今天我的兒子(現在已經 5 歲了)進入主流學校,而且擁有許多朋友。事實上,

他是一個社交花蝴蝶！他學習的速度正常，而且幾乎看不出他有自閉症和運動協調障礙！任何一個人認識2年前的沃克，都無法相信這種轉變。一個毫無感情，與世界隔離的男孩怎麼可能變成今天這個樣子呢？但就是如此神奇。當我現在對他人說到「飲食和營養」時，他們都不太能理解食物如何能夠這樣影響一個人。畢竟，對於沒有看見我們所看到的人來說，完全瞭解他的奇蹟是相當困難的事！

雖然有許多書籍，專門針對自閉症、注意力缺失、注意力不足過動症孩童的特殊飲食（而且我全部都讀過），但是我沒有看過類似於妳提供給沃克的建議。事實上，我發現許多這些書中所建議的食物其實都會對沃克造成很大的傷害。較早期的研究，特別是講述嚴格的無麩質／無酪蛋白飲食只是冰山一角……還有更多類似的故事！當我看到許多家庭遵循這個建議，購買加工過、含有許多其他有害成分的無麩質／無酪蛋白產品，我會非常沮喪。這些父母通常都興高采烈地發現低卡可樂和洋芋片屬於無麩質／無酪蛋白飲食，然後會買一大堆回家存放！

感謝您，沃克的媽媽
英國，薩里

第二章　GAP 症候群的適當飲食

　　我們在之前的章節中已經有討論過一些飲食。現在，讓我們來談談 GAPS 患者們的正確飲食。

　　GAP 症候群本質上就是消化疾患，而且應該被如此治療。當牽涉到設計一種適合消化疾患的飲食時，我們不需要再多此一舉。有一種飲食早就被發明出來，這是一種非常有效的飲食，在幫助各種消化疾病的人群上面有超過 60 年的絕佳記錄，包括破壞性極大的克隆氏症和潰瘍性結腸炎。這種飲食被稱為特定碳水化合物飲食（Specific Carbohydrate Diet）或簡稱 SCD。

　　SCD 是由一位著名的美國小兒科醫生——西德尼・瓦倫廷・哈斯（Sidney Valentine Haas）在 20 世紀上半葉所發明出來的。那是美好的舊時光，當時醫生們會使用飲食和自然方式去治療他們的患者。哈斯醫生繼續同事艾密特・霍特（Emmett Holt）、克里斯・哈爾特（Cristian Herter）和約翰・豪藍（John Howland）醫生的工作，他花了許多年研究對於乳糜瀉和其他消化疾病有效的飲食。他和他的同事發現罹患消化疾病的患者對於飲食中的蛋白質和脂肪的耐受性相當良好。但是穀物和澱粉類蔬菜中的複雜碳水化合物會使疾病更加惡化。糖、乳糖和其他雙糖也必須排除於飲食之外。然而，他的患者不僅可以接受某些水果和蔬菜，而且他們的身體狀況還會因此得到改善。哈斯醫生治療了超過 600 位患者，他們皆得到極佳的結果——遵循他的飲食計畫至少 1 年後，「患者皆完全復原，沒有人復發、沒有人死亡、沒有危機、沒有肺部問題也沒有生長發育不良。」這份研究的結果發表於一本綜合醫學教科書中，書名為《*The Management of Celiac Disease*》（直譯：乳糜瀉的管理），

1951 年由西德尼‧瓦倫廷‧哈斯和梅里爾‧哈斯（Merrill P. Haas）共同撰寫。書中所描述的這種飲食，被全世界的醫學界所接受，而且被當作乳糜瀉的既定療程。西德尼‧瓦倫廷‧哈斯醫生則因為他在兒科領域的先驅成果而備受尊崇。

　　不幸的是，人類歷史上不會經常出現「快樂的結局」。那時候乳糜瀉尚未被清楚定義。腸道各式各樣的發炎狀況都會被診斷為乳糜瀉，而所有那些狀況也都能有效地使用 SCD 作治療。隨後的幾 10 年間，可怕的事情發生了。乳糜瀉最終被定義為麩質不耐受症或麩質腸疾，如此一來，多種其他腸道問題就被排除於此診斷之外。因為無麩質飲食對於乳糜瀉明顯有效，SCD 飲食被當作一種過時的資訊而被人們所遺忘。同時所有其他非乳糜瀉的腸道發炎狀況也遭人遺忘。真正的乳糜瀉相當罕見，所以「被遺忘」的腸道狀況占了患者非常大的比例，那些狀況以往是被診斷為乳糜瀉，而且對於無麩質飲食的治療反應不佳。順便提一下，許多真正乳糜瀉的病患使用無麩質飲食後也沒有獲得改善。但是所有這些狀況都對由哈斯醫生發展出來的 SCD 飲食有良好的反應。GAP 症候群也屬於這個組別。

　　由於關於乳糜瀉的所有爭議，如果不是因為一位家長，特定碳水化合物飲食可能會被完全遺忘！

　　伊蓮‧哥特沙爾（Elaine Gottschall）迫切地希望能夠幫助她患有嚴重潰瘍性結腸炎和神經問題的小女兒，她於 1958 年去看了哈斯醫生。經過 2 年的 SCD 飲食，她的女兒完全沒有再出現任何症狀，變成一個充滿活力和生氣勃勃的小女孩。因為女兒的成功，伊蓮‧哥特沙爾多年來幫助了數千位飽受克隆氏症、潰瘍性結腸炎、乳糜瀉、憩室炎（diverticulitis）和各種慢性腹瀉困擾的病患。但是她所描述過復原最戲劇化和最快速的是一個年幼的兒童，他除了消化問題以外，還有嚴重的行為

異常，像是自閉症、過動和夜驚。她花費了許多年去研究這種飲食的生化和生物基礎，並且出版了一本書，書名為《*Breaking the Vicious Cycle:Intestinal Health Through Diet*》（直譯：打破惡性循環：透過飲食治癒腸道）。這本書成為全世界數千位兒童和成人的救世主，而且再版了許多次。一些網站和網路群組都有分享 SCD 的食譜與經驗。

GAPS 患者適合的飲食有很大一部分是根據特定碳水化合物飲食而來。多年來，為了使其適用於我的病患，我必須做些調整。隨著時間流逝，我的病人稱它為 GAPS 飲食。

那麼關於乳製品呢？

特定碳水化合物飲食允許患者食用沒有乳糖的乳製品。乳糖是一種雙分子乳糖。新鮮的牛奶和許多市售的乳製品中都含有它。根據多種資料來源，這個星球上，有 25% 到 90% 的人因為缺乏稱作乳糖酶的乳糖消化酶，所以無法消化乳糖。GAPS 的兒童和成人患者，以及有腸道毛病的人肯定不能消化乳糖，必須避免食用。發酵良好的乳製品，例如優格、酸奶油和天然乳酪大多數都不含乳糖，因為在發酵過程中，發酵菌會消耗乳糖作為它們的食物。

然而，除了乳糖，牛奶還包含其他 GAPS 的人必須避免的物質。最常被研究的物質就是乳蛋白酪蛋白。我們已經在之前的章節討論過酪蛋白嗎啡，一種結構像鴉片的胜肽，它在自閉症、思覺失調症、憂鬱症和其他病患的尿液中被發現。酪蛋白嗎啡來自被錯誤消化的乳蛋白酪蛋白。他們被受損的腸道內膜吸收到 GAPS 患者的血液內，然後穿越血腦屏障並且影響大腦的功能。確實，當乳製品從飲食中被完全移除後，我們觀察到

一些（不是全部）自閉症兒童或思覺失調症病人在臨床寫照上有進步，有時候進展相當驚人。有個爭論是關於哪種特定的酪蛋白形式會造成問題。一組稱為 β-酪蛋白的蛋白質得到最多的關注。例如：凱德和其他研究人員發現在不健康的消化系統中，它們會轉變成 β-酪蛋白嗎啡-7，並且占據大腦 32 個不同的區域，其中許多區域是負責視覺、聽覺和溝通的功能。

另一個乳製品的問題是它導致過敏和不耐受性的強大能力。真正對牛奶過敏是現存最常見的過敏之一，這是因為乳製品具有廣泛的抗原（多種免疫球蛋白）。根據許多研究文章，這是嬰兒腸絞痛的主要原因。即使是母乳哺育的嬰兒，如果母親攝取了乳製品，由於乳品抗原經由母乳傳遞的敏感性，這個孩子可能也會出現腸絞痛的現象。許多案例是當母親停止攝取乳品食物後，孩子腸絞痛的情形也跟著消失。

如果你沒有考量一個稱作發酵的奇妙自然過程，那麼所有這些資訊皆為正確。當牛奶在家中經過適當地發酵，大部分的蛋白質都會事先被消化；免疫球蛋白會被分解，而乳糖則被發酵微生物所消耗。發酵使牛奶更容易被人類腸道所吸收。最重要的是，發酵菌會製造乳酸，它對於腸道內膜、多種維生素（維生素 B 群、生物素、維生素 K2 與其他）和活性酵素具有治療和舒緩的作用。但是不幸地，市售的發酵乳製品其發酵的時間不足以使牛奶適合 GAPS 的病患。更重要的是它們通常在發酵後，會再經過巴氏消毒，這個步驟會殺死益生菌、摧毀酵素和許多維生素，並且改變產品中蛋白質、脂肪和其他營養素的結構。這就是為什麼 GAPS 患者只建議食用自製的發酵乳製品（請參閱食譜那一節）。根據我的經驗，大多數的 GAPS 的兒童和成人對於自製優格、酸奶油（法式酸奶油）和克菲爾的耐受性都非常良好，可以做為他們 GAPS 的入門飲食。不論你是否確

定自己屬於這個組別，我都建議你先進行敏感度測試，以瞭解自己有沒有真的對乳製品過敏。在患者的手腕內側滴上一滴自製的優格、酸奶油或克菲爾，在睡前執行。讓你的患者睡覺時，滴液在皮膚上自然乾燥。早晨起床時檢查那個位置：如果沒有反應，則可以直接將乳製品作為 GAPS 入門飲食的一部分。但若出現紅色的反應，那麼表示此人對乳製品過敏。如果是這樣，那麼你的入門飲食先不能包含乳製品，不過之後你可以嘗試遵循乳製品入門結構的步驟，每個步驟都使用敏感測試進行檢查。

關於乳製品的好消息是，對於許多敏感的病人來說，他們不會永遠都不能食用。當腸道內膜開始癒合，許多之前對乳製品過敏的 GAPS 患者就能夠開始嘗試這些產品。

乳製品入門飲食

這個結構是提供給：

1. 敏感度測試表現出對乳製品過敏的人，以及
2. 選擇從 GAPS 完整飲食而不是 GAPS 入門飲食開始的人。入門飲食可以幫助腸道更快癒合和恢復，這就是為什麼我們可以一開始就將發酵乳製品包含在入門飲食的一部分。有些人，特別是沒有嚴重消化問題的人會決定要直接進行 GAPS 完整飲食。而這些人我會建議遵循乳製品入門結構。

實際上不含乳蛋白或乳糖的乳脂，大多數人一般而言的耐受性都很良好，即使是那些對其它乳製品過敏的人。單純的乳脂被稱為酥油或淨化奶油（請看食譜那一節）。然而，市售的酥油通常含有防腐劑和其他添加劑。為了確保你的酥油很純

淨，最好在家自製。酥油包含許多珍貴的營養素，而且非常適合用於烹調和烘焙。但是一些對於乳製品嚴重過敏的人甚至無法耐受酥油，而且必須避免。不過依照我的經驗，大多數 GAPS 的兒童和成人對酥油沒有反應，而且可以從一開始就食用。如果你的病人在敏感測試上對優格、克菲爾和酸奶油有反應，你可能可以在入門飲食的第二階段開始加入酥油。加入酥油之前，先進行患者對自製酥油的敏感度測試。

　　酥油之後，第二個加入飲食中的乳製品應該是奶油。奶油幾乎是單純的乳脂，而且只包含非常少量的乳清，在飲食中的某個階段，患者通常可以接受。奶油應該買有機的，因為非有機飼養的乳牛會攝取到許多殺蟲劑、荷爾蒙和抗生素，使得奶油中也存在這些物質。對於敏感的個體來說，一般會建議在飲食計畫開始後的 6 個禮拜再加入奶油。敏感度測試可以讓你知道患者是否準備好進入這個階段。最好食用無鹽奶油，因為許多用於保存奶油的含鹽產品都會包含抗結塊劑和其他添加劑。我這裡想要強調無論是對於孩童或成人，奶油和酥油都含有大量的珍貴營養素，所以應該不要避免，除非真正對它們過敏。奶油和酥油提供多種對健康有重要益處的脂肪酸、維生素 A、D、E、K2、β - 胡蘿蔔素和其他營養物質，並且容易被消化。

　　一旦按部就班地在飲食中加入酥油和奶油，6~12 個星期之間就可以逐漸加入不含乳糖的乳製品：優格、酸奶油、克菲爾和乳酪。當腸道菌群重新建立、消化系統癒合，許多 GAPS 患者就能夠消化乳蛋白，不會再將其以酪蛋白嗎啡的形式吸收。然而，每個病人都不同。有些人在幾個月內就準備好進入此階段，有些需要更長的時間。重點是要非常小心和緩慢的著手，一次加入一種含有乳蛋白的食物，並且由少量開始，留心任何反應。GAPS 孩童或成人若出現任何退步的徵象，可能表示他

/ 她還沒準備好。此時可能出現自我刺激增加、眼神接觸變差、睡眠障礙，焦慮、情緒變化和過動情況升高，如廁訓練好的孩子出現尿床的情形、溼疹發作或過敏惡化。一般來說，根據我的臨床經驗，患者的年紀愈小，他或她就愈快準備好進入此階段。成人平均而言所需的時間會多於兒童。某些個案，乳製品絕對必須避免，尤其是長期思覺失調症患者和合併癲癇、嚴重氣喘和嚴重溼疹的個案。第一個可以加入的含蛋白質乳製品為自製優格及酸奶油。

有個問題是製造優格的最佳乳源為何——乳牛還是山羊？市面上有些少見的其他乳製品，像是綿羊和鹿，因為它們尚未被研究所以這裡不予討論。山羊奶被認為更容易被人類消化，因為它包含較少酪蛋白和較少不同類型的脂肪及蛋白質。不過當涉及 β-酪蛋白這種理應會對自閉症和思覺失調症造成問題的物質時，山羊奶相較於牛奶則包含更多。很不幸地，這個主題並沒有太多我們可以信賴的科學資料。然而，一個臨床研究中，有些病人（非全部）的確反應對山羊奶的耐受性比牛奶好。所以一開始你可能用山羊奶製作你的克菲爾或優格會比用牛奶好。如果你的所在區域無法找到山羊奶，那麼就用牛奶製作優格，因為伊蓮·哥特沙爾利確實曾經非常有效地使用牛奶製的乳製品治療她的孩子和數千名其他病患。這裡的重點在於只能使用有機牛奶，因為在非有機和有機優格的臨床觀察中存在著顯著差異。不耐受非有機優格的人通常對有機優格的耐受性相當良好，因為非有機飼養的動物必須接受來自抗生素到殺蟲劑的一系列化學物質，其中大多數都會存在於牛奶裡面。

漸進式地加入自製優格很重要，從每天 1 茶匙開始，慢慢增加到每天 1 或 2 杯。這麼做的原因是因為優格提供活的益生菌，它們會導致消亡反應。什麼是消亡反應呢？當這些益生菌

攻擊和殺死腸道中的病原體時，那些病原體會釋放毒素。正是這些毒素會讓人出現自閉、過動、氣喘等症狀。每個人的消亡反應都不一樣。逐漸引進益生菌可以讓我們學習控制消亡症狀（關於這個主題，你可以在益生菌那章學到更多）。當你要在患者飲食中加入優格時，可以將其添加到自製的湯和燉菜中、搭配水果和蜂蜜作為甜點，或混在水果奶昔和飲料之中。你可以透過濾布去瀝出優格，以產出較濃厚的優格或乾酪。如同優格，你可以同時引進酸奶油（經過優格培養菌發酵過的奶油），它可以為 GAPS 患者的免疫和神經系統提供絕佳的營養。就像優格一樣，慢慢引入酸奶油，從每天 1 茶匙開始。優格和酸奶油將為飲食提供很好的多樣性。然而，我必須重申，病患的消化系統必須做好接受它們的準備！所以不要急於進入這個步驟。

　　一旦 GAPS 病患可以接受自製的優格和酸奶油而沒有任何問題時，克菲爾就可以加入。克菲爾類似優格產品，但是使用不同的發酵菌和酵母菌組合。你可以從市售公司購買克菲爾發酵粉或使用克菲爾菌種。克菲爾通常會比優格造成更顯著的消亡反應，這就是為什麼我建議要先嘗試優格。GAPS 患者會受致病酵母菌所影響，特別是念珠菌。引進克菲爾中的有益酵母菌將幫助致病酵母菌獲得控制。你可以使用克菲爾培養菌去發酵奶油，並且與利用牛奶製成的克菲爾同時讓患者嘗試。如同優格一樣，起初是每天 1 茶匙，然後逐漸增加每日克菲爾的量。在嘗試克菲爾的同時，仍要持續食用足夠的優格和酸奶油（用優格發酵）。

　　一旦優格、酸奶油和克菲爾有被好好地加入飲食中後，就可以開始嘗試天然有機乳酪。必須說明乳酪是更難消化的一種乳製品，因為它含有非常濃縮的乳蛋白。乳酪也是酵母菌和黴菌的良好溫床，所以許多 GAPS 的人無法耐受。一些 GAPS 患

者發現他們可以食用自製優格，而不會有任何問題，但是絕對不能食用乳酪。然而，大多數的案例中，假若 GAPS 患者的消化系統能夠癒合，他們就可以享受多種天然乳酪，像是切達和帕瑪森（完整的清單請參考這章的最後）。就像克菲爾和優格一樣，一次引進一種乳酪，從非常少量開始（不多於一口的量），然後留心患者的反應。

　　經過幾個月小心地加入乳酪之後，許多病患發現他們的消化系統已經足以應負市售的活天然優格（沒有任何添加劑）、酸奶油和法式酸奶油。執行這種飲食的第 2 年年底，新鮮奶油可以加入患者的飲食清單中。

乳製品入門飲食──六步驟執行計畫

步驟 1： 只允許自製的酥油。這個階段平均持續 6 個星期。如果你的 GAPS 患者無法耐受酥油，你可能會發現他永遠無法耐受任何乳製品。然而，可以先暫緩幾個月，然後再次嘗試。記得永遠先進行敏感度測試。

步驟 2： 如果敏感度測試呈現陰性反應，可以逐漸加入有機奶油。留心任何反應。大多數的人約 6 個星期可以準備好進入此步驟。

步驟 3： 可以加入自製優格和酸奶油（以優格培養菌發酵），從每天 1 茶匙開始，逐漸增加每日的量。如果有任何負面反應，等待 1 個月，然後再次嘗試。大多數的 GAPS 患者在接受奶油後的 6~12 個星期可以進入此步驟。

步驟 4： 加入自製的克菲爾和以克菲爾發酵的酸奶油，從每天一茶匙開始，逐漸增加每日的量。執行此步驟前，先進行敏感度測試。持續食用已經加入的乳製品：酥油、

奶油、優格和以優格培養菌發酵的酸奶油。

步驟 5： 在一餐中，嘗試一口的有機切達乳酪。接下來 3~5 天，留心任何負面反應，因為反應可能會延遲出現。如果沒有負面反應，逐漸增加總量。一旦可以耐受切達乳酪後，試著加入另一種天然乳酪（完整的乳酪清單，請參考此章節的最後）。只有在患者可以耐受自製優格後，才能進入此步驟。

步驟 6： 嘗試一些市售的活天然優格、酸奶油和法式酸奶油。不要急於進入此步驟。大多數的 GAPS 患者在執行此飲食計畫後的第 2 年年底可以準備好執行此步驟。

　　執行這種飲食 2 年之後，許多 GAPS 患者發現他們可以偶爾一次食用任何天然的乳製品，而不會出現任何明顯的問題，包括清單上不允許的鮮奶油和乳酪。然而，我還是建議這些產品只能偶爾食用，為了安全，最好只吃這個飲食計畫所允許的乳製品。唯一的例外是活的生乳。

　　什麼是活的（生的）牛乳呢？它是直接取自乳牛或山羊，且沒有經過巴氏消毒、均質化或以其他任何方式加工過的乳品。這種牛奶可以說是活的，因為它充滿生命。它充滿了會替你消化這個牛奶的酵素，所以你的消化系統只剩下非常小的工作需要完成。例如：許多人無法消化乳糖，但在消化生乳上面卻沒有任何問題。活的牛奶充滿著「活的」維生素、胺基酸、蛋白質、必需脂肪，和許多其他我們身體所需的生化形式的營養素。當我們以高溫殺菌牛奶，我們摧毀了許多這些營養素；我們改變了它們的生化結構，使我們很難消化和吸收，因此，它們導致過敏和其他問題。幾千年來，人們都是給予嬰兒直接取自乳牛的牛奶，它提供孩子很大的益處而且不會產生問題。

只有當我們開始提供嬰兒加工過的死牛奶時，問題才出現。世界上有許多國家的人們仍然給予他們的嬰兒生乳，而且沒有任何問題。他們知道沒有必要給予嬰兒經過高溫殺菌、煮過、均質化或以其他方式加工過的牛奶，因為加工牛奶會使嬰兒生病。西方國家的獸醫非常清楚高溫殺菌的牛奶會帶來的有害影響，所以不建議將其給予貓咪、小狗或任何其他動物。順便提一下，所有這些動物都可以藉由食用生乳而成長茁壯。因為某些原因，人類健康沒有得到如此仔細的注意——我們沒有被告知經過高溫殺菌的牛奶會對我們的健康造成什麼危害。

為什麼我們要高溫殺菌牛奶呢？因為飲用生乳會有一些嚴重感染的風險。然而，這些感染只會來自受感染的乳牛和山羊。如果動物是健康的，而且定期接受獸醫的檢查，那麼不會有從牠身上得到任何感染的危險。事實上，沙門氏菌、大腸桿菌和許多其他有害的微生物皆無法存活於生乳中，它們會被生乳中天然存在的有益菌、酵素和免疫複合物摧毀。然而，如果這些致病微生物進入高溫殺菌過的牛奶，因為在殺菌過程中，酵素和有益菌已經被破壞，所以它們反而可以成長茁壯。這就是為什麼雖然我們飲用高溫殺菌牛奶，仍然有機會爆發嚴重感染的原因。因為西方社會大多數的牛奶都會經過高溫殺菌，農場主人沒有義務嚴格照顧他們牛隻的健康：如果乳牛生病，並且牛奶受到感染，只要經過高溫殺菌就可以摧毀這些感染。幸運的是，有些酪農採取更認真的態度：他們照顧動物的健康，因此可以提供消費者沒有任何感染風險的有機生乳。請輸入網址 www.westonprice.org 和 www.realmilk.com，尋找這些酪農的更新清單。如果你夠幸運，你可能可以找到當地的某人，提供你從健康乳牛或山羊身上取得的有機生乳。如果是這樣，使用生乳製作所有的優格、克菲爾、酸奶油和鮮奶油，以及購買生

奶油。據我的臨床經驗，大多數人對生乳的耐受性都非常好。然而，GAPS 患者嘗試生乳前，必須通過乳製品入門結構：一旦可以接受所有自製的發酵生乳產品，而且飲食中開始加入乳酪後，許多 GAPS 的人可以開始飲用有機生乳。與所有乳製品一樣，從少量開始逐漸增加。我們商店中可以買到的牛奶都是「死的」，而且永遠不應該讓 GAPS 的人飲用。為了使這些牛奶對我們有用，我們必須藉由有益菌使其發酵，讓它再次復活。如果你無法找到生乳，那麼可以購買有機高溫殺菌過的牛奶並將其發酵。

關於乳製品更重要的一點：添加乳清、優格和克菲爾為那些易於腹瀉的人創造了奇蹟。酸乳產品中的不同物質，特別是乳酸，可以舒緩和強健腸道內膜、減慢食物通過腸道的速度，然後相當快速的使糞便緊實。所以如果你的病人易於腹瀉，遵循 GAPS 入門飲食，並且從一開始就加入發酵的乳製品。然而，便祕是完全不同的一回事。如果你的患者有慢性便祕的情形，從德國酸菜汁和發酵蔬菜的汁液開始飲用，加入乳製品要非常小心。根據我的經驗，便祕的人對高脂的乳製品反應良好，例如酥油、奶油和酸奶油；但是對高蛋白質的乳製品反應不佳，像是優格、乳清、克菲爾和乳酪：高蛋白質的乳製品會使便祕惡化。因為我們每個人都擁有獨特的腸道菌群，所以這種狀況可能不適用於每位便祕的人，但是我的經驗是超過一半的人都是如此。

那麼晚餐吃什麼呢？

之前的章節中，我們已經詳細討論過飲食中可允許的碳水化合物或糖的種類：單糖。它們存在於水果和非澱粉類的蔬菜中。所有穀物和澱粉類蔬菜中的複雜碳水化合物都必須嚴格地

排除於飲食之外。我不斷強調這一點有多重要是為了確保沒有任何一丁點的糖、穀物或澱粉類蔬菜會悄悄潛入菜單之中。就是這個時刻，我經常會看到父母臉上出現驚慌失措的表情，特別是經歷過 GFCF 飲食所有痛苦的父母。不能有米飯！不能有餅乾！不能有蛋糕！不能有義大利麵！不能有麵包！即使無麩質！不能有洋芋片！不能有油炸馬鈴薯片！不能有爆米花！不能有冰淇淋！不能有甜點！但是這些是我孩子願意吃的所有食物！我的孩子將會挨餓！

的確，GAPS 兒童和成人經常將飲食侷限於加工碳水化合物，因為異常的腸道菌群，所以他們渴望這些食物。所以重點是要找出所有那些食物的替代品，但又相容於這個飲食計畫。GAPS 的人不能吃穀物和糖不代表他們享受麵包、蛋糕、餅乾、鬆餅、和瑪芬的權利將被剝奪。這種飲食可以提供你絕佳又非常營養的食譜，你將以堅果磨成粉或堅果粉（相同的東西）取代小麥粉；以天然無加工的蜂蜜和果乾取代糖。在食譜那一節，你將發現數種不同的美味食譜。伊蓮‧哥特沙爾的書將提供你更多美妙的食譜，如果你會使用網路，你可以在以下網站找到更多食譜：

www.gaps.me

www.scdiet.org

www.breakingtheviciouscycle.com

www.geocities.com

www.pecanbread.com

www.uclbs.org

你的孩子不但會遠離挨餓，還將會攝取到最營養的飲食。我們只需要知道我們的 GAPS 患者可以吃些什麼東西。

建議食物

請參考這章的最後，有完整的建議食物和需避免的食物清單。

● 肉類和魚

所有新鮮或冷凍的肉、獵物、動物內臟器官、家禽、魚和貝類。

肉和魚是營養的絕佳來源。與大眾的認知相反，肉、魚和其他動物產品其實具有最高含量的維生素、胺基酸、有營養的脂肪、許多礦物質和其他我們人類每日都需要的營養素。所有這些肉和魚中所包含的營養也是我們人類最容易消化的形式。我發現一些營養學書籍上的維生素表格顯示穀物提供我們所有的維生素，這是一種欺騙。第一，我們很難消化穀物中包含的這些維生素。第二，如果你比較穀物與肉、魚和其他動物產品的維生素總量，動物產品是包含最多的。讓我們來看看其中一些。

維生素 B1（硫胺素）：最豐富的來源是豬肉、肝臟、心臟和腎臟。

維生素 B2（核黃素）：最豐富的來源是蛋、肉、牛奶、家禽和魚。

維生素 B3（菸鹼酸）：最豐富的來源是肉和家禽。

維生素 B5（泛酸）：最豐富的來源是肉和肝臟。

維生素 B6（吡哆醇）：最豐富的來源是肉、家禽、魚和蛋。

維生素 B12（氰鈷胺）：最豐富的來源是肉、家禽、魚、蛋和牛奶。

生物素：最豐富的來源是肝臟和蛋黃。

維生素 A：最豐富的來源是肝臟、魚、蛋黃和奶油。我們所講

得是已經準備好供身體使用、真正的維生素 A。你可以在許多出版物上看到我們可以自水果和蔬菜中，以類胡蘿蔔素的形式得到維生素 A。問題是類胡蘿蔔素必須在體內轉換為真正的維生素 A，但是我們許多人無法做到這一點，因為我們太毒了，或者是因為我們體內持續發炎。所以如果你沒有從動物產品攝取真正的維生素 A，那麼儘管你吃了大量胡蘿蔔，你還是可能缺乏這種重要的維生素。維生素 A 缺乏將導致免疫受損、眼睛問題和學習及發展受損。GAPS 的人無法將類胡蘿蔔素轉變為真正的維生素 A，因此必須從動物食品中以現成的形式攝取。

維生素 D：最豐富的來源是魚肝油、蛋、魚。

葉酸：到目前為止，最豐富的來源是肝臟。綠葉蔬菜也被認為是一個好的來源，雖然它們包含的葉酸較少且較難消化。人類消化系統比較容易自動物食品中提取營養。為了預防胎兒的神經管缺陷，葉酸對於懷孕婦女尤其重要。這就是為什麼每個傳統文化都會確保懷孕婦女定期食用肝臟，以容易消化和吸收的生化形式得到大量的葉酸及許多其他營養素。

維生素 K2（甲萘醌類）：最豐富的來源為動物內臟器官、全脂乳酪、品質佳的奶油和鮮奶油（從草飼動物取得的黃色或橘色奶油）、動物脂肪和蛋黃。這種維生素對正常鈣的代謝是必需的，它的缺乏會導致軟組織中的鈣沉澱並且導致發炎，同時骨頭和牙齒也無法得到足夠的鈣。除了高脂食物外，這種維生素的另一個重要來源就是我們的腸道菌群：腸道中的益生菌會產生並釋放維生素 K2。發酵食物充滿維生素 K2，因為發酵過程中，細菌會製造它；納豆（發酵大豆）是其中一種含量最豐富的植物來源。

　　目前為止我們已知，肉類和魚無法提供的兩種維生素是維生素 C 和維生素 K1（葉醌），它們必須取自蔬菜和水果。

水果，除了酪梨以外，普遍會干擾肉類的消化，所以應該在餐與餐之間食用。然而蔬菜可與肉類和魚結合地非常好，而且可以提供缺少的營養素。我們代謝食物的方式，替吃肉和魚搭配蔬菜提供了另一個重要的理由。消化和利用肉類及魚之後，我們的身體組織會累積酸。大多數的蔬菜經過消化後，會使身體變成鹼性。在一餐中結合肉和蔬菜，可以幫助平衡我們身體的酸性，這點很重要，因為不論是過酸或過鹼的狀態都不利於健康。生的比起煮過的蔬菜具有更強的鹼化能力。然而，在加入生的蔬菜之前，一定要確定患者的消化系統已經做好準備。

　　大多數 GAPS 患者都貧血。貧血的人定期攝取紅肉（特別是羊肉、牛肉、獵物和動物內臟器官）是必要的，因為這些食物是最佳的貧血治療。它們不僅提供血質鐵：這是人類最好吸收的形式，它們也提供維生素 B 群，和其他治療貧血必需的營養素。肉類也促進從蔬菜和水果中得到的非血質鐵的吸收，同時蔬菜和植物中的維生素 C 會促進肉類中鐵的吸收。大型流行病學研究顯示世界上不同國家的人，攝取紅肉與較低的缺鐵發生率有關。

　　貧血患者的終極搶救法是吃肝臟。肝臟是一個真正的營養發電所。無論你攝取什麼營養，都會在肝臟中大量發現，包括所有 GAPS 患者所缺乏的營養素。一定要確保你的 GAPS 患者有定期食用一些肝臟，對他或她的營養狀況的影響將遠遠超過世界上最好和最昂貴的營養補充品。一個貧血的人應該每星期至少吃一次肝臟和其他動物內臟器官。兒童則需要少量：每隔一天食用 1~2 大匙熟的碎肝臟，可以將其與任何肉類餐點混合；或者是每星期食用一次一片完整的肝臟。有關如何烹煮肝臟的方式，請查看食譜那部分。

　　你要確保購買的肉和魚是新鮮或冷凍的，但不可以是醃製

過的肉，因為醃製過的肉和魚含有大量的添加劑（E- 編碼、防腐劑、澱粉、糖、過多的鹽、乳糖和其他原料），這些都無法幫助消化系統痊癒。火腿、培根、熟食肉類和所有市售香腸都屬於醃製過的肉，所以應該避免。香腸是一種很受歡迎的食物，兒童尤其喜愛。我建議找一間會自己製作香腸的當地肉販，並且請他為你生產單純的香腸。這些香腸中唯一的原料應該是全脂碎肉、鹽和胡椒。如果你希望在碎肉中添加一些新鮮大蒜、洋蔥或新鮮香料也沒關係。特別要強調的重點是不應該加入市售的調味料或已經調配好的香腸混合料。大部分市售的香腸調味料包含一種增味劑──味精，GAPS 的人一定不可以食用。

肉、骨頭和魚高湯是一種完美的營養和消化治療。當你用水烹煮肉、骨頭和魚時，許多營養會被萃取至水裡面。使用這些高湯製成湯、燉菜和單純作為兩餐之間一種溫的治療飲品皆可。食譜那一節，你將會找到如何製作肉、骨頭和魚高湯的詳細說明。不用說，所有市面上可買到的高湯塊都要避免。它們不具有自製高湯的治癒特性，而且充滿著有害成分。肉用水煮熟會更容易被一個消化系統敏感的人所消化。但要避免瘦肉；我們的生理能使用的肉類纖維，必須同時含有脂肪、膠原蛋白和一片適當的肉塊會提供的其他物質。GAPS 的人們需要大量動物脂肪，所以為他們烹煮包含良好脂肪的肉類吧！當我們食用家禽肉時，很重要的是要連皮和脂肪一起吃。當我們吃魚時也必須吃魚皮；這就是為什麼魚在烹調前必須先進行除鱗的動作。

● 雞蛋

雞蛋是這個星球上最富含營養和容易消化的食物之一。生蛋黃可與人類母乳相比，因為它不需要消化就幾乎可以被 100% 吸收。蛋黃將提供你最必需的胺基酸、許多維生素（B1、

B2、B6、Bl2、A、D、生物素）、必需脂肪酸、大量的鋅、鎂和許多 GAPS 的兒童和成人所缺乏的其他營養素。蛋尤其富含維生素 B12，這對神經系統和免疫的正常發展至關重要。大多數 GAPS 的患者都缺乏 B12，因此會有貧血的症狀。

蛋黃含有非常豐富的膽鹼，一種讓神經系統和肝臟運作良好的必需胺基酸。膽鹼是一種被稱為乙醯膽鹼的神經傳導物質的建構單元，它的眾多功能之一是提供大腦用於認知或學習以及記憶的過程。神經損傷、記憶喪失和學習能力差的人們被建議服用膽鹼補充品。膽鹼也是有肝臟問題人們的處方藥物。GAPS 患者幾乎無法避免地有認知問題和負荷過重的肝臟，所以可從飲食中額外的膽鹼獲益。蛋黃，尤其是沒有煮過的，是膽鹼的最佳食物來源。

令人難過的是，根據一些錯誤的「科學」和商業出版物，儘管雞蛋含有美妙的營養價值，但是仍然不受歡迎。這是因為雞蛋含有膽固醇。過去十年，已經有些臨床研究證實蛋與心臟疾病或動脈硬化沒有關聯。事實上，食用雞蛋的人們反而罹患這些健康問題的風險較低。大多數的人們並不知道血液中 85% 的膽固醇並不是來自食物，而是肝臟為了因應攝取加工碳水化合物和糖所產生的。所以為了保護你的心臟，該避免的是這些食物而非雞蛋。想學習更多這個主題，請閱讀我的書《*put your heart in your mouth*》（直譯：把你的心放進你的嘴裡）。

我建議從你信任的來源取得雞蛋。最棒的來源是散養的有機雞蛋，因為母雞具有更好的營養，而且沒有被餵食抗生素和農藥，加上生活在陽光和自然的空氣之中。從另一個關於沙門氏菌的重要觀點來看，散養的有機雞蛋也比較好。根據國家蛋品銷售委員會，大約 7000 顆蛋中有 1 顆會藏有沙門氏菌。這些是關在籠子中的母雞所產下的籠飼雞雞蛋的統計數字。受感染

的雞蛋來自被沙門氏菌感染的母雞。散養且有機飼養的母雞較不可能得到沙門氏菌，因為牠們具有較健康的免疫系統。生蛋黃較煮熟的更有營養，不過如果你不確定生蛋黃的品質，那麼就照你喜愛的方式烹煮雞蛋吧。當雞蛋完全煮熟後，沙門氏菌就會被摧毀。

蛋白通常要煮熟的原因只是因為我們大多數人不喜歡生蛋白的味道。雖然文獻描述過一個生物素缺乏的案例，此個案自創一種以食用生蛋白的飲食生活，但是並沒有確切的證據告訴我們不應該生食蛋白。然而，當涉及雞蛋過敏時，蛋白通常是令大多數受害者產生反應的部分，因為蛋白含有非常複雜的蛋白質和抗原，而蛋黃則包含單一胺基酸，幾乎不需要經過消化。這就是為什麼許多對雞蛋過敏的人，只要小心地將蛋黃自蛋白中分離就可以耐受蛋黃。

如果你懷疑患者對雞蛋過敏，這種情況有可能很危險，在食用雞蛋前先執行**敏感度測試**。你需要個別測試蛋黃和蛋白，睡前在患者手腕內側滴一滴生蛋黃（小心將其與蛋白分離，不要被蛋白汙染），讓滴液自然乾涸，然後讓你的患者上床睡覺。隔天早上檢查該位置：如果有紅腫或發癢反應，先避免蛋黃幾個星期，然後再次測試。如果沒有反應，就可以在飲食中逐漸加入蛋黃，一樣從少量開始。在不同的夜晚，以相同的方式進行生蛋白的敏感度測試。

如果 GAPS 的兒童或成人真的對雞蛋過敏，而且必須避免它們，你可以在食譜那章節發現許多美味的無蛋料理。如果沒有對雞蛋過敏，那麼雞蛋應該是 GAPS 患者飲食的常規部分。我一般建議 GAPS 兒童每天食用 2~6 個生的或稍微煮過的蛋黃（無論是否伴隨蛋白）；成人則是每天 4~8 個蛋黃。

● 無澱粉的新鮮蔬菜

法國洋薊、甜菜根、花椰菜、球芽甘藍、高麗菜、白花椰菜、胡蘿蔔、小黃瓜、芹菜、四季豆、歐南瓜、西葫蘆或櫛瓜、茄子、大蒜、洋蔥、羽衣甘藍、蘑菇、荷蘭芹、青豆、各色彩椒、南瓜、長豆、南瓜屬植物、波菜、蕃茄、蕪菁、水田芥。

可以使用冷凍蔬菜，只要它們沒有塗抹澱粉、糖或任何其他東西。所有蔬菜都應該去皮、去籽和煮熟，直到腹瀉情況完全消失。之後，生蔬菜可以慢慢加入餐點中或作為點心。

有大量的出版物讚揚食用蔬菜的好處，所以我們這邊不多做贅述。然而，一個重點是：有機蔬菜比起非有機的更好。我有病人只要食用特定的蔬菜就會腹瀉，直到他們將蔬菜換為有機蔬菜。一位 GAPS 患者的敏感消化系統毫無疑問地會對非有機蔬菜中的殺蟲劑和其他化學物質產生反應。

如果你對茄屬食物（包括蕃茄、茄子和胡椒）敏感，那麼一開始先避免食用。當你完成入門飲食後，你可能會發現自己不會再對它們起反應。每次在飲食中逐漸加入一種茄屬植物。

● 所有水果，包含莓果

水果可以是新鮮的、煮熟的或生的、乾的（沒有山梨酸脂、亞硫酸鹽、糖、澱粉或添加任何東西）和冷凍的（不能添加任何東西）。如果病患有腹瀉的問題，一開始避免食用水果。當腹瀉結束，一開始先加入煮熟的水果（煮之前先去皮去籽）。當糞便變得正常後，你可以慢慢地在兩餐中加加入水果作為點心。水果與餐點一起吃不是個好主意，因為水果可能會干擾肉類的消化。與肉類結合相當好的水果為檸檬、新鮮檸檬汁、酪梨和各種酸蘋果。

水果應該吃成熟的，因為未成熟的水果含有太多澱粉。例

如：香蕉必須表皮上出現咖啡色斑點才算成熟。

酪梨是一種完美的營養水果，而且可以與肉類一起食用。它易於消化，而且特別富含營養的油。確定它已經成熟，將其搭配肉類、魚、貝類和沙拉一起吃。對孩童而言很棒的奶昔飲料也可以用酪梨製成（請看食譜那一章節）。

莓果是營養的完美發電所，它們富含維生素、礦物質和一大堆抗癌和解毒的物質。所有可食用的莓果都允許加入飲食中：草莓、藍莓、覆盆子、黑醋栗、黑莓、接骨木莓果等等。然而，不要給腹瀉的人食用。當腹瀉完全結束後，逐漸在飲食中加入莓果，一開始要將它們煮熟或加入派和瑪芬中烤過。如果對煮熟莓果的耐受度很好，那麼可以直接食用生的莓果。針對一些消化道太敏感的個案，你必須利用一個篩網將莓果去籽。

● 堅果和種籽

核桃、杏仁、巴西堅果、胡桃、榛果、腰果、花生、葵花籽、南瓜籽和芝麻。應該購買有外殼或剛剛去殼的堅果和種籽。它們不應該經過烘烤、鹽漬、塗料或以任何其他方式進行加工。花生醬中只能允許花生和鹽巴，此人沒有對花生過敏才可以食用。許多花生過敏是因為花生受到黴菌和它們毒素的汙染，所以一定要確保購買的花生品質良好。杏仁粉（或堅果粉）可以在健康食物商店買到，用於烘焙。

堅果和種籽具有高度營養。它們是一些重要礦物質、胺基酸和脂肪的豐富來源：鎂、硒、鋅、ω-6 和 ω-3 油脂。流行病學研究顯示，定期攝取堅果和種籽的人們，罹患心臟疾病、癌症和許多其他退化性疾病的風險較低。

這種飲食廣泛使用堅果和種籽。不過因為它們是由纖維構成，直到腹瀉停止前，不應該被加入在飲食中。腹瀉乾淨後，

烘焙過的堅果或研磨成粉末的堅果可以讓患者嘗試。當患者可以耐受使用研磨堅果（堅果粉）製成的烘焙產品後，生堅果就可以逐步並且緩慢地作為兩餐之間的點心。如果有任何因素而無法耐受研磨過的杏仁，你可以嘗試使用研磨核桃、腰果或胡桃製成烘焙食品，只是你必須自己研磨。

種籽也不應該在腹瀉尚未結束前食用。葵花籽、南瓜籽和芝麻最好浸泡在水中約 12 個小時，或是等到輕微發芽再使用，這麼做它們會更容易消化且含有更多營養。將浸泡過或發芽的種籽撒在沙拉和現成的菜餚上面。你可以把它們加進烘焙的混合原料中，並且將其研磨以粉末形式去使用。你可以在你的烘焙食物中使用芝麻糊（奶油狀的芝麻）、杏仁醬、榛果醬、花生醬和葵花籽醬，只要它們成分單純，沒有任何添加劑。

有些人認為堅果和種籽很難消化，因為它們含有酶抑制劑、植酸和其他保護它們不被消化的物質。不過並非每個人都是如此，如果你覺得對你的患者來說可能是個問題，為了使堅果和種籽更好消化，我的建議如下：將堅果（帶殼）浸泡在鹽水（1 公升的水溶入 1 大匙的海鹽）中 24 小時、瀝乾、將鹽巴洗掉，然後放入烤箱中以攝氏 50 度烘烤 3~24 小時（持續檢查，因為不同堅果所需的乾燥時間不一樣）。你也可以直接食用浸泡完的堅果和種籽或溼溼地將它們磨碎放入你的烘焙食品裡面。一旦它們烘乾後，把它們放在密封容器或密封良好的塑膠袋中。它們會變得好吃且香脆，而且可以與果乾一同作為絕佳的點心。用水中發酵的堅果和種籽拌和一些乳清也有助於使它們更容易被消化：用水覆蓋堅果，然後加入半杯乳清，將其置於一個溫暖的地方 24 小時、瀝乾、洗淨，將潮溼的堅果用於烘焙食品中或利用烤箱將它們烘乾。

● 豆子和豆類植物

　　白腰豆（又名海軍豆）或四季豆、乾燥或新鮮的利馬豆、四季豆以及扁豆和豌豆。除了以上提及的這些豆類，其他所有豆類的澱粉含量對於GAPS患者而言都太高了，所以應該避免。白腰豆、扁豆和豌豆很重要的是將它們浸泡於水中至少12個小時，瀝乾後，使用流動的水將它們沖乾淨，如此一來，在烹煮前可以除去一些有害物質（凝集素和一些澱粉）。不要使用市售的豆粉，因為其中使用的豆子通常不會先浸泡過才研磨。如果對堅果過敏，煮熟並搗碎的白腰豆可用來代替烘焙中的堅果。豆子、扁豆和豌豆在腹瀉和其他消化問題完全解決之前應該要避免食用。

　　豆子、扁豆和其他豆科植物一般來說都非常難消化，因為它們含有許多抗營養成分，例如植酸、凝集素、酶抑制劑和澱粉。這就是為什麼不要急於將這群食物加入GAPS患者的菜單中。當你覺得已經準備好嘗試它們時，起初先以發酵的形式將它們加入菜單中：豆子浸泡於水中至少12小時，洗乾淨後，使用水和乳清覆蓋住豆子（1公升的水加入半杯的乳清），然後置於室溫下發酵4~5天。沖洗後，你的豆子就可以用來烹調了（請看食譜章節的烤豆子食譜）。

● 蜂蜜

　　所有天然的蜂蜜都是允許的。最好的是冷壓蜂蜜，因為許多蜂蜜製造商為了加速將蜂蜜自蜂巢中萃取出來的過程，會將其加熱，這樣一來會破壞蜂蜜中的一些微量元素。盡可能購買未加工過的蜂蜜。蜂蜜的甜度高於蔗糖，而且包含兩種單醣類：果糖和葡萄糖，GAPS患者的消化系統可以處理它們，所以使用蜂蜜作為甜味劑。在此飲食計畫的初始階段，試著限制所有

甜的東西，包括蜂蜜，因為它們可能會促進腸道中白色念珠菌的生長。

糖類尚未被引進的西元 17 世紀之前，蜂蜜是人類用於飲食的唯一甜味劑。17 世紀末因為糖更便宜，且更容易取得，它們取代了人們飲食中的蜂蜜，開啟了與糖有關的健康問題的時代篇章。

蜂蜜對人體來說更加自然，更不會傷害健康，而且具有許多促進健康的特性。數千年來，它被作為食物和藥物。希臘神話中，蜂蜜被視為「適合神的食物」。介紹天然蜂蜜益處的書籍有數 10 本。它可以做為防腐劑，而且提供礦物質、維生素、胺基酸和許多其他生物活性物質。特定蜂蜜的收集取決於花的種類，所以可以發現不同的蜂蜜具有不同的風味、營養成分和生物活性物質。傳統上，它被用來治療消化疾病、胸部和喉嚨感染、關節炎、貧血、失眠、頭痛、衰弱和癌症。它也可應用於治療開放性傷口，溼疹斑塊，皮疹，皮膚和口腔潰瘍及糜爛。

● **飲料**

一位 GAPS 兒童或成人應該飲用白開水、新鮮現榨的果汁和肉 / 魚高湯。

對於成人而言，可以允許飲用不加牛奶的淡茶和咖啡。茶和咖啡必須是新鮮現做，非即溶式。茶裡面加入 1 片檸檬是有益的。只要是新鮮的單一花草所製成的花茶都可以喝，但是不可以喝市售花茶茶包沖泡的茶。新鮮的薑茶也很好消化。

可以允許一些牛奶的替代品：自製的杏仁奶和椰奶。請看食譜那章節的介紹。

喝水是非常健康的習慣，孩子應該被鼓勵養成這個習慣。一個成人平均 1 天應該飲用 1.5 公升的水。不建議飲用自來水，

除非經過過濾。自來水含有氯，會破壞腸道菌群。最好飲用瓶裝礦泉水或過濾水。一位 GAPS 患者的 1 天應該永遠從一杯仍然具有礦物質的水或過濾水開始，冷熱可以隨個人喜好。水中加入 1 片檸檬或 1 茶匙的蘋果醋將會帶來益處。同樣地，應該在兩餐之間喝水。不建議吃飯時配上大量的水，因為可能會干擾消化。吃飯時搭配自製的肉高湯是更好的吃法，這樣可以刺激胃中消化液的產生。

非常建議飲用新鮮現榨的果汁和蔬菜汁。它們可以加速體內的排毒過程，同時支持肝臟。你的家中必須有 1 台好的果汁機才能自製這些果汁。1 台好的果汁機通常會附上一本食譜書，但是你可以自己實驗不同的組合（請看食譜章節）。關於更多請翻閱「GAPS 患者如何解毒」那章。

除了新鮮現榨的果汁外，因為數種原因，我不建議任何市售的果汁。市售果汁經過高溫殺菌，如此一來破壞了果汁中大量的營養，並且將其轉變為一種加工糖類的來源。一些市售果汁會錯誤標示，沒有提到它有加入防腐劑、甜味劑和其他物質。大多數市售的果汁都容易含有黴菌和真菌，GAPS 患者經常對其產生反應。更不用說所有甜果汁飲料和其他汽水皆必須排除在飲食以外。

GAPS 症候群的人們最好避免酒精飲料，因為酒精會讓它們增加肝臟需要處理的毒性。然而，偶而一次的少量無甜味葡萄酒、琴酒、蘇格蘭威士忌、波旁威士忌和伏特加是可以允許的。啤酒必須完全避免，因為它的高澱粉含量。

● 脂肪和油

所有天然肉類所含的脂肪——羔羊肉、豬肉、牛肉、家禽肉等——皆是 GAPS 人們的最佳脂肪。它們提供了所有修復免

疫、腸道和神經系統的正確營養。GAPS 的人們需要攝取大量的它們。事實上，你的患者攝取愈多新鮮動物脂肪，你愈快會看見效果。

動物脂肪是最好的烹調用油，因為加熱時，它們不會改變化學結構。所有的食用油或植物油都充滿了有害的反式脂肪，應該要避免。烹調時應該使用奶油、酥油、豬油、牛肉脂肪（豬油）、鴨肉脂肪或雞肉脂肪。如果你烤一隻鴨，蒐集滴在烤盤上的脂肪，使用篩網或濾布過濾，然後你將會得到一大罐絕佳的烹調用脂肪。如果你是烤一隻鵝，蒐集到的脂肪可以供你吃半年。如果你對使用奶油和酥油進行烘焙有任何顧慮，你也可以使用這些脂肪。如果你可以找到天然非氫化椰子油，你可以使用它來烹調和烘焙。不幸的是，西方國家可以找到的許多品牌的椰子油皆被氫化過，所以最好避免。

避免所有市售的油品，冷壓初榨橄欖油除外。因為加熱會破壞其中所含的大量營養，並且將不飽和脂肪酸轉變成反式脂肪，所以不要用它進行烹調。把它大量淋在你準備好的餐點、沙拉和蔬菜上。其他冷壓油品，像是亞麻仁油、月見草油、酪梨油等等都是非常有益的油，但是再說一次，應該避免加熱。

避免所有人造脂肪，像是人造奶油和奶油替代品。避免食用這些脂肪所烹調的所有食物。

關於脂肪和油品的詳細解釋，請翻閱：脂肪，好的與壞的。

● 鹽巴

所有生產的鹽當中，只有一小部分供人類食用。超過 90% 的鹽是用於工業方面：製作肥皂、清潔劑、塑膠、農藥、PVC 等等。這些工業應用需要純的氯化鈉。然而，大自然界中的鹽包含了許多其他元素：事實上，天然的晶體鹽和完整的海鹽含

有人體所有的礦物質和微量元素。這種天然的狀態下，鹽不僅對我們很好，而且也是我們的必需品。因為工業需要純氯化鈉，所有其他元素和礦物質都自天然鹽中去除。我們以「食鹽」的名義食用它，當然所有的加工食品也都含有許多食鹽。

這種鹽進入身體後，就像是個惡棍，擾亂我們最基本的體內平衡。我們的身體被設計為接受天然鹽，它提供的氯化鈉結合了所有其他的礦物質和微量元素。純氯化鈉會吸引水分，導致水分滯留並引起許多後果，例如：高血壓、組織水腫和循環不佳。當身體試圖處理過多的氯化鈉時，多種有害的酸、膽結石和腎結石就會形成。因為鈉在體內是與許多其他礦物質和微量元素（鉀、鈣、鎂、銅、鋅、錳等）以團隊的方式進行運作，過多的鈉會使那些物質的水平失去了正常的平衡。攝取食鹽的有害結果有數種而且非常嚴重。那就是為什麼大多數醫療從業人員，包括主流醫生，皆告訴我們不要吃食鹽。

我們的星球存在著大量品質優良的鹽，供我們食用。綜觀人類歷史，鹽的價值非常高：它以往被稱作「白金 the white gold」，羅馬帝國時期是用鹽做為士兵們的薪水（因此發明了 salary 這個字）。天然鹽對我們生理的重要性就如同水一樣。我們需要攝取鹽的天然狀態：像是晶體鹽（如：喜馬拉雅晶體鹽）或完整未加工的海鹽（如：凱爾特鹽）。世界上有多間公司可以提供你品質良好的鹽。

執行飲食

GAPS 飲食由 3 個階段構成

PART1　入門飲食

PART2　GAPS 完整飲食

PART3　GAPS 飲食退除

GAPS 入門飲食

入門飲食被計畫用來快速治癒和密封腸道內膜。它透過提供以下三種要素來達到這個目標：

1. 供應腸道內膜大量的營養物質：胺基酸、骨膠、葡萄糖胺、脂肪、維生素、礦物質等——所有這些物質皆是組成腸道內膜的元素。如同我們先前討論過的，腸道內膜藉由脫落老舊和無力的腸細胞，然後誕生新的腸細胞來不斷更新自己。為了產生健康的腸細胞，患者的腸道內膜需要非常特別的營養。

2. 大多數 GAPS 患者的腸道內膜都有發炎和潰瘍的情形，他們自己可能沒有意識到，因為並不一定會出現特別的症狀。你的患者的腸道內膜可能疼痛發炎且非常敏感。GAPS 入門飲食移除了纖維和其他任何可能刺激腸道以及干擾癒合過程的物質。

3. 腸道中細胞再生的過程由有益菌掌控和協調，這些有益菌通常居住於腸道的表面。沒有有益菌的存在，腸道不可能復原！GAPS 入門飲食從一開始就提供食物形式的益生菌。

我建議大部分的 GAPS 患者在進入完整 GAPS 飲食之前，先遵循入門飲食的規則。根據患者狀況的嚴重程度，這個階段進展的速度可快可慢，必須依照患者症狀的變化：你可能第一階段進行一到兩天，然後花較長的時間在第二階段。　　遵循入門飲食對於患有嚴重消化症狀的人來說絕對必要，像是胃食道逆流疾病、腹瀉、腹痛、脹氣、嚴重便祕等。這種飲食將迅速減少症狀，並且啟動消化系統的治癒過程。即使是健康的人，如果你或你的孩子得到腸胃炎或任何其他形式的腹瀉，只

要執行幾天的入門飲食就可以快速且永久的清除症狀，通常不需要任何藥物的介入。

食物過敏和不耐受的人應該經歷入門飲食，以癒合和密閉他們的腸道內膜。過敏和食物不耐受的原因是所謂「滲漏的腸道」所導致，這是腸道內膜被異常微菌群破壞的關係。食物被這個受損的腸壁吸收前，沒有機會被適當地消化，因此免疫系統會對它們產生反應。許多人試著找出自己對哪些食物過敏。然而，受損的腸壁很可能吸收的大部分食物都只經過部分消化，這就可能導致立即或延遲的反應（一天、幾天或甚至幾個星期之後）。由於這些反應間彼此重疊，所以你永遠不能確定自己在任何一天到底對哪種食物產生反應。進行食物過敏測試是出了名的不可靠：如果患者有足夠的資源，一天進行兩次測試，持續兩個星期，他們就會發現自己對每種吃進去的食物都過敏。只要腸壁受損，而且維持受損的狀態，你就永遠捉摸不定你的飲食，只會不斷移除不同的食物，但情況仍舊反覆發作。根據我的臨床經驗，最好專注於利用入門飲食去治癒腸壁。一旦腸壁被治癒，食物在被吸收前就會得到適當地消化，如此也就可以排除許多食物的不耐受性和過敏。

如果你懷疑自己對任何特定的食物有真正的過敏（這可能很危險），在食用之前先進行敏感度測試。將一滴有疑問的食物（如果此食物是固體，磨碎並加入一點水混合均勻）滴在患者的手腕內側。睡覺前進行，讓滴液在皮膚上乾涸，然後讓你的患者上床睡覺。早上起床時檢查該處：如果出現紅腫或發癢的反應，先避免該食物幾個星期，然後再嘗試一次。如果該處沒有反應，那麼可以逐漸的加入那種食物，從少量開始。永遠使用你計畫加入在飲食中的食物狀態進行測試：如果你計畫加入生蛋黃，那麼只對生蛋黃進行敏感度測試，而不是使用全蛋

或煮熟的蛋。 沒有嚴重消化問題和食物不耐受性的人們，可以相當快速的通過入門飲食。然而，試著不要跳過入門飲食，直接進入 GAPS 完整飲食，因為入門飲食將提供你最佳的機會使腸道和其他身體的恢復過程最有效地進行。我看過案例是跳過入門飲食，結果導致長期揮之不去、很難處理的問題。

如果你決定直接進入 GAPS 完整飲食，切記你的患者每天所吃的 85% 的食物都應該含有肉、魚、蛋、發酵乳製品和蔬菜（一些煮熟的、一些發酵的和一些生的）。烘焙食品和水果應該排除於飲食之外幾個星期，然後將點心限制在兩餐之間，不應該用點心取代正餐。自製肉高湯、湯、燉菜和天然脂肪絕對必要——它們應該是你患者的主食。請詳閱乳製品的章節以學習如何安全第一次加入一種乳製品。儘管決定不要遵循入門飲食，還是請你完整研讀它的程序，並且確保漸進式地加入發酵食物。

以 1 杯含有礦物質或過濾的水作為 1 天的開始，提供你的患者益生菌，要確保那杯水是溫的或至少室溫，不可以是冷的，因為冷水會使消化道收縮，如此可能加重你患者的情況。只允許清單上所列的食物：你一定不能提供任何其他食物給你的患者。在第一階段，最嚴重的腹痛和腹瀉症狀將迅速消失。假使當你介紹新食物讓患者嘗試時，你的患者再次出現腹瀉、腹痛或任何其他在前一階段出現的症狀，那麼就代表他或她尚未準備好接受這樣食物。等待一個星期然後再嘗試一次。

第一階段

- **自製肉或魚高湯**

肉和魚高湯提供讓腸道內膜細胞快速生長的建構單元，而且

它們能緩解腸道內任何區域的發炎反應。這就是為什麼它們可以幫助消化，而且幾個世紀以來，一直是為人所知用來治療消化道的民間療法。不要使用市售的高湯塊或高湯粉，因為它們無法治癒腸道，它們經過高度加工，而且充滿有害成分。雞高湯對胃尤其溫和，非常適合由雞高湯作為起點。要製作出好的肉高湯，你需要關節、骨頭、1塊帶骨的肉、1整隻雞，鵝、雞或鴨的內臟、整隻鴿子、野雞或其他不昂貴的肉類。使用骨頭和關節是必要的步驟，因為它們可以提供治療物質，單純的肉沒有那麼多。請肉販幫你把管狀骨切成兩半，如此一來在烹煮過後，你可以將骨髓取出。將骨頭、關節和肉放入1個大鍋中，然後將其裝滿水，開始烹煮時，依照你的口味，加入天然未加工過的鹽以及大約一茶匙的粗碎黑胡椒粒。煮沸後，蓋上鍋蓋使其低溫悶煮兩個半到三個半鐘頭（如果使用慢燉鍋，需煮過夜）。你可以使用一整隻魚或魚鰭、魚骨和魚頭以相同方式製作魚高湯；魚高湯大約需要花費一到一個半小時。煮完後，將骨頭和肉取出，將高湯過濾以篩出小骨頭和胡椒粒。盡你所能從骨頭中取出所有軟組織，之後你可以將其加入湯中。食用骨頭中的所有軟組織很重要。在骨頭仍然溫熱的時候，將骨髓自大塊管狀骨中取出：方法是在厚的木頭砧板上用力敲擊骨頭。骨頭周圍凝膠狀的軟組織和骨髓可以為腸道內膜和免疫系統提供最佳的治療；你的患者每一餐都需要攝取它們。從魚骨和魚頭中取出軟組織，保留起來，之後可以加入湯中。肉和魚高湯在冰箱中可以保存至少7天，或者可以將其冷凍。你的病人應該在正餐和兩餐之間都持續飲用溫熱的肉高湯。不要使用微波爐加熱高湯，使用傳統的爐子加熱（微波爐會摧毀食物）。食用高湯中和骨頭外的所有脂肪非常重要，因為脂肪是治癒過

程的必需品。在每 1 杯高湯中加入益生菌食物（以下會有益生菌食物的詳細介紹）。

- **使用你自製的肉或魚高湯製成自製的湯**

  請在食譜那章節尋找一些食譜的靈感。這裡我們將特別介紹入門飲食的一些細節。將一些肉高湯煮沸，加入切碎或切片的蔬菜：洋蔥、胡蘿蔔、花椰菜、韭菜、白花椰菜、西葫蘆、櫛瓜、南瓜屬植物、南瓜等。悶煮 25~35 分鐘。你可以加入多種蔬菜組合，只是要避免纖維非常多的那些蔬菜，例如：各種高麗菜和芹菜。蔬菜中纖維含量特別多的部分都需要移除，像是南瓜、櫛瓜和南瓜屬植物的皮和種籽；花椰菜和白花椰菜的莖，以及其他任何看起來纖維太多的部分。將蔬菜煮到非常軟爛。當蔬菜煮好後，加入 1~2 大匙切碎的大蒜，將湯再次煮滾，然後把火關掉。讓你的患者喝湯並搭配骨髓、肉和其他你自骨頭上取下的軟組織。你可以使用攪拌棒使其混為一體，或以它們原本的樣貌食用。每一碗湯中加入一些益生菌食物（以下會有益生菌食物的詳細介紹）。只要你的患者想要喝，他或她應該隨時都來一碗這些含有肉和其他軟組織的湯。一旦你煮了一大鍋的湯，可以將其放入冰箱中保存 5~8 天，如此一來，你可以隨時加熱需要的量。

- **益生菌食物自一開始就加入是必要的一步**

  它們可以是以乳品為基礎或以蔬菜為基礎的食物。為了避免出現任何反應，逐漸加入益生菌食物，從一天 1~2 茶匙維持 1~5 天，然後增加為一天 3~4 茶匙維持 1~5 天，以此類推，直到你可以在每一杯肉高湯和每一碗湯中加入幾茶匙的益生菌食物為止。一開始可以在肉高湯和湯中加入你自製的德國

酸菜、發酵蔬菜或蔬菜雜煮的汁液。還不要加入蔬菜本身，因為它們纖維含量太高了。請看食譜那一節，有介紹如何發酵蔬菜的方式。除了提供益生菌外，這些發酵蔬菜的汁液會幫助你恢復胃酸的正常製造。加入益生菌時要確認食物不可以太熱，因為熱會破壞有益益生菌。除了一些少數的例外，GAPS 患者對發酵蔬菜汁液的耐受度很好。至於乳品為基礎的發酵食物就是另外一回事了。根據我的經驗，比例很高的GAPS 孩童和成人可以從一開始就耐受完整發酵的自製乳清、優格或酸奶油。然而，有些人不可以。所以在加入乳製品之前，永遠先進行敏感度測試。對於那些明顯會對乳製品產生反應的人而言，請看乳製品那部分的說明。

- **加入乳清、酸奶油、優格和克菲爾為那些**
  容易腹瀉的人創造了奇蹟

  酸乳製品中不同的物質，尤其是乳酸，可以舒緩和強化腸道內膜，降低食物經過小腸和大腸的速度，並且可以相當快速地使糞便結實。所以如果你的患者容易腹瀉，從最初就加入發酵的乳製品（可與德國酸菜和其他發酵蔬菜的汁液並行），從乳清和酸奶油開始。然而，便祕就是不同的情況了。如果你的患者有嚴重慢性便祕的傾向，一開始先加入德國酸菜和發酵蔬菜的汁液，但要小心乳製品。根據我的經驗，便祕的人非常適合食用高脂肪的乳製品，例如酸奶油、酥油和奶油，但卻不適合高蛋白質的乳製品，像是優格乳清、克菲爾和乳酪：高蛋白質乳製品會加重便祕的情形。可能不是每位便祕患者皆如此，因為我們每個人都具有獨特的腸道菌群，但是根據我的經驗，一半以上的個案都是這樣。

所以針對症狀主要是腹瀉的患者，加入德國酸菜和其他發酵蔬菜汁液的同時也可以加入從自製優格中滴下來的乳清（滴下來的乳清會排除許多蛋白質）。先進行乳清的敏感度測試，如果沒有任何反應，在湯或肉高湯中添加 1 茶匙的乳清開始，持續 1~5 天之後，增加為每天 2 茶匙，並且以此類推，直到你的患者可以接受每一餐都搭配半杯到一杯的乳清。加入乳清的同時，你可以嘗試介紹自製的酸奶油（以優格培養菌發酵）；它具有對你的患者的免疫系統和腸道內膜很好的脂肪酸。當你感覺你的病患可以良好耐受乳清和酸奶油之後，試著每天加入一茶匙自製的優格（不需要是滴下的液體），逐漸增加每日的總量。優格之後，加入自製的克菲爾。克菲爾遠比優格強勁，而且通常會造成更明顯的「消亡反應」。這就是為什麼我建議在加入克菲爾之前先加入優格。加入克菲爾的同時，你可以同時介紹以克菲爾培養菌製成的酸奶油。

針對嚴重慢性便祕的患者，從德國酸菜和其他發酵蔬菜的汁液開始，然後逐漸增加這些汁液的每日總量。當每天排便的量或次數出現變化時，試著加入酸奶油（以優格培養菌發酵），從每天一茶匙開始，然後逐漸增加。一旦你的患者可以每天食用一杯以優格培養菌發酵的酸奶油時，試著加入以克菲爾培養菌發酵的酸奶油。

- **兩餐之間可以飲用添加一點蜂蜜的薑茶、薄荷茶或甘菊茶。**
  製作薑茶的方法：磨碎一些新鮮或冷凍的生薑（約 1 茶匙），將其放入茶壺中，然後注入沸水，蓋上茶壺蓋，悶 3~5 分鐘。以一個小篩網過濾。

針對非常嚴重的水瀉個案。排除蔬菜。讓你的患者每個小時都飲用含有益生菌食物（最好是乳清、酸奶油或優格；如果還無法耐受乳製品，那麼先加入發酵蔬菜的汁液）的溫熱肉高湯，讓患者食用你煮高湯時使用的肉和魚的骨膠，然後考慮逐漸加入生蛋黃。直到腹瀉開始好轉之前都不要加入蔬菜。當腸壁嚴重發炎時，無法忍受任何一點蔬菜。這就是你不應該急於加入蔬菜的原因（即使煮得軟爛）。

第二階段

- **持續提供你的患者含有骨髓、煮熟的肉或魚和其他自骨頭取下的軟組織。**他或她應該持續飲用這種肉高湯和薑茶。在每一杯肉高湯和每一碗湯中加入益生菌食物：德國酸菜、發酵蔬菜或蔬菜雜煮的汁液，或者是自製的乳製品。
- 小心地將蛋黃與蛋白分離，將有機生蛋黃加入飲食之中。最好是每一碗湯和每一杯肉高湯中都加入生蛋黃。從一天一顆開始，逐漸增加，直到你的患者的每一碗湯中都加入一個蛋黃。當病患可以良好耐受生蛋黃後，在湯裡可以加入半熟水煮蛋（蛋白煮熟，蛋黃半熟）。如果你擔心對雞蛋過敏，先執行敏感度測試。不需要限制每天攝取的蛋黃數量，因為它們可被快速吸收，幾乎不需要任何消化，而且將提供你的患者最完美和最需要的營養。從你信任的來源取得雞蛋：新鮮、散養和有機。
- 加入用肉和蔬菜煮成的燉菜和燉鍋菜。此階段避免辛辣，只使用鹽和新鮮香草進行調味（食譜那邊提供義大利燉鍋菜的食譜）。這些肉中所含的脂肪必須是高品質：你的患者攝取愈新鮮的動物脂肪，他或她將愈快復原。每份燉菜或燉鍋菜

中都要加入一些益生菌食物。

- 如果已經開始食用，持續增加每日自製乳清、酸奶油、優格或克菲爾的量。持續增加取自德國酸菜、發酵蔬菜或蔬菜雜煮的汁液量。
- 加入發酵過的魚或瑞典醃製鮭魚，從一天 1 小片開始，然後逐漸增加。請參考食譜那部分。
- 加入自製酥油，從一天 1 茶匙開始，然後逐漸增加。大多數 GAPS 的人對於酥油的耐受度通常都很好，不論症狀是腹瀉或便祕，以及是否會對其他乳製品產生反應。所以，我建議所有 GAPS 的人都嘗試食用它，即使其他乳製品仍尚未加入患者的菜單中。

第三階段

- 繼續之前的食物。
- 將熟的酪梨磨碎成醬，從每天 1~3 茶匙開始，逐漸增加總量。
- 加入鬆餅，從一天 1 片開始，然後逐漸增加。使用 3 種原料製造這些鬆餅①有機堅果奶油（杏仁、胡桃、花生等）②雞蛋③一片新鮮的冬季南瓜、櫛瓜或西葫蘆（去皮、去子，然後用食物處理機攪碎）。使用酥油、鵝或鴨的脂肪煎成小片的薄煎餅，不要使它們燒焦。
- 使用大量酥油、鵝、豬或鴨的脂肪去炒蛋。配上酪梨（如果耐受良好）和煮熟的蔬菜。煮熟的洋蔥對消化和免疫系統特別好：在鍋子裡融化 4~5 大匙的動物脂肪（鵝、鴨、豬等）或酥油，加入 1 片大洋蔥，蓋上鍋蓋然後使用低溫烹煮 20~30 分鐘，直到其變得柔軟、香甜和透明。
- 加入德國酸菜和自製的發酵蔬菜（目前為止，你的患者已經

飲用了這些汁液一段時間了）。從少量開始，逐漸將每一餐都加入 1~4 茶匙的德國酸菜或發酵蔬菜。

第四階段

- 持續之前的食物。
- 逐漸加入以烘烤和燒烤烹製的肉品（但是還不要 BBQ 或炸）。避免食用烤焦或深咖啡色的部分。讓你的患者吃肉並且配上煮熟的蔬菜和德國酸菜（或是其他的發酵蔬菜）。
- 開始在餐點中加入冷壓橄欖油，從一餐幾滴開始，逐漸增加為每餐 1~2 大匙。
- 加入新鮮壓榨果汁，從幾湯匙的胡蘿蔔汁開始。確保果汁很純淨，一定要過濾完全。可以讓你的患者直接喝，或是以溫水稀釋，或將其與一些自製優格或乳清混合。這些果汁需要緩慢飲用，每一口都需要「咀嚼」。如果耐受良好，逐漸增加為一天一整杯。當可以耐受一整杯的胡蘿蔔汁後，可以嘗試芹菜、高麗菜、萵苣和新鮮薄荷葉的果汁。你的患者應該空腹喝果汁，好的時間點為早上起床的第一件事和下午。
- 嘗試用磨碎成粉的杏仁或任何其他堅果和種籽烘焙成麵包。食譜（請看食譜章節）只需要 4 種原料①堅果粉②雞蛋③一片新鮮的冬季南瓜、櫛瓜或西葫蘆（去皮、去子，然後切成薄片或磨碎）④一些天然脂肪（酥油、奶油、椰子油、鵝或鴨的脂肪）和一些用於調味的鹽。你的患者應該從一天一小片麵包開始，然後逐漸增加總量。

第五階段

- 如果所有之前的食物都耐受良好，試著加入用煮熟的蘋果製

成的蘋果泥：將果核成熟的蘋果去皮，然後加入一點水將其燉煮到柔軟。煮熟後加入大量的酥油，並使用馬鈴薯搗碎器將其壓碎成泥狀。如果尚未食用過酥油，可以添加任何動物脂肪（鴨、豬、牛、羊或鵝）。如果蘋果太酸，可以用一點蜂蜜調味。從每天幾湯匙開始。留心任何反應，如果沒有反應，那麼可以逐漸增加總量。

• 加入生蔬菜，從萵苣較柔軟的部分和去皮的小黃瓜開始。再一次，如果耐受良好，可以從少量開始，逐漸增加。當對這兩種蔬菜耐受良好後，逐漸加入其他生蔬菜：胡蘿蔔、蕃茄（如果對夜影科植物沒有反應）、洋蔥、高麗菜等等。確保你的患者有好好咀嚼生蔬菜，然後注意他或她的糞便：如果又出現腹瀉的症狀，代表他或她尚未準備好此步驟。

• 如果對於胡蘿蔔、芹菜、高麗菜、萵苣和薄荷葉的果汁耐受良好，可以開始將水果加入其中：蘋果、鳳梨和芒果。此階段要避免柑橘類水果。

第六階段

• 如果所有介紹的食物都耐受良好，嘗試一些去皮的生蘋果。確定蘋果已經成熟。逐漸加入生的水果和更多蜂蜜。

• 逐漸加入此飲食所允許的烘焙蛋糕和其他甜食。以果乾作為烘焙食物的甜味劑。

　　根據患者的個別症狀，他或她通過入門飲食的速度可快可慢：有些人只需要幾個星期，有些人可能需要1年，緩慢地進展到各個階段。大多數的指標為腹痛和糞便改變：等到疼痛和腹瀉消失才能進入下一個階段。根據患者的個人敏感度，你可

能必須放慢某些食物加入的敏感度。當你的患者完成入門飲食後，也要確保他或她維持每天至少 1 杯的湯和肉高湯。

因為這個飲食計畫，我們會排除掉纖維，所以有些人會經歷便祕的階段。定期灌腸或刺激結腸不僅可以改善此狀況，還可以讓你的患者透過排除陳舊的糞便，使排毒更加快速。請看便祕那一章。

當入門飲食完成後，還有當患者主要的消化問題解決，可以進入 GAPS 完整飲食。

PART2　GAPS 完整飲食

完成 GAPS 入門飲食之後，你將會相當熟悉 GAPS 飲食的整體烹調和食用概念。針對你的患者對於食物所產生的個別反應，你也將成為專家。這是獨特且非常珍貴的知識，這將會為他或她之後的人生，帶來許多好處。這就是為什麼從入門飲食開始就維持寫日記的習慣是一個非常好的想法，你在日記中要記錄食物加入的完整過程和你患者的個別症狀和反應。

GAPS 完整飲食需要遵循 2 年左右。一些情況較輕微的人可以在約 1 年後，開始食用之前不被允許的食物，其他人則必須嚴格遵守這種飲食許多年。

典型菜單

每天以 1 杯含有礦物質或過濾過的水，配上 1 片檸檬或 1 茶匙的蘋果醋開始。可依個人喜好喝溫水或冷水。如果你有 1 台果汁機，你的患者可用 1 杯新鮮現榨的果汁 / 蔬菜汁開啟一天。

開啟一天的完美果汁為 40% 蘋果＋ 55% 胡蘿蔔＋ 5% 甜菜根（當然皆生的）。你可以用不同的蔬果混合，但是通常要包含 50% 的治療食材：胡蘿蔔、少量甜菜根（不超過綜合蔬果汁的 5%）、芹菜、高麗菜、萵苣、綠葉蔬菜（波菜、歐芹、蒔蘿、羅勒、新鮮蕁麻葉、甜菜葉、胡蘿蔔葉），高麗菜和紫甘藍，加上 50% 一些美味的食材，以掩蓋治療食材的味道：鳳梨、蘋果、柳橙、葡萄柚、葡萄、芒果等。你的患者可以直接飲用這些果汁或以水稀釋後飲用。

我們的身體每一天都會經過 24 小時活動和休息、進食和清理（排毒）的循環。大約從凌晨 4 點到上午 10 點，身體處於清理或排毒的模式。攝取新鮮水果、喝水和新鮮壓榨的果汁，加上益生菌食物將有助於這個過程。此時讓身體進食會干擾排毒。這就是為什麼我們許多人早上起床並不會馬上感到飢餓。早餐最好在大約 10 點左右吃，這時你的身體已經結束了排毒的階段，準備好進食了。在那個階段，我們通常會開始感到飢餓。孩子可能會比成人更早準備好吃早餐。

早餐選擇

- 依個人喜好烹煮雞蛋，然後搭配香腸和蔬菜，一些煮熟的、一些新鮮的作為沙拉（蕃茄、小黃瓜、洋蔥、芹菜、任何新鮮的沙拉葉等等）和／或酪梨和／或肉。蛋黃最好未煮熟，蛋白煮熟。使用大量冷壓橄欖油作為沙拉和雞蛋的醬料。將 1 大匙事先浸泡過或發芽的葵花籽和／或芝麻和／或南瓜籽扮入沙拉中。香腸（全脂）應該以純絞肉製成，只添加鹽和胡椒（你也可以加入切碎的洋蔥、大蒜或新鮮香草）。確認香腸中沒有含市售調味料或味素。我建議找一位當地的肉

販，可以為你客製單純的肉香腸。如果出現腹瀉的情形，那麼蔬菜應該要煮熟，然後此人在這個階段不應該加入種籽。以1杯溫熱的自製肉高湯作為飲料。

- 酪梨搭配肉、魚或貝類，生的和熟的蔬菜，檸檬和冷壓橄欖油。以1杯溫熱的自製肉高湯作為飲料。
- 自製湯搭配酸奶油和肉。
- 堅果粉製成的鬆餅。這些鬆餅配上一些奶油和蜂蜜很美味，或者也可以作成鹹味點心。如果你將一些新鮮或解凍的莓果與蜂蜜拌在一起，它會變成適合鬆餅的美味果醬。淡茶配上檸檬、薑茶或薄荷茶。
- 任何自家烘焙的食品：瑪芬、水果蛋糕或麵包。

午餐

自製湯或搭配酸奶油和肉／魚的燉菜。

酪梨搭配肉、魚或貝類和生的或熟的蔬菜。使用橄欖油和擠一些檸檬汁作為醬料。以1杯溫熱的自製肉高湯作為飲料。任何肉／魚的餐點，配上蔬菜和益生菌食物。

晚餐

午餐或早餐選擇的其中一道餐點。

至於兩餐之間的點心，你的患者可以吃水果、堅果和自家烘焙的產品。如果你的患者睡前想吃一些東西，可以提供1杯自製優格、克菲爾或酸奶油，加上一點蜂蜜或俄羅斯卡士達（請看食譜）。

GAPS 飲食退除

嚴格的 GAPS 飲食應該至少堅持 1 年半到 2 年。根據狀況的嚴重程度，一些人會復原得較快速，而其他人則需要更長的時間。你的患者必須至少維持 6 個月的正常消化，你才能開始讓他 / 她嘗試不被 GAPS 飲食所允許的食物。不要急著進入此步驟。

你可以加入的第一種食物為新長出來的小馬鈴薯和發酵過的無麩質穀物（蕎麥、小米和藜麥）。食譜那邊將會說明如何發酵穀物。不要忘記馬鈴薯是一種夜影科植物，所以如果你的患者對這群食物敏感，那麼在嘗試馬鈴薯前，你需要先讓他嘗試蕃茄、茄子和胡椒。

一次加入一種食物，而且永遠從少量開始：給你的患者一小份新食物，並且留心接下來 2~3 天的任何反應。如果消化問題沒有復發，或者沒有出現任何患者之前的典型症狀，那麼幾天後，試試加成 2 小份。如果沒有反應，逐漸增加食物的總量。這些是澱粉類食物，所以不要忘記同時提供充足的脂肪（奶油、酥油、橄欖油、任何動物脂肪、椰子油等）以減緩澱粉消化的速度。不要急著加入這些新食物，你可能需要花上好幾個月才能徹底完成。

一旦加入了新長出來的小馬鈴薯和發酵過的穀物，試著以品質好的小麥或黑麥麵粉製成發酵麵糰。你可以利用這種發酵麵糰製成鬆餅或麵包。我建議一本由莎莉·法隆（Sally Fallon）所寫的《Nourishing Traditions》（直譯：滋養的傳統），裡面有豐富的食譜。當患者對於發酵麵糰的耐受良好時，你可能可以購買市售高品質的發酵麵包。

在那個階段，你可能會發現你的患者已經可以消化未經過

發酵的蕎麥、小米和藜麥。慢慢地，你會發現你可以在菜單中加入多種澱粉類蔬菜、穀物和豆類。

你的患者永遠不能回頭吃典型的、充滿糖、人工和加工原料的現代飲食，以及其他的有害「食品」。利用遵循 GAPS 營養計畫的這些年發展出一生健康的飲食習慣吧！

總結

GAPS 飲食給人的第一印象是非常難執行。然而，它是一種非常有益和健康的飲食，將幫助你的病患癒合和密閉腸道內膜，並且為身體健康奠定一個強壯的基礎。這就代表大多數 GAPS 的人們不需要在他們接下來的人生中都一直堅守這項特別的飲食：一旦消化系統開始正常運作，他們可以逐漸享用世界上大家常吃的健康食物。一些人花了兩年達成這個目標，一些人花了更長的時間——這與患者狀況的嚴重程度和年齡有關：孩子通常較成人復原得更快速。

一旦達到這個目標，GAPS 飲食將不再困難。採買食物也變得非常簡單：只要購買新鮮和未加工的食物都可以。

關於素食主義的幾句話

我有幾個家庭的父母都是素食主義者，而且希望他們的孩子也吃素。這些個案治療起來最困難，因為移除飲食中的所有穀物、糖和澱粉類蔬菜之後，沒有剩下什麼東西是可以吃的。這些父母必須瞭解一些統計數字：

1. 吃素的孩童較吃肉的孩子更容易出現健康問題，特別是精神運動障礙和血液疾病。
2. 吃素的人容易有肌肉流失和骨骼損壞的傾向。他們平均而

言，肌肉力量較低。

3. 根據調查資料，吃素的人壽命較吃肉的人短。

　　據我的臨床觀察，我尚未看過一個健康的素食主義者。演化的過程中，我們人類演化為雜食動物，食用環境中我們可以找到的每一種食物：植物、雞蛋和肉。我們的生理被設計為利用這些食物進行運作。為了維持健康和充滿能量，我們每天需要大量的蛋白質。GAPS 的人們特別需要從肉類、魚和雞蛋中取得高品質的蛋白質，因為他們的消化系統不適合處理難以消化的植物蛋白。強迫你的 GAPS 孩子吃素，將暗中破壞他或她復原的機會。

　　素食主義者絕對有權利遵循他們的信念，以及為自己個人的飲食習慣下決定。但是我強烈建議不要將這些信念施加於你的 GAPS 兒童身上！透過 GAPS 營養計畫，先讓你的孩子健康和安好！然後等你的孩子長到足夠成熟後再讓他／她自己決定要成為素食主義者或雜食的人。畢竟我們的孩子有權利為自己做選擇。

　　選擇成為素食主義者的決定必須經過非常慎重的考慮。為了從素食食物中獲得所有必需的營養，一個人必須研究食物的營養價值、學習適當地烹煮方式，並且小心計畫餐點。不幸的是，許多案例並不是這樣。例如：我看過青少女們在經歷一段不負責任的素食主義後，發展出神經性厭食症的例子。

　　以下這位 18 歲的女孩──莎拉（名字已經更改過）的故事就是一個典型的例子。

　　當莎拉 10 歲時，她決定要成為一位素食主義者，因為她覺得對不起動物。如同這種情況的典型發展，莎拉的素食主義代表主要以義大利麵和乳酪、麵包和蛋糕、巧克力棒和蔬菜三

明治維生。如此經過 1~2 年，她發展出消化問題，而且變得非常容易遭受任何周遭感冒和病毒的傳染。她也發展出典型的 IBS 寫照，伴隨脹氣、便祕和腹痛。加上一連串的胸腔感染，她使用許多抗生素療程進行治療。15 歲時，她被診斷出神經性厭食症。經過一年的醫院治療，她的神經性厭食症轉變為貪食症。莎拉變得憂鬱，而且非常沒有精神。她發現讀書有困難，而且也很難參與任何社交活動。莎拉發展出自殺的念頭，而且想要傷害自己。經過幾次自殺未遂後，她最終被強制關在精神病院中，以精神病藥物控制。

如果你的孩子（青少年或年紀更小的兒童）突然決定要成為素食者，那麼必須非常嚴重看待此事。錯誤的素食主義正迅速成為我們年輕人心理疾病的主要原因。這些年輕人並不知道植物性食物一般而言很難消化，而且它們所含的有用營養很低。動物來源的食物很容易被人類腸道消化和吸收，而且動物性食物替人體提供所有必要的大量營養。因為植物性食物難以消化，又因為它們含有一系列的抗營養成分，這些都會破壞腸道，而消化問題是那些素食新手會出現的第一個症狀。他們通常會發展出 IBS 的症狀，例如脹氣、消化不良、便祕、腹瀉和胃腸氣脹。如果此人的消化原本就虛弱，轉變為以植物為基礎的飲食相當具有危險性。因為消化系統會愈來愈受損，所以它就更無法提供此人營養，因此很快就會發展成營養缺乏。維生素 B12、B6、B1、B2、菸鹼酸、必需脂肪酸、鋅和蛋白質通常是一位素食新手最先缺乏的營養素。營養不良開始後，免疫系統就無法良好運作，導致無止盡的感染和抗生素療程。每一次的抗生素療程又會進一步地破壞腸道和免疫系統。

除了因為破壞消化系統而導致營養不良之外，植物性食物是非常差的營養來源。你可能會問，那麼關於那些刊登於熱門

營養書籍的表格呢？它們顯示植物充滿了營養。所有那些維生素 B 群、蛋白質和胡蘿蔔素呢？沒錯，當我們在實驗室分析不同的植物性食物時，它們呈現出充足的多種營養。這些資訊接著被發表於常見的營養文獻中，引誘素食者陷入虛假的安全感之中。不幸的是，這些植物營養內容的表格是騙人的。為什麼呢？因為在實驗室裡面，我們可以使用各種方法和化學物質將營養素從植物中萃取出來：我們人類消化系統不具有那些方法。人類的腸道在消化植物和從它們身上萃取出任何有用的營養的能力非常有限。大自然創造食用植物的草食性動物（反芻動物），為了讓牠們能夠消化這些植物，大自然賦予牠們非常特別的消化系統：它非常長，而且有多個胃，充滿著特殊的、可分解植物的細菌。人類的消化系統與肉食動物的腸道相似，如：野狼和獅子。我們的消化系統相當短，而且我們只有一個胃，幾乎沒有細菌存在。事實上，我們人類的胃被設計為製造胃酸和胃蛋白酶，只能分解肉、魚和蛋。簡而言之，我們的消化系統最適合處理動物性食物。人類知道這個事實已經幾千年了。我們知道最好的食物是來自動物，我們只有將植物當成肉的補充品或是動物性食物短缺時的替代品。人們知道植物性食物很難被人類消化，這就是為什麼所有傳統文化都發展出不同的食物保存方法，以從植物中萃取出更多營養，並使它們更容易消化，例如：發酵、麥芽製造、發芽和特殊的烹煮方式。很可惜這些方法在現代世界大部分皆已失傳。

當然，你的小孩在決定成為素食者時，並不清楚這些資訊。我們生活在一個充滿錯誤食物資訊的世界。素食飲食幾 10 年來被吹捧為「健康」和「拯救地球」又「對動物友善」。這些聲明中的每一句不僅是錯的，還是十足的欺騙。不要讓你的孩子成為素食者，直到他或她徹底研究過這個主題，而且可以提供

你全部的資訊來證明這個重大的生命改變決定是合理的。關於這個主題，有一本絕佳的書可以研讀——萊爾雷・凱斯的《*The Vegetarian Myth*》（直譯：吃素的迷思）。

推薦的食物

杏仁，包括杏仁醬和杏仁油

蘋果

新鮮或乾燥的杏桃

洋薊（又稱法國百合）

埃斯阿格乾酪（Asiago cheese）

茄子

酪梨，包括酪梨油

成熟的香蕉（果皮上出現棕色斑點）豆類，適當乾燥的白腰豆（海軍豆或四季豆）、四季豆和皇帝豆

新鮮或冷凍的牛肉

甜菜根

所有種類的莓果

黑胡椒、白胡椒和紅椒：研磨和胡椒粒

黑蘿蔔

藍紋乳酪（Blue cheese）

青江菜

巴西堅果

磚狀乳酪

布里乳酪（Brie cheese）

綠花椰菜

球芽甘藍

奶油

高麗菜

卡蒙貝爾乳酪（Camembert cheese）

罐裝保存在油或水中的魚肉

酸豆

胡蘿蔔

新鮮腰果

白花椰菜

番椒

根芹菜

芹菜

纖維素補充品

切達乳酪（Cheddar cheese）

冷子番荔枝或釋迦

櫻桃

新鮮或冷凍的雞肉

肉桂

檸檬酸

新鮮或乾燥（切絲）沒有任何添加劑的椰子

椰奶

椰子油

淡且新鮮製作的咖啡，非即溶咖啡

綠葉甘藍

寇比乳酪（Colby cheese）

櫛瓜

新鮮或乾燥的香菜

黃瓜

新鮮或乾燥沒有任何添加劑（沒在糖漿中浸泡過）的棗

新鮮或乾燥的蒔蘿

新鮮或冷凍的鴨肉

艾登乳酪（Edam cheese）

茄子

新鮮的蛋

榛子（Filberts）

新鮮或冷凍的魚肉，罐裝保存在其汁液或油中

新鮮或冷凍的獵物肉

大蒜

自製酥油

琴酒，偶爾

新鮮的薑

新鮮或冷凍的鵝肉

果拱諾拉乳酪（Gorgonzola cheese）

高達乳酪（Gouda cheese）

葡萄柚

葡萄

適當調製的四季豆

哈伐第乳酪（Havarti cheese）

榛果（Hazelnuts）

花草茶

新鮮或乾燥沒有添加劑的香草

天然的蜂蜜

自允許的水果和蔬菜中所新鮮榨出的蔬果汁

羽衣甘藍

奇異果

金桔

新鮮或冷凍的羊肉

檸檬

扁豆

所有種類的生菜

乾燥或新鮮的利馬豆

林堡乳酪（Limburger cheese）

萊姆

芒果

新鮮或冷凍的肉類

瓜類

蒙特利（傑克）乳酪（Monterey Jack cheese）

莫恩斯特乳酪（Muenster cheese）

蘑菇

芥末子，沒有任何不允許的成分的純粉末和美食類型

油桃

堅果麵粉或磨碎的堅果（通常是磨碎去皮杏仁）

肉豆蔻

所有新鮮帶殼的堅果（未經烤、加鹽或裹東西）

冷壓初榨的橄欖油

醃製時不含糖或任何其他不允許的成分的橄欖

洋蔥

橘子

木瓜

帕瑪森乳酪（Parmesan cheese）

香芹

桃子

不含添加劑的花生醬

新鮮或烘烤過的帶殼花生

梨子

乾燥或新鮮的豌豆

胡桃

甜椒（綠色、黃色、紅色和橙色）

新鮮或冷凍的雉雞

不含糖或任何其他不允許成分的醃菜

新鮮或冷凍的鴿肉

新鮮的鳳梨

新鮮或冷凍的豬肉

波特莎露乳酪（Port du Salut cheese）

新鮮或冷凍的家禽

乾燥不加任何添加劑或浸泡在本身汁液裡的梅乾

南瓜

新鮮或冷凍的鵪鶉肉

葡萄乾

大黃

洛克福乳酪（Roquefort cheese）

羅馬諾乳酪（Romano cheese）

薩摩蜜橘

蘇格蘭威士忌，偶爾

新鮮乾燥的海藻，當入門飲食已經完成的時候

新鮮或冷凍的貝類

單一和單純的香料（沒有任何添加劑）

菠菜

南瓜屬植物（夏季和冬季）

斯蒂爾頓乳酪（Stilton cheese）

四季豆

大頭菜

瑞士乳酪（Swiss cheese）

橘子

淡且新鮮製作的茶，非即溶茶

除鹽以外不含任何添加劑的蕃茄泥

除鹽以外不含任何添加劑的蕃茄汁

蕃茄

新鮮或冷凍的火雞肉

蕪菁

牙買加醜橘

無奶油農舍乳酪（乾燥凝塊）

醋（蘋果醋或白醋）；確保沒有對此過敏

伏特加，極少次數

核桃

西洋菜

適當處理的白海軍豆

無甜味酒：紅酒或白酒

自製優格

櫛瓜

避免的食物

人工甜味劑——乙醯磺胺酸（Acesulphame）

嗜酸菌乳

洋菜

龍舌蘭糖漿

海藻

蘆薈（一旦消化道症狀消失，你可以將蘆薈加入菜單）

莧菜

蘋果汁

葛鬱金

人工甜味劑——阿斯巴甜

黃耆

燉豆麵包酵母

除純小蘇打粉以外，所有的發粉和膨脹劑

巴薩米可醋

大麥

豆粉和豆芽

蜂花粉

啤酒

秋葵

苦瓜

眉豆波隆那香腸

雞湯塊或雞湯粒

白蘭地

蕎麥

布格麥

牛蒡根

奶油豆

白脫牛奶

白腰豆

蔬菜和水果罐頭

角豆

鹿角菜膠

纖維素膠

麥片，包括所有早餐麥片

加工乳酪和乳酪抹醬

栗子和栗子粉

羊奶乳酪

口香糖

鷹嘴豆

菊苣根

巧克力

可可粉

即溶咖啡和咖啡替代品

烹調油

甜酒

玉米

玉米澱粉

玉米糖漿

農舍乳酪

棉籽

庫斯庫斯（北非小米）

鮮奶油

塔塔粉

奶油乳酪

葡萄糖

軟性飲料或非酒精飲料

蠶豆

菲達乳酪（Feta Cheese）

醃製、煙燻、鹽製、裹粉油炸和罐裝時帶有醬汁的魚

由穀物製成的麵粉

果寡糖

果糖

罐裝或醃製的水果

鷹嘴豆

傑托斯特乳酪（Gjetost cheese）

所有的穀物

葛瑞爾乳酪（Gruyere cheese）

火腿

熱狗

市售的冰淇淋

果醬

果凍

耶路撒冷朝鮮薊

市售的蕃茄醬

乳糖

利口酒

人造奶油（乳瑪琳）和奶油替代品

加工、醃製、煙燻和鹽製的肉類

小米

任何動物的奶、豆漿、米漿和罐裝椰奶

奶粉

糖蜜

莫札瑞拉乳酪（Mozzarella cheese）

綠豆

訥沙泰勒乳酪（Neufchatel cheese）

人工甜味劑——阿斯巴甜

加鹽、烘烤和裹東西的堅果

燕麥

秋葵

歐洲防風草

所有的義大利麵

果膠

波斯敦（Postum，一種以麥麩製成、主打能取代咖啡的熱飲）

白馬鈴薯

地瓜

普莫斯乳酪（Primost cheese）

藜麥

白飯

瑞可達乳酪（Ricotta cheese）

黑麥

糖精

西米

市售的香腸

粗粒小麥粉

雪利酒

蘇打汽水

市售的酸奶油

黃豆

斯佩爾特小麥

澱粉

糖或任何種類的蔗糖

樹薯

即溶茶

黑小麥

火雞肉麵包

罐裝或醃製的蔬菜

小麥

小麥胚芽

粉末或液體的乳清蛋白

山藥

市售的優格

第三章　食譜

醬料

大部分的新鮮沙拉都可以用橄欖油和新鮮檸檬汁調味。對自製優格耐受性良好時，它也可以用作為沙拉醬。

番茄醬

食材　番茄汁……2 杯　　　白醋……1~3 大匙
蜂蜜……適量　　　　月桂葉（可選擇）
鹽和胡椒……適量

作法
1. 除了蜂蜜以外，將所有食材混合並在爐子上以文火慢慢地煮至黏稠，過程中須經常攪拌以防止黏鍋。
2. 當幾乎到達希望的黏稠度時，加入蜂蜜調味即完成烹飪。
3. 將其舀到滅菌的罐中並立刻密封或放入小容器中並冷凍保存。（食譜由伊蓮·哥特沙爾提供）

酪梨醬

食材 熟酪梨……2 顆　　　　柳丁汁……1 顆
碎大蒜……1 瓣　　　　水……少量

作法 在食物調理機中混合所有食材。

| TIPS |

如果酪梨醬太熱，請減少大蒜的量。此醬可作為蔬菜的沾醬和自製麵包的抹醬。

莎莎醬

食材 中等大小的番茄……4 顆
甜椒（綠色、紅色、橘色或黃色）……半顆
中等大小的洋蔥（白色或紅色）……1 顆
大蒜……1~3 瓣
蒔蘿和香芹
橄欖油
鹽和胡椒……適量

作法
1. 將所有食材放入食品調理機中並粗切。可以搭配肉和蔬菜。你也可以用它來烹煮肉類。
2. 將莎莎醬以文火慢慢加熱，加入肉丁（牛肉、豬肉、羊肉或雞肉）和大量的奶油（或任何其他動物脂肪）。
3. 把蓋子蓋上並以文火慢慢煮 30 分鐘。

美乃滋

食材　蛋……1 顆
　　　　橄欖油……1 杯或稍微多一些
　　　　白醋或新鮮檸檬汁……1 大匙
　　　　乾芥末粉……1/4 茶匙
　　　　鹽和胡椒……適量
　　　　蜂蜜……適量

作法
1. 把下列食物放入你的食物處理機中混合幾秒鐘：雞蛋、檸檬汁（或醋）、芥末、鹽、胡椒和蜂蜜。
2. 在機器轉動時，將橄欖油緩緩倒入不要太快倒入橄欖油。
3. 應該至少需要 60 秒的時間。隨著美乃滋變黏稠，機器轉動時的聲音會變得深沉。

| TIPS |

- 用於濃厚肉汁：將 2 大匙美乃滋加入約 1 杯肉高湯中，溫和加熱約 1~2 分鐘並不斷的攪拌。
- 作為塔塔醬的基礎：加入 1/2 杯切碎的蒔蘿醃黃瓜（無糖）和 1/4 杯切碎的洋蔥。
- 用於偽荷蘭奶油醬（Hollandaise sauce）：加入磨碎的切達乳酪（如果耐受性良好），鋪在一些蔬菜上，像是煮熟的白花椰或綠花椰菜。蓋上蓋子並用烤箱加熱。
- 與自製優格（1 份蛋美乃滋，1 份優格）混合，作為沙拉醬。（食譜由伊蓮・哥特沙爾提供）

茄子沾醬

食材 ▸ 茄子……2 條

鹽……適量

中等大小的番茄……3 顆

大蒜……3~4 瓣

橄欖油……1/3 杯

新鮮的蒔蘿或香芹……適量

作法 ▸ 1. 把茄子切成 1 公分厚的切片，均勻塗抹鹽和任何動物脂肪。

2. 放在烤盤上，在 150℃ 烘烤 30~40 分鐘或直到變軟，接著冷卻。

3. 在食物調理機中混合烤茄子、番茄、大蒜、香草和橄欖油。

4. 完成後與肉類和魚類一起食用並可用作蔬菜沾醬。

水果甜酸醬

食材 ▸ 煮過的蘋果……1 公斤

梅子……1/2 公斤

無核的棗乾（或／和無花果乾）……1 公斤

甜椒（綠色、紅色或黃色）……3 顆

中等大小的洋蔥……3~4 顆

蘋果醋……2 杯

黑色／綠色／紅色磨碎的胡椒粒……1 茶匙

芳香種籽：小茴香、香菜、蒔蘿和茴香等
……1~2 茶匙

番椒粉或辣椒粉…….1/2 茶匙

天然鹽……1 茶匙

作法

1. 在一個大鍋裡，用 1/2 杯的水將棗乾慢慢地煮到滾燙。

2. 當棗乾吸收水分變軟後，用馬鈴薯搗碎機或湯攪拌棒搗碎棗子。

3. 然後加入去核並切成大塊的蘋果、無子的梅子、切碎的甜椒和洋蔥、醋和剩餘的其他的食材。充分混合並以非常小的火加熱。烹煮時間為 1~1.5 小時，過程中偶爾攪拌，或者在慢燉鍋中煮幾個小時。

4. 隨著蘋果和梅子的煮熟，它們會散開並與其他食材混合成粗糙糊狀物。

5. 當甜酸醬正在烹煮的同時，把玻璃罐和它們的蓋子（金屬或玻璃）放在冷的烤箱中，並將其升溫至約 120℃，加熱 30~40 分鐘。消毒時不要將蓋子放在罐子上，要將它們分開放。

6. 將烹煮好的甜酸醬放入罐中並旋緊蓋子。待冷卻後，放入冰箱。保持冷藏並搭配肉類和魚類食用。

基本的肝醬

食材　肝臟……100 克
　　　　切碎的大洋蔥……1 顆
　　　　切碎的大蒜……3 瓣

作法　1. 將肝臟、洋蔥和大蒜以酥油（奶油或任何動物脂肪）炒至熟透。
　　　　2. 搭配美乃滋或酸奶油並以食物調理機混合。

| TIPS |

如果想要有所變化，你可以在混合時添加以下內容的其中之一：
- 1 顆生蕃茄
- 4~5 顆梅乾（無糖和無核）
- 生大蒜
- 綠葉蔬菜（蒔蘿、歐芹和羅勒）
- 生洋蔥
- 去皮、去核和磨碎的蘋果

沙拉

當腹瀉情況不再發生時，才能開始食用沙拉。

為了增加沙拉的營養價值，最好在沙拉上面撒上切碎的核桃或種籽。種籽：葵花籽、南瓜籽和芝麻應該在水中浸泡過夜。這會使它們更有營養也更容易消化。

甜菜根沙拉

食材

小甜菜根……8 顆　　　去殼核桃……1/3 杯

大蒜……2 瓣　　　　　無核的梅乾……8 顆

美乃滋……適量　　　　鹽巴……1/3 茶匙

作法

1. 先把甜菜根洗淨並切掉頭尾。
2. 接著蒸煮甜菜根至刀子可輕易穿透的程度。或者你可以買已經煮熟的甜菜根（在水中，而不是在醋裡！）
3. 以粗磨機磨碎甜菜根。在食物調理機中將核桃、大蒜和梅子切碎。接著加入磨碎的甜菜根並充分混合。
4. 最後加入鹽和美乃滋並攪拌，完成後搭配肉類和蔬菜享用。

鮪魚沙拉

食材
保存在本身肉汁或水中的罐裝鮪魚……200 克
大洋蔥……1 顆　　　　大胡蘿蔔……2 根
水煮蛋……2 顆　　　　美乃滋……適量

作法
1. 瀝乾鮪魚後，使用叉子將魚肉弄碎。將洋蔥細切，煮熟胡蘿蔔，水煮蛋剝殼並切碎。
2. 在一個平盤上放上一層鮪魚肉（約一半的鮪魚肉），接著用一半的切碎洋蔥鋪於其上。再覆蓋一層美乃滋。然後把磨碎的胡蘿蔔鋪在上面後，再覆蓋一層美乃滋。最後把一顆切碎的水煮蛋鋪在最上面並覆蓋一層美乃滋。
3. 重複並依序擺放食材，鮪魚肉、洋蔥、胡蘿蔔和雞蛋。最後用一些蒔蘿或想芹裝飾頂部。要確定每一層都充滿了美乃滋。

蕃茄黃瓜沙拉

食材
番茄…….2 顆　　　　長黃瓜……1/3 根
芹菜……1 根　　　　青蔥……適量
蒔蘿或香芹 ...... 適量　　鹽……適量

作法
1. 將黃瓜切成 1/2 公分厚的切片。
2. 蕃茄切成小塊而芹菜切成小段，並撒上鹽巴。
3. 把青蔥、蒔蘿和香芹切碎。最後將所有食材拌勻並淋上冷壓橄欖油。

高麗菜蘋果沙拉

食材　　自製優格或法式酸奶油……1/2 杯
　　　　　白高麗菜……100 克
　　　　　大蘋果……1 顆
　　　　　蜂蜜……1 茶匙
　　　　　鹽……1 小撮
　　　　　葡萄乾……2 大匙

作法　　1. 先將高麗菜磨碎，
　　　　　2. 蘋果去皮去核並磨碎。
　　　　　3. 葡萄乾用奶油稍微炒過使其變軟。
　　　　　4. 將蜂蜜、鹽與優格混合。最後將所有食材混合在
　　　　　　　一起。

胡蘿蔔沙拉

食材　　大胡蘿蔔……1 根
　　　　　葡萄乾……1 大匙
　　　　　粗碎的核桃……1 大匙
　　　　　優格……適量

作法　　1. 用奶油將葡萄乾稍微炒過使其變軟。
　　　　　2. 把胡蘿蔔磨碎成泥，將胡蘿蔔泥、葡萄乾、核桃
　　　　　　　和優格混合。

俄羅斯沙拉

食材
黃瓜……1/2 根

煮過（蒸過）的大胡蘿蔔……1 根

煮熟的肉或香腸（剩菜也沒關係）……100 克

洋蔥……1 顆

水煮蛋……2 顆

德國酸菜（選擇性）……2 大匙

新鮮的蒔蘿和／或香芹……適量

鹽……1/3 茶匙

美乃滋……適量

優格或法式酸奶……適量

作法
1. 將黃瓜和胡蘿蔔切成丁、肉和／或香腸切成丁。
2. 再碎切洋蔥、蒔蘿和香芹，水煮蛋剝殼並切成丁碎切。
3. 先在一個鍋中混合等比例的美乃滋和優格並加入鹽。最後把所有食材混合拌勻。

湯

我強烈建議以自製的肉高湯為基礎來煮湯。肉高湯有助消化，幾個世紀以來已被作為治療消化道的民俗療方。而且自製的肉高湯非常有營養；它含有豐富的礦物質、維生素、胺基酸和各種其他具有極強生物效用的營養成分。不要使用市售的雞湯粒或雞湯塊，因為它們高度加工並且充滿了有害成分。

肉高湯被製作好後，它可以被冷凍或者至少冷藏保存一週。你可以用這種肉高湯煮湯、作肉汁和燉肉，或者加熱一杯高湯作為你的 GAPS 患者一餐的飲品或兩餐之間的飲品。如果你能確定冰箱裡總有一些肉類，你會發現為你能非常簡單快速地為你的 GAPS 孩童或者成人和家裡的其他成員提供營養的餐點。不要把脂肪從高湯中分離出來；對於你的 GAPS 患者而言，高湯與脂肪一起攝取非常重要。

你需要肉和骨頭才能製作出好的肉高湯。牛肉、羊肉、豬肉、獵物肉、家禽和魚類都非常適合，並且能製作出不同風味和不同營養成分的高湯。所以，你要確保交替使用不同的肉類，以提供一整套完整的營養。骨骼和關節尤其重要，因為它們能夠補充單純肉類所無法提供的營養物質。事實上，當你使用肉販幾乎會免費贈送的動物部位時，製作高品質肉高湯的花費可能會非常便宜。肉和骨頭可以使用新鮮或冷凍的，而在烹煮之前不需要解凍它們。除了骨頭和肉類，你所需要的只是一個裝滿水的大鍋子和少量鹽及胡椒。

如何製作肉高湯

羊肉、豬肉、牛肉或獵物肉

作法

1. 將關節、骨頭和肉放入一個大鍋中，加入 5~10 顆胡椒粒，再加入適量的鹽並用水加滿鍋子。加熱至沸騰。
2. 蓋上鍋蓋，將火源開到最小並以文火加熱至少 3 小時。烹煮肉和骨頭的時間愈長，它們「釋放」愈多物質到高湯中，而高湯就越有營養。
3. 最後將骨頭和肉取出，並透過篩網將高湯倒入另一個鍋中以除去所有的小骨頭和胡椒粒。

雞高湯

作法

1. 把一整隻或半隻雞放入大鍋中用水加滿，再加入鹽並加熱至沸騰。
2. 以小火慢慢加熱 1.5~2 小時。再把雞肉部分取出並透過篩網過濾高湯。
3. 將高湯保存在冰箱中。

以這種方式煮熟的雞肉十分美味，可以搭配蔬菜和一杯新鮮製作的熱高湯來作為晚餐。

魚高湯

　　為了製作好的魚高湯，你需要魚骨頭、魚鰭、魚皮和魚頭，而不是魚肉。因此，你需要購買完整的魚，把魚肉切下來單獨作菜，並用剩下的魚部位製作你的魚高湯。你可以請魚販替你做所有的魚身處理。

作法

1. 將魚的頭部、骨頭、鰭和皮放入大鍋中，加入 8~10 顆胡椒粒並用水加滿鍋子。

2. 加熱煮至沸騰後，將爐火開至最小，然後以文火慢慢煮 1~1.5 小時。烹煮結束時加入適量的鹽調味。

3. 將魚身取出並用篩網過濾高湯，把魚骨頭上剩餘的肉取下用來作湯。

基本的湯食譜

　　為了煮湯，將一些你自製的肉高湯煮沸，加入切碎或切片的蔬菜，然後以小火悶煮 20~25 分鐘。你可以選擇任何的蔬菜組合：洋蔥、高麗菜、胡蘿蔔、綠花椰菜、白花椰菜、南瓜、櫛瓜、瓜類、南瓜屬植物、韭菜等。如果你計畫用湯攪拌棒將其攪拌均勻，那麼你可以把蔬菜切成任何大小。如果你偏好不攪拌，那麼一定要確定你在烹煮蔬菜前將蔬菜切成小塊。如果你的肉高湯是以羊肉、豬肉或牛肉所製作，那麼你可以加入少量的法國或義大利乾菌菇，使湯呈現美妙的味道。習慣上，在將乾菌菇加入湯之前，會用手把它們壓碎。烹煮要結束時前，加入 1~2 大匙切碎的大蒜，然後等湯煮沸後再關火。使用湯攪拌棒將其攪拌至滑順，如果你想喝沒有攪拌過的湯，則可以省略此步驟。

你的湯可以搭配任何以下組合：
- 一些切碎的荷蘭芹、香菜或蒔蘿
- 水煮蛋切片
- 一湯匙自製優格或法式酸奶油（酸奶油）
- 煮熟的肉切成小片
- 切成非常小片的紅洋蔥
- 切成非常小段的青蔥
- 一湯匙煮熟和磨碎的肝臟

　　從這個基礎的食譜，你可以改良和發展出你自己的食譜。這裡我只提供幾個想法。

春天蕁麻湯

　　春天生長出來的蕁麻幼芽充滿了驚人的營養。它們富含鐵、鎂、銅、鋅、維生素 C、胡蘿蔔素和其他有用的物質。這份食譜包含一大束的春天蕁麻，你將需要穿戴手套和長袖上衣去處理。將蕁麻洗淨並甩去多餘的水分。使用剪刀將蕁麻的葉子和柔軟的幼芽剪成小段，丟棄堅硬的莖。

食材
　　自製肉高湯……1.5 公升
　　春天蕁麻……1 大束
　　法國或義大利乾菌菇……2 大匙
　　中等大小的洋蔥……1 顆
　　中等大小的胡蘿蔔……1 根
　　櫛瓜……2 根 / 或者歐南瓜或南瓜屬植物……半顆
　　煮熟的雞蛋……4 顆

作法
1. 將歐南瓜、南瓜屬植物或西葫蘆切成小塊，胡蘿蔔切成薄片，然後切碎洋蔥，再將自製肉高湯煮滾。
2. 加入所有蔬菜和法國或義大利乾菌菇（丟入高湯前，先用雙手將菌菇捏碎），然後蓋緊鍋蓋悶煮15~20 分鐘。
3. 將你準備好的蕁麻加入，攪拌後立刻關火。
4. 搭配 1~2 大匙切成小塊的水煮蛋，以及一湯匙自製的優格（如果耐受良好）。

俄羅斯羅宋湯

食材 ▶ 自製的肉高湯⋯⋯1.5 公升

中等大小的洋蔥切碎⋯⋯1 顆

中等長度的胡蘿蔔切碎⋯⋯1 根

中等大小的高麗菜切片⋯⋯1/2 顆

中等大小的甜菜根⋯⋯2 顆 / 或小甜菜根，生的或煮熟的皆可⋯⋯4 顆

大蒜⋯⋯3 瓣

切碎的番茄⋯⋯1 顆

作法 ▶ 如果甜菜根已經煮熟（用水而非醋）：

1. 將肉高湯加熱到沸騰，然後加入洋蔥、胡蘿蔔和高麗菜。蓋上鍋蓋，悶煮 20 分鐘。

2. 同時，將甜菜根切成細長條，將其加入湯中，混合均勻再繼續悶煮 5 分鐘。

3. 關火，壓碎 3 瓣大蒜，接著與切碎的番茄一同加入湯中。

4. 搭配一大匙的法式酸奶油（酸奶油）或自製優格（如果耐受良好），以及一些切碎的荷蘭芹和 / 或一片厚切的水煮蛋。

如果甜菜根是生的：

1. 將甜菜根清洗和去皮。用刀子或食物處理機切成細長條。

2. 加熱肉高湯至沸騰，然後加入甜菜根，悶煮 10~15 分鐘，接著加入其餘蔬菜（洋蔥、胡蘿蔔和高麗菜）。

3. 繼續悶煮 20 分鐘，或者到高麗菜煮熟。關火。

4. 壓碎 3 瓣大蒜，將其與切碎的蕃茄一同加入湯中。

5. 搭配 1 大匙的法式酸奶油或自製優格（如果耐受良好）、一些切碎的荷蘭芹和／或一片後切的水煮蛋。

魚湯

食材　自製魚高湯……1 公升
大洋蔥切碎……1 顆
胡蘿蔔切成薄片……1 根
西葫蘆或等量的歐南瓜或南瓜屬植物，切成小塊
……1 個

作法　1. 將魚高湯煮滾，接著加入洋蔥、胡蘿蔔和南瓜屬植物、歐南瓜或西葫蘆。

2. 蓋上鍋蓋，悶煮 10~15 分鐘，然後關火。

3. 從魚骨上取下的魚肉，加入自製魚高湯。搭配一湯匙的自製優格（如果耐受良好）和／或一顆水煮蛋（切片或切碎）。如果魚骨上沒有任何魚肉殘留，那麼你可以使用手邊現有的魚肉（無皮無骨）。將魚肉切成小塊，然後加入煮沸的湯中，繼續煮至少 5~8 分鐘。

肉丸湯

食材
絞肉（豬肉和牛肉混合最佳）……400 克
大洋蔥切碎……1 顆
大胡蘿蔔切成薄片……1 根
冬季南瓜或西葫蘆，切成小塊……1 杯
高麗菜切碎（選擇性）……1 杯
切碎的大蒜……2 大匙
鹽和番椒……適量
自製的德國酸菜……2~3 大匙

作法
1. 在一個平底鍋中倒入 2 公升的水或肉高湯，將其煮到滾，並加入鹽和番椒調味。
2. 再用手做出直徑約 2 公分的肉丸子，一次將一個加入煮沸的水中。蓋上鍋蓋，並且低溫悶煮 30 分鐘。
2. 除了大蒜以外，加入所有蔬菜，蓋上鍋蓋，繼續悶煮 20 分鐘。
3. 加入大蒜，然後關火。放置 5~10 分鐘後，加入 2~3 大匙的德國酸菜。搭配一湯匙自製的優格和切碎的蒔蘿。

美麗的冬季南瓜湯

在溫熱的狀態下飲用。如果孩子肚子痛或腹瀉，這碗湯特別具有舒緩的作用。

食材　自製的肉高湯（火雞或雞高湯最適合此食譜）……1.5 公升

韭菜，洗淨並切段……1 根

中等大小的綠花椰菜……3~4 朵

中等大小的胡蘿蔔切片……1 根

中等大小的奶油南瓜……1/2 個；或一個奶油南瓜……1/3 個（或者是任何橘色果肉的香甜冬季南瓜）

去皮大蒜……3 瓣

作法
1. 將南瓜去皮去子，然後切成大塊。並將所有蔬菜洗淨並切好。
2. 將南瓜、蔬菜放入你的湯鍋裡面，注入肉高湯並煮滾。火調至最小，蓋上鍋蓋，然後悶煮約 30 分鐘。
3. 使用湯攪拌棒攪拌。如果你的家人正處於耐受自製山羊優格的階段，那麼加入 1/2 杯到湯裡面。

肉凍

　　這道菜很適合在大熱天享用。它含有大量的營養物質，包括骨膠、葡萄糖胺、糖蛋白和磷脂，而且也被視為治療消化問題的民俗療法。

食材

豬腳……2~4 隻 / 或豬頭……一個
鹽和黑胡椒粒……適量
大胡蘿蔔……1 根　　　大蒜……適量

作法

1. 將豬腳（或豬頭）放入一個大鍋中，並且注滿水，加入鹽和一茶匙的黑胡椒粒。煮滾後，把火調至最小，蓋上鍋蓋，然後悶煮 3 小時。

2. 同時蒸熟一根大胡蘿蔔，待其冷卻後切片。（如果你有工具，你可以把胡蘿蔔切成具裝飾效果的薄片。）

3. 當湯煮好後，取出豬腳（或豬頭），並將高湯用篩網過濾到另一個平底鍋中。

4. 讓豬腳或豬頭完全冷卻。把所有肉自骨頭上徹底剝離（包括皮膚和其他軟組織）。把肉切成小塊。

5. 把肉片、胡蘿蔔片和大蒜薄片擺放於一個大的深托盤裡面。你可以依照家人的喜好添加更多或更少的大蒜。

6. 將肉高湯倒入深托盤至其高度的 3/4，將托盤放入冰箱中以形成肉凍。（你也可以將此肉凍切成不同形狀和做成不同的菜餚。）

烹調脂肪

烹調（烘烤、煎炒、烘焙等等）應該使用穩定的天然脂肪，因為這些脂肪在加熱時，不會改變它們的化學結構。這些脂肪為：豬油、鵝脂肪、鴨子脂肪、天然牛油、羔羊脂肪、椰子油、奶油和酥油。你可以在商店中買到許多這些脂肪。自製這些脂肪也很容易，而且具有一個優點：你完全清楚裡面含有什麼。這裡我想要重述每天攝取大量的動物性脂肪對於 GAPS 的人而言非常重要。你的患者三餐裡面攝取到愈多動物性脂肪，他／她就愈快得以復原。關於這個主題的更多資訊請看「脂肪：好的與壞的」那一章。

鵝或鴨子脂肪

　　用平常的方式烤一隻鵝或鴨子。將此家禽取出後，使用濾布或細金屬篩網將脂肪過濾後，保存於玻璃罐並置於冰箱中。這些脂肪可用在所有的烹煮、烘焙和煎炒上；用於烤肉和烤蔬菜時，它們特別可以帶來美妙的味道。記得大量使用。

豬、羔羊或牛脂肪（油）

　　你可以用取得鴨子和鵝脂肪相同的方式去蒐集這些脂肪。你需要的是來自動物的任何脂肪部位，動物的內部脂肪層尤其良好，肉販通常願意幾乎免費的將那些部分送給你。你會驚訝地發現從那一小塊脂肪層裡面你可以蒐集到多少烹調用脂肪。為了這個目的，使用有機動物是明智的選擇，因為脂肪是身體儲存多種毒素的天然部位。1年投資1小塊有機脂肪的花費並不大，而且可以使用好幾個月。

　　以低溫烘烤（120~130℃）這塊脂肪2~3個小時，主要是根據這塊脂肪的大小。使用濾布或細金屬篩網將脂肪過濾後，保存於玻璃罐並置於冰箱中。將其大量使用於各種烹煮、烘焙和煎炒食物上面。

椰子油

　　很適合用於烹調。它包含大量的飽和脂肪，因此加熱時，不會改變化學結構。然而要確定你購買的是高品質的天然椰子油，因為西方國家販賣的許多品牌，為了延長保存期限都都經過氫化的過程。

酥油

　　酥油是一種淨化奶油。傳統上，它被用於世界各地的烹煮和烘焙。奶油可以非常有效地用於烹飪。然而，奶油中少量的乳清通常會燒焦。此外，乳清含有乳糖和一些乳蛋白，這是許多 GAPS 患者在此飲食的初始階段必須避免的成分。酥油則完全不包含任何乳清、乳蛋白或乳糖，只有乳脂，而且不會燒焦。

作法

1. 先將烤箱以大約 60~120℃ 預熱。把 1 大塊有機、最好是無鹽的奶油放入一個金屬盤或平底鍋中。

2. 然後將奶油放入烤箱 45~60 分鐘。取出後，小心地倒出上面的金色脂肪（酥油），確保底部的白色液體仍然在平底鍋裡面。

3. 丟棄白色液體。將酥油存放在玻璃罐並置於冰箱中。

| **TIPS** |

一些品種的奶油，白色液體會累積在上方。如果是這種情況，將盤子放入冰箱裡面，待其冷卻後，酥油會變成固體狀，然後你就可以倒掉大部分液體，並且用廚房紙巾擦拭殘餘的液體。

義大利燉肉鍋

這是製作絕佳肉高湯的另一種方式，也是為這個家庭準備餐點的好方法。你可以使用以下的任何材料：1 條羊腿或羊肩、1 大塊帶骨的豬、牛或鹿肉、1 隻野雞、2~4 隻鴿子、2 隻鵪鶉、1 整隻雞、火雞腿。

作法

1. 準備 1 個大砂鍋和鍋蓋。把帶骨的肉或一整隻鳥類放入砂鍋中。

2. 將水加到砂鍋的 2/3 滿，添加一些鹽、胡椒粒、乾香草調味、乾月桂葉和一枝迷迭香。

3. 蓋上鍋蓋並將鍋子放入烤箱，以低溫（140~160℃）烘烤 5~6 個小時。

4. 在晚餐前的 40~50 分鐘加入多種蔬菜：幾朵綠花椰菜和白花椰菜、整顆去皮的小顆紅或白洋蔥、球芽甘藍、瑞典蕪菁或蘿蔔塊和 1 大塊胡蘿蔔。

5. 煮好後，將肉和蔬菜取出作為全家的晚餐。將肉高湯以篩網過濾後，倒入肉湯杯裡面與晚餐一同享用。

> **| TIPS |**
>
> 晚餐剩餘的肉高湯可以儲存於冰箱中，作為日後煮湯的湯底或加熱作為營養飲品。

鑲甜椒

食材

大甜椒（綠、紅、黃和橘甜椒的組合）……6 個

全脂絞肉（一半豬肉，一半牛肉的組合最佳）
……半公斤

中等大小的胡蘿蔔……2 根

大洋蔥……1 顆

鹽和胡椒……適量

作法

1. 磨碎胡蘿蔔和切碎洋蔥。將它們與絞肉混合均勻，然後加入適量的鹽和胡椒。

2. 切掉甜椒的頂部，將種籽挖出。把混合的肉和蔬菜塞入甜椒中。

3. 將鑲甜椒垂直放入鍋中，你需要正確尺寸的鍋子以放入全部的甜椒，如此一來，它們才能垂直站立並互相支持。

4. 在鍋中加入 3~4 杯的水，然後蓋上鍋蓋。煮滾後，將火關至最小，並且悶煮一個小時。

| TIPS |

每個人吃 1 個甜椒，搭配 1 杓從鍋子底部舀起來的高湯（最好使用湯碗）。在高湯中加入 1 大匙的自製優格（如果耐受良好）和 1 瓣壓碎的大蒜，並且使用切碎的荷蘭芹作裝飾。

肉丸

食材
全脂絞肉（混合牛肉和豬肉最佳）……500 克
切碎的新鮮大蒜……2 大匙
大洋蔥……1 顆
紅甜椒……1/2 個
西葫蘆……1 個
蕃茄糊……1 大匙
鹽、胡椒……適量
乾月桂葉……2~3 片

作法

1. 為了製作醬汁，在鍋子的底部注入 3~4 公分高度的水量。在水中混入蕃茄糊、鹽和胡椒，接著煮滾。

2. 用你的雙手捏出直徑約 4 公分的肉丸子。一次將 1 顆肉丸子丟入煮滾的醬汁中。蓋上鍋蓋，然後以低溫悶煮 30 分鐘。（確保你使用夠大的鍋子，才不會讓肉丸子堆疊在一起。）

3. 在此同時準備蔬菜。切碎洋蔥、大蒜和紅甜椒，並將西葫蘆切成丁。

4. 肉丸子煮了 30 分鐘後，加入切碎的洋蔥、甜椒和西葫蘆，然後溫和的攪拌醬汁，以保持肉丸子的形狀。

5. 蓋上鍋蓋，繼續烹煮 25 分鐘。再加入乾月桂葉和大蒜，蓋上鍋蓋並且關火。

6. 端上桌之前先靜置 10 分鐘，撒上切碎的香菜並且搭配煮熟的蔬菜一起食用。

豬排

食材

全脂豬絞肉……500 克
全脂牛或羔羊絞肉……500 克
大洋蔥切碎……1 顆
鹽和胡椒……適量

作法

1. 用雙手將所有材料混合均勻，然後塑形成橢圓形、約 4~5 公分厚的肉排。
2. 將肉排放在已經塗抹油脂的烤盤上，然後在預熱的烤箱中以 160~180℃烤約 1 小時。最後搭配煮熟的蔬菜和沙拉食用。

魚排

食材

大小差不多的淡水或鹹水魚（混合不同的魚類也很好）……2~3 條
蛋……1 顆
奶油（酥油、鵝脂肪、鴨子脂肪、豬油或椰子油）……3~5 大匙
椰子絲……1~2 杯
鹽和胡椒……適量

作法

1. 將魚的所有肉切下，移除魚皮和大骨頭。利用魚骨、魚頭和魚皮製作 1 鍋非常營養的魚高湯（請看「湯」的食譜）。或者你可以購買原本就沒有魚皮和大骨頭的魚片。

2. 將魚肉、雞蛋、奶油、適量的鹽和胡椒放入食物調理機，磨碎食材以製作絞肉。如果你有絞肉機，它也可以執行此工作。

3. 用雙手塑形出 2 公分厚的橢圓形魚排，將它們裹上椰子絲，然後雙面都稍微煎過。使用椰子油（或奶油、酥油、豬油、牛油、鵝脂肪或鴨子脂肪）去煎魚排。

4. 將魚排放在一個大的已經塗抹任何一種上述脂肪的烤盤上，加入半杯水，然後放入預熱的烤箱，以 150℃烘烤 20~30 分鐘。

醃製野生鮭魚

這道菜既美味又容易消化。因為魚沒有煮過，所有必需脂肪酸和其他營養都會完整保留。

食材 無骨的野生、帶皮鮭魚排（每片魚排是一個人食用的份量）……6 片
大檸檬……3~4 顆
天然海鹽……1 茶匙
淡味芥末粒……1 茶匙
蒔蘿子或一些新鮮的切碎蒔蘿……1/2 茶匙
粗黑胡椒粒……適量

作法 1. 魚必須非常新鮮。在一個大小適合的玻璃或釉面烤盤上放置 3 條鮭魚片，魚皮朝下。魚片應該完全裝滿托盤並且緊密貼著彼此。

2. 在另一個碗中製作醃泡汁：將檸檬切成一半，然後擠出汁液，挖出果肉放入碗裡面。加入剩下的食材並且攪拌均勻。不用擔心檸檬果肉太大塊。

3. 用醃泡汁覆蓋住烤盤中的魚片，然後將其他 3 片魚片置於其上（於皮朝上）。用一個重物壓在兩層魚之上，如此一來魚片可以完全浸泡在醃泡汁裡面。（你可以在另一個烤盤中放入一些重的東西或是一個乾淨的石頭 / 花崗岩去作為重物。）

4. 將整個烤盤放入冰箱 24 小時去進行醃製。將魚取出，然後去掉魚皮，用剪刀將魚剪成一口的大小，食用時搭配酪梨和一些萵苣，用美乃滋作為醬料。

發酵魚

吃冷水油魚的最佳方式

食材　非常新鮮的大鯡魚或鯖魚……3~4 條

洋蔥……1 顆

醃製鹽水……1~2 大匙鹽 / 公升

胡椒粒……1 大匙

乾月桂葉……5~7 片

香菜種籽……1 茶匙

新鮮蒔蘿或一些蒔蘿種籽

克菲爾乳清……1 杯

合適的玻璃罐……1 個

1. 將魚去皮和移除大骨頭，將魚肉切成一口的大小。

2. 將洋蔥去皮和切片。把切好的魚放入玻璃罐中，混合胡椒粒、洋蔥片（選擇性）、香菜種籽、乾月桂葉和蒔蘿種籽或蒔蘿香草。

3. 在另一個罐子中，用一些水溶化 1 大匙的海鹽，然後加入半杯克菲爾乳清。

4. 把這個醃製鹽水倒入裝著魚肉的罐子裡面，直到魚被完全淹沒。如果無法完全覆蓋住魚，可以加更多水。

5. 緊閉罐子，讓它在室溫下發酵 3~5 天，然後放入冰箱中。

| TIPS |

食用時搭配蔬菜、新鮮蒔蘿、青蔥和一些美乃滋。1~3 個星期內要食用完畢。

瑞典醃漬鮭魚

吃新鮮鮭魚的最佳方式

食材　無皮和無骨的鮭魚片
室溫水……1 公升
鹽……1.5 大匙
蜂蜜……1 大匙
新鮮蒔蘿和粗黑胡椒粒……適量

作法

1. 將魚切成 0.5 公分厚的切片（魚必須非常新鮮），然後放在一個烤盤上。撒上切碎的蒔蘿和黑胡椒。

2. 為了製作醃製鹽水，把鹽和蜂蜜用水溶解。將醃製鹽水覆蓋住魚，置於室溫下一到一個半小時。

3. 把水倒掉，然後吃魚時搭配一些萵苣和美乃滋。

| TIPS |

這道菜特別適合用野生鮭魚製作。因為魚沒有煮過，所有必需脂肪酸和其他營養都被保留下來。可以冷藏，但需在 2 天內食用完畢。

發酵沙丁魚

食材

非常新鮮的沙丁魚……5~7 條

鹽……1~2 大匙

胡椒粒……1 大匙

乾月桂葉……5~7 片

香菜子……1 茶匙

新鮮蒔蘿或一些蒔蘿子……適量

克菲爾乳清……1 杯

合適的玻璃罐……1 個

作法

1. 去除魚的鱗片，將魚頭切掉，然後清理內臟。

2. 將處理好的魚放入尺寸合適的玻璃罐或釉面鍋中，然後加入所有其他食材。

3. 用水完全淹沒魚，在魚的上方放置一個小盤子，以確保魚完全浸泡在醃製鹽水裡面。

4. 蓋上鍋蓋或玻璃罐的瓶蓋，讓它在室溫下發酵3~5 天。

5. 發酵後，將魚肉與骨頭分離，把魚肉切成一口的大小。食用時，搭配新鮮蒔蘿和一些切碎的紅洋蔥一起吃。

燉豆或法國豆燜肉

食材 ▶ 白腰豆（海軍豆）……500 克

鴨子……1 隻

蘋果醋……1 大匙

海鹽……1 茶匙

蕃茄糊……2 大匙

番椒和黑胡椒……適量

乾月桂葉……5~6 片

迷迭香……1 小枝

百里香……1 茶匙

作法 ▶ 1. 將豆子浸泡在水中 12~24 小時，瀝乾後用冷水洗淨，然後再次瀝乾。

2. 浸泡和清洗移除了豆子中的一些有害物質（凝集素和植酸）。

3. 再次用水淹沒豆子，然後加入 4~5 大匙自製的乳清、克菲爾或是克菲爾發酵粉。讓它在室溫下發

酵一個星期。

4. 從鴨子上取下所有的肉：腿、翅膀、胸和全部的脂肪。將肉切大塊，脂肪切成小塊。（你之後可以使用鴨子的骨架和內臟製作肉高湯。）

5. 在 1 個大鍋中，放入 2 公升的水、蘋果醋、海鹽、番茄糊、1 撮番椒和黑胡椒、乾月桂葉、迷迭香和百里香。將豆子與鴨子其他部位（肉和脂肪）一起放入混合。

6. 蓋上鍋蓋，將鍋子放入烤箱。以 140~160℃烤 4~5 小時。偶爾檢查一下，如果發現豆子變乾，就加入更多水。

| TIPS |

1. 一般來說，豆子和其他豆類難以消化，因為它們具有許多抗營養成分。發酵可以讓這些豆子變得容易消化。洗淨這些發酵過的豆子後，你就可以開始烹煮了。

2. 這道菜剩下的豆子可以保存在冰箱中一段很長的時間，而且可以用來搭配其他餐點。

3. 製作這道菜也可以不使用肉，如果是這樣，則要加入大量的動物脂肪（鴨子、豬、鵝、牛、羔羊、酥油等等）。

4. 這道菜可以保存約 1 年，只要你趁熱將其舀進無菌的玻璃罐，並將其冷藏。消毒玻璃罐和瓶蓋（金屬或玻璃）的方式為將它們放入冷的烤箱中，然後以溫度 120℃烘烤 30~40 分鐘。消毒時玻璃罐與其蓋子要分開放置，不要將蓋子置於玻璃罐上。

火雞燉肉鍋

食材　火雞腿、翅膀、骨架和其他帶皮的部位

水……1 公升

蕃茄糊……1 大匙

鹽……1 茶匙

胡椒粒……6~10 顆

番椒……1 撮

新鮮或乾的香草：奧勒岡、迷迭香、乾月桂葉

可取得的蔬菜組合：從胡蘿蔔、冬季南瓜、南瓜、西葫蘆、葫蘆、去皮的小／中洋蔥、白花椰菜、綠花椰菜、甜椒、茄子和球芽甘藍之中選擇。

作法

1. 在一個大的橢圓形燉鍋裡面加入水、鹽、蕃茄糊、胡椒粒、番椒和香草。充分攪拌後再加入火雞各部位。

2. 在沒有接觸到水的火雞表面刷上一些鵝脂肪（或者鴨子脂肪、酥油、豬油或牛油）。不要蓋上鍋蓋，用烤箱以 160℃烤 2~2.5 小時。

3. 將蔬菜切成大塊。在烘烤時間結束前的 50 分鐘加入蔬菜。

4. 把蔬菜混合入醬汁中並繼續烘烤。當一把刀子可以輕易穿透蔬菜時，即表示蔬菜已經熟透，此時將燉鍋拿出。搭配一些新鮮切碎的荷蘭芹和大蒜與肉及蔬菜一同享用。

肝布丁

食材

肝（小牛或羔羊）……100 克
雞蛋……1 顆
奶油（或酥油、鵝 / 鴨子脂肪）……2 大匙
中等大小的洋蔥……1 顆
鹽……適量
荷蘭芹……適量

作法

1. 將肝浸泡在一些含檸檬汁或自製優格的水中數小時，以移除掉它的苦味。你也可以把肝浸泡於乳清裡面（自製優格瀝乾後的剩餘液體）。

2. 清洗肝臟，使用廚房紙巾吸收水分，然後用食物調理機將其打成漿狀。

3. 用篩網過濾掉任何堅硬的部分。加入鹽、蛋黃、奶油、細切的荷蘭芹和洋蔥。

4. 將蛋白攪拌至黏稠，然後加到上面已混合的食材中。把全部的混合食材倒入一個合適的碟子裡面，蓋上 1 張烘焙紙，並用蒸氣烹煮。（你可以使用蒸籠或一個大鍋子。如果使用大鍋子，在鍋子底部加入一些水，然後把盤子放進去。確保鍋子中沒有太多的水，這樣水才不會進入盤子中。）

5. 蓋上鍋蓋，將其放在爐子上。蒸煮約 1 小時。煮好後，搭配煮熟的蔬菜或燉菜一同享用。

砂鍋肝料理

食材
肝（小牛或羔羊）……100 克
羔羊的心臟……100 克
大洋蔥……1 顆
含核的乾梅子……10 個
天然優格或酸奶油……1 大壺（你可以使用自製優格
或以 1/2 杯的奶油 / 酥油代替）
五香粉、鹽、胡椒……1 撮

作法
1. 將肝浸泡在一些含檸檬汁或自製優格的水中數小
   時，以移除掉它的苦味。（你也可以把肝浸泡於
   自製優格瀝乾後的剩餘液體裡面。）
2. 清洗、瀝乾然後用剪刀將肝臟和羔羊的心臟剪成
   小片。
3. 在一個尺寸適合的砂鍋中放入肝臟和羔羊的心臟，
   細切洋蔥和梅子。
4. 在優格裡面加入鹽、胡椒、五香粉並且攪拌均勻。
   將攪拌好的優格倒入砂鍋裡面與肉類混合。
5. 蓋上鍋蓋或箔紙，用烤箱以 160~180℃ 烘烤約 1
   小時。

快速肝食譜

食材 ▶ 肝臟……100 克

大洋蔥……1 顆

大蒜……6~7 瓣

奶油／酥油（如果避免食用奶油，可以任何動物脂肪取代）……1/2 杯

新鮮荷蘭芹或蒔蘿……適量

鹽和胡椒……適量

作法 ▶ 1. 將肝浸泡在一些含檸檬汁或自製優格的水中數小時，以移除掉它的苦味。（你也可以把肝浸泡於自製優格瀝乾後的剩餘液體之中。）

2. 將肝清洗和瀝乾，然後用剪刀剪成小片。

3. 煎鍋加熱，使奶油 / 酥油融化，加入切片的洋蔥和細切的大蒜。

4. 略炒到洋蔥和大蒜開始變成金黃色。加入肝臟、鹽和胡椒，再炒約 4~5 分鐘。

5. 撒上切碎的荷蘭芹或蒔蘿，並且淋上橄欖油，然後馬上食用。

發酵穀物

實行此飲食計畫約 2 年後，當所有消化問題都消失時，你的患者可能已經準備好食用一些無麩質的穀物：蕎麥、小米和藜麥。先嘗試發酵後的這些穀物，因為發酵過程會事先消化它們。

作法

1. 發酵蕎麥、小米或藜麥前先清洗它們，將其用水淹沒，然後加入 1/2 杯的乳清。
2. 置於室溫下發酵幾天：藜麥 1~2 天；蕎麥 2~3 天；小米 4~5 天。
3. 發酵完成後，瀝乾液體，然後用自製肉高湯或水和一些鹽去烹煮穀物（1 杯穀物需要 2 杯肉高湯或水）。
4. 將肉高湯煮沸，然後加入穀物，均勻攪拌，繼續煮到沸騰，蓋上鍋蓋，將火調至最小。
5. 悶煮約 20~30 分鐘，偶爾攪拌一下。當穀物煮熟後，所有液體應該會被完全吸收，而穀物應該柔軟且膨脹。

| TIPS |

搭配肉和蔬菜一起享用，或是用穀物製成烘焙食物，用它們取代麵粉。逐漸增加穀物的量，從一天 1~2 湯匙開始，並且留心任何反應。不要忘記將穀物搭配大量的天然脂肪：奶油、酥油、橄欖油、椰子油或任何動物脂肪；脂肪將減慢穀物的消化，有助於血糖濃度的控制。

蔬菜

煮熟的蔬菜非常營養、溫暖且容易消化，它們對腸道內膜而言是溫和的，而且應該是日常飲食的一部分。你可以用蒸、炒、燉、烘烤、燒烤或做成湯等方式去烹煮蔬菜。我推薦用蒸的，而不要用煮的方式去烹調，因為煮沸時會使大量營養流失到水裡面，而水會被倒掉。最適合蒸的蔬菜為綠花椰菜、白花椰菜、球芽甘藍、新鮮青豆（長豆、四季豆等）、胡蘿蔔、蘆筍、法國洋薊和甜菜根。

如果沒有腹瀉症狀，生蔬菜應該也包含在每份餐點中。它們提供大量活性酶，將會幫助你消化食物。胡蘿蔔、小黃瓜、白花椰菜都可以做成沙拉，或切成圓片和條狀沾著醬料吃（美乃滋、酪梨醬、肝醬、茄子醬等）。

德國酸菜

德國酸菜是一種發酵的高麗菜和／或紫甘藍，**搭配任何餐點都很美味，而且它可以加在你自製的湯和燉菜中。**常見於德國、俄羅斯和東歐。它是一種奇妙的消化道治療法，充滿了消化酶、益生菌、維生素和礦物質。搭配肉一起吃將促進消化，因為它有刺激胃酸產生的強大能力。

針對胃酸度低的人們，我建議在吃飯前的 10~15 分鐘先吃幾大匙的德國酸菜（或它的汁液）。針對兒童，一開始在他們

的餐點中加入 1~3 大匙的德國酸菜汁。你不需要在德國酸菜中添加任何酵種,因為新鮮的高麗菜本身就含有天然的細菌,它們會為你執行發酵的程序。

作法

1. 將中等大小的高麗菜切薄片,然後加入 2 根切成絲的胡蘿蔔。你可以使用紫甘藍或將高麗菜與紫甘藍混合。加入 1~2 大匙的鹽。

2. 將此混合物裝入一個合適的玻璃或搪瓷碗中,用力擠壓它,如此一來就不會有空氣在裡面,而且高麗菜可以被自己的汁液完全淹沒。

| TIPS |

作法 1:鹽是必要的材料,因為在揉捏的過程中,它會將高麗菜內的汁液吸取出來。此外,鹽可以抑制在發酵初始階段微生物的腐敗,直到發酵細菌產生足夠的乳酸去殺死病原體。用雙手將所有食材都揉捏完全,直到大量汁液外流。如果這顆高麗菜不夠多汁,你可以加入一點水。

作法 2:發酵是一種無氧的過程:如果高麗菜接觸到空氣,它就不會發酵,而會腐敗。在高麗菜上方放上一個盤子,直徑約比碗小 1 公分。這個空隙將允許發酵氣體跑出。在盤子上方擺上夠重的物品,以確保高麗菜持續浸泡在其汁液中。將整個東西用廚房紙巾覆蓋,讓它維持在黑暗的環境下。在房子裡面應該會花上 5~7 天才能製好德國酸菜(在涼爽的地方,像是車庫,則需要花上 2 個星期)。另外的辦法是你可以將高麗菜裝入玻璃罐中發酵,同樣確定高麗菜被其汁液淹沒。不要忘記在罐子上方留下至少 2.5 公分高的空間,因為高麗菜在發酵時會膨脹。

以克菲爾培養菌發酵的蔬菜

你可以使用優格／克菲爾乳清或優格／克菲爾發酵粉去發酵蔬菜。

食材

高麗菜（白色、紅色或任何其他種類）……酌量

甜菜根……酌量　　　　大蒜……酌量

白花椰菜……酌量　　　胡蘿蔔……酌量

鹽……適量　　　　　　克菲爾發酵粉……1 小袋

克菲爾乳清……半杯　　冷水……0.5 公升

玻璃罐……容量 1 公升

作法

1. 拿一些高麗菜（白色、紅色或任何其他種類）、甜菜根、大蒜、白花椰菜和胡蘿蔔，將它們切成適當的大小或粗略地將它們切成絲，加入一些適量的鹽，然後裝進一個 1 公升的玻璃罐中。

2. 取 0.5 公升的冷水，將 1 小袋克菲爾發酵粉溶解於其中。又或者將半杯克菲爾乳清加到冷水裡面。

3. 把這些水倒入玻璃罐裡面，直到完全覆蓋住蔬菜。蔬菜完全浸泡在水中很重要，因為它們未浸泡的部分會逐漸發霉。不要忘記在玻璃罐上方預留至少 2.5 公分高的空間，因為發酵時，蔬菜會膨脹。

4. 把蓋子蓋緊，置於室溫下發酵 1 星期。先從少量蔬菜開始嘗試食用，這些蔬菜和它們發酵的液體都是絕佳的益生菌食物，而且將有助於消化。

燉高麗菜

食材　自製克菲爾、優格或酸奶油……1/2 杯

高麗菜……1/2 顆　　　　大胡蘿蔔……1 根

洋蔥……1/2 顆　　　　　番茄……1 顆

切碎的大蒜……1 大匙　　鹽……適量

胡椒……適量

作法
1. 先將高麗菜、胡蘿蔔細切，洋蔥、番茄切小塊
2. 鍋子底部裝滿自製的肉高湯，加入 3~5 大匙的動物脂肪，然後煮到沸騰。
3. 加入高麗菜、胡蘿蔔、洋蔥、鹽和胡椒。蓋上鍋蓋，以低溫烹煮 30 分鐘。
4. 加入切塊的蕃茄和大蒜，攪拌均勻後再煮 3 分鐘，然後關火。
5. 將 1/2 杯的自製克菲爾、優格或酸奶油倒入混合，配上肉一起吃。

蔬菜大雜燴

　　這種益生菌食物將提供你美味的發酵蔬菜和完美的飲品，充滿了很棒的營養和有益菌。

食材　高麗菜……1 整顆

中等大小的甜菜根……1 顆

蒔蘿子或蒔蘿香草（新鮮或乾燥）……1 茶匙

去皮的蒜瓣……少量

海鹽……2 大匙

克菲爾乳清……1 杯

作法

1. 在 1 個 5 公升的搪瓷鍋或 1 個大玻璃罐中放入 1 整顆粗略切過的高麗菜、中等大小的甜菜根切片、1 茶匙的蒔蘿子或蒔蘿香草（新鮮或乾燥），以及少量去皮的蒜瓣（蔬菜應該裝滿鍋子的一半）。加入 2 大匙高品質的海鹽、1 杯克菲爾乳清，然後注入水直到鍋子全滿。

2. 將一個小盤子置於此醃製鹽水上，以確保蔬菜完全浸泡於鹽水中，因為未浸泡的部分會逐漸發霉。

3. 在室溫下發酵 1~2 個星期。完成後，蔬菜會柔軟且帶有強烈鹽味。為了停止發酵，將鍋子放入冰箱中。

| **TIPS** |

你可以將這些蔬菜加入湯和燉菜裡面；吃飯時搭配加水稀釋過的醃製鹽水，或是在兩餐之間飲用，並且將這些蔬菜配上肉一起食用。當醃製鹽水和蔬菜開始減少，添加新鮮的高麗菜、甜菜根和大蒜，一些適量的鹽，用水加滿，然後再次置於室溫下發酵。你也可以在這個蔬菜大雜燴中加入幾朵白花椰菜、切片胡蘿蔔、球芽甘藍和綠花椰菜。這個蔬菜大雜燴可以永遠存在，只要你持續用更多的新鮮蔬菜去餵養它。此外，這個大雜燴的醃製鹽水對於任何腸胃不適、牙齦痛和喉嚨痛而言都是絕佳的治療藥物。

快速的蔬菜燉菜

食材　西葫蘆……2 個或中等大小的葫蘆（櫛瓜）……半個
大洋蔥……1 顆
大蒜……10 瓣
甜椒（紅、黃或綠色，或是不同顏色的甜椒組合）……1 個
番茄糊……1 大匙
鹽和胡椒……適量

作法　1. 在一個平底鍋中融化 50~100 克的奶油或任何動物脂肪。

2. 放入切片的西葫蘆或葫蘆、洋蔥、大蒜、切片甜椒、蕃茄糊，用鹽和胡椒調味。

3. 蓋上鍋蓋，然後用最小的火煮 10 分鐘，或者你可以用低溫翻炒。

4. 攪拌均勻後，淋上大量的冷壓橄欖油和新鮮切碎的蒔蘿或荷蘭芹。與肉和魚一同享用。

白花椰菜馬鈴薯

食材　大的白花椰菜……1 顆
奶油……1/4 杯或自製優格……1/4 杯
鹽和胡椒……適量
荷蘭芹和紅甜椒粉……適量

作法

1. 將白花椰菜切成小塊，煮到柔軟，接著瀝乾。
2. 以攪拌棒或食物調理機研磨成糊狀，加入奶油或優格、鹽和胡椒，然後將其攪拌完全。
3. 重新加熱食用，以荷蘭芹和紅甜椒粉裝飾。
4. 糊狀的白花椰菜可以放置在烤盤上，撒上磨碎的切達乳酪，以烤箱加熱至乳酪融化。

（食譜由伊蓮・哥特沙爾提供）

烤蔬菜

你可以烘烤任何以下的蔬菜組合：

白色或紅色的洋蔥，或是青蔥：洋蔥去皮，切成一半或 1/4 塊。青蔥不需要去皮，可以帶皮烘烤。

紅、黃、橘或綠色的甜椒：將甜椒切成 1/4 塊，移除種籽。

球芽甘藍：將球芽甘藍的外層菜葉去掉。

西葫蘆或葫蘆：去皮並切成大塊，移除葫蘆的種籽。用鹽磨擦西葫蘆和葫蘆。

南瓜：去皮並切成大塊，移除南瓜種籽。

冬季南瓜：去皮並切片，移除種籽。

大蘑菇

蕪菁和 / 或瑞典蕪菁：去皮並切成像是洋芋片的樣子。

茄子：茄子切大塊，以鹽磨擦。

作法 在這些蔬菜上塗抹大量的動物脂肪，將它們置於烤盤上，並以 160~180℃烘烤 20~40 分鐘，或烤到刀子可以輕易穿透。搭配肉或魚一起享用。

基本的麵包／蛋糕／鬆餅食譜

食材　杏仁粉……2.5 杯

（你可以在大多數的健康食品商店中買到杏仁粉。
此外，你也可以用核桃、胡桃、榛果、花生、松子、
葵花籽和南瓜籽代替，或是使用所有上述這些綜合
堅果。）

軟化的奶油（或是椰子油、鵝脂肪、鴨子脂肪或自
製優格或法式酸奶油）……1/4 杯

蛋……3 顆

作法　1. 用食物調理機將堅果研磨到顆粒大小一致。

2. 將所有食材攪拌完全。你可以加入更多或更少的
杏仁粉，以達到像粥狀的一致性。

3. 用奶油或酥油塗抹在烤盤上，將塗抹油的烘焙紙
放入烤盤中，然後將蔬菜置於其上。

4. 用烤箱以 150℃烘烤約 1 小時。偶爾用乾淨的乾刀
子檢查一下，如果刀子拔出來仍是乾的，那麼這
個麵包就烤好了。

| TIPS |

1. 為了使麵包更多樣化，你可以加入一些鹽、胡椒、乾香草、蕃茄糊、磨碎的切達乳酪（如果耐受良好）、堅果、種籽、果乾、新鮮或冷凍的莓果、煮熟的蘋果切塊、磨碎的胡蘿蔔、南瓜塊（去皮無子）。

2. 如果你想要甜的麵包，可以加入半杯蜂蜜和／或 1.5 杯的果乾（棗子、杏桃 t、葡萄乾、無花果）和／或 2 根熟的香蕉。假使果乾太硬，可以將其泡在水裡幾個小時軟化或用一些水煮到水滾。

3. 你可以即興創作出不同的變化。你可以把這種混和堅果粉烤成麵包或蛋糕，或倒入小紙杯烤成瑪芬或製成披薩的麵團。它真的非常容易且好控制，即使是最沒有經驗的廚師也可以成功。

4. 如果你嘗試後，發現你的患者無法耐受這個食譜（出現腹痛或腹瀉），試試看在將堅果和種籽研磨成粉之前，先將它們發酵。堅果和種籽含有一些物質（植酸、酚、草酸鹽、纖維等），要消化這些物質，對某些人而言很困難。用一點乳清覆蓋住堅果或堅果粉，然後置於室溫下發酵 24 小時，瀝乾之後用於烘焙。如果無法耐受任何一種堅果，可以嘗試發芽葵花籽，再將它們研磨成粉。

披薩

食材
自製麵糰
番茄糊……適量
鹽……適量
蔬菜：紅／黃／綠甜椒、蘑菇、蕃茄、綠葉蔬菜、鳳梨
肉類：肉片或香腸
海鮮：鰻魚、魚、蝦

作法
1. 遵循之前的食譜去製作麵糰。將其鋪在烤盤上，並覆蓋上約 2 公分厚塗有油脂的烘焙紙。用烤箱以 150℃烘烤約 30 分鐘。用一把乾刀子檢查麵團是否烤好。
2. 冷卻，在麵團上塗抹番茄糊，然後撒上鹽。
3. 在番茄糊上放上你的料：切片紅／黃／綠甜椒、蘑菇、熟的肉片或香腸、番茄切片、切碎的綠葉蔬菜、鰻魚、魚、蝦和鳳梨等等。

| TIPS |

如果你的患者處在可以耐受乳酪的階段，放上磨碎的硬乳酪（切達和／或帕馬森）。如果還無法耐受乳酪，那麼你可以使用自製的美乃滋代替。

烤蘋果

食材 杏桃粒 / 核桃 / 堅果 / 椰絲……適量

大蘋果……1 顆　　　　蜂蜜……1 茶匙

奶油……1 茶匙

作法 1. 用一把尖刀將煮熟的大蘋果去核和去籽。

2. 在每顆蘋果裡面填入蜂蜜、奶油、磨碎或粗切的杏桃粒（或核桃或任何可取得的堅果或是椰絲）。每顆蘋果加入一個切成小塊的乾杏桃（選擇性）。

3. 用烤箱以 160~180℃烘烤 20~25 分鐘。

焦糖烤布丁

食材 雞蛋……1 顆　　　　水……3 大匙

蜂蜜……1 茶匙　　　　肉桂粉……適量

作法 1. 若要做多人份，只需要將這些材料乘上人數。

2. 將所有材料攪拌均勻，倒入小模型皿（或是任何小陶瓦碟中）：幾人份就需要幾個皿。在上面撒上一些肉桂粉。烤箱預熱到150℃，烤 30~40 分鐘。

蘋果奶酥

食材 胡蘿蔔果泥……榨胡蘿蔔 1 公斤或 0.5 公斤

煮熟的蘋果……4 顆

蛋……2 顆

乾杏桃……10 個

蜂蜜……1/2 杯

無鹽奶油……1/2 杯

作法 1. 把蘋果切片，並放在烤盤底部，將杏桃切成小塊。

2. 混合雞蛋、奶油、胡蘿蔔果泥、切好的乾杏桃和蜂蜜。

3. 把這個混合料倒在蘋果片上方，略為混合。用烤箱以 160℃烤約 40 分鐘。

蘋果派

食材 新鮮或冷凍的黑加侖……1 杯

新鮮南瓜，去皮且切碎……2~3 杯

煮熟的大蘋果……4 顆

葡萄乾……1 撮

蜂蜜……1/2 杯

去核乾棗……2 杯

榛果……1 杯

杏仁粉……1/2 杯

作法 　1. 先把榛果浸泡在乳清中 1 夜，然後瀝乾。把棗子浸泡在 2 杯水中 2~3 小時或 1 夜。

　2. 瀝乾棗子並且把用來浸泡的水倒入烤盤。加入去核的切片蘋果、葡萄乾和黑加侖，平均擺放，然後撒上杏仁粉，再把蜂蜜均勻地倒在上面。

　3. 接著用食物調理機混合棗子、南瓜和榛果，把此混合料均勻舀到派上。

　4. 用 1 支湯匙或 1 把刀子輕壓和順滑此混合料，使其看起來像是 1 個派的表面。用烤箱以 150~170℃ 烤 1 小時。

冬季南瓜蛋糕

食材 　磨碎的冬季南瓜與甜橙果肉（奶油杯南瓜、奶油南瓜或其他種類）……2 杯

奶油（或酥油、椰子油、鵝脂肪或鴨子脂肪）……1/3 杯

蜂蜜……1/2 杯　　　雞蛋……6 顆

杏仁粉……3 杯　　　中等大小的蘋果……3 顆

作法 　1. 在烤盤上塗抹油脂，然後把去核的蘋果切片放於底部。（如果患者的消化系統敏感，那麼蘋果要去皮，否則不用。）

　2. 用攪拌器將剩下的食材混合，然後倒在蘋果上方。使表面平滑，然後以 150~70℃ 烤 40~50 分鐘。

皮諾丘蛋糕（蛋白霜蛋糕）

食材
去殼的榛果……2 杯
蜂蜜（250 毫升）……1 杯
雞蛋……4 顆
無鹽奶油（最好是有機的）……150 克
裝飾用的橘子……4 個

作法

1. 烤箱預熱至 175~200℃。
2. 在烤箱中烘烤榛果，並且把皮剝除。保留 1 杯榛果，然後將剩下的磨成粗粉狀。
3. 用烘焙紙剪成 4 張適合放在大蛋糕盤上的圓形，然後在烘焙紙上塗抹奶油。
4. 把蛋黃和蛋白分離。把蛋白與一半的蜂蜜攪打至黏稠，小心地拌入榛果粉。把此混合料塗抹在 4 張圓形的烘焙紙上，然後烤 5~10 分鐘。待冷卻後移除烘焙紙。
5. 把奶油放在室溫下幾個鐘頭使其軟化。把 4 顆蛋黃與剩下的蜂蜜一起攪打，直到體積增加，而且變成淡白色。少量地把奶油慢慢加入。
6. 粗切保留的榛果，只留下 10~15 顆完整的堅果作為裝飾用。
7. 把調合蛋白和奶油分層，每層奶油撒上粗切的榛果。在最頂層薄薄地塗上一層奶油。
8. 把橘子剝皮，將其分成一瓣一瓣。用橘子和 10~15 顆完整的榛果裝飾最上層。放入冰箱冷藏。

生日蛋糕

食材　煮熟的大蘋果⋯⋯5~6 顆

酸奶油⋯⋯750 克

蜂蜜⋯⋯適量

乳清⋯⋯適量

雞蛋⋯⋯6 顆

杏仁粉⋯⋯2 杯

種籽（芝麻、罌粟和葵花籽）⋯⋯酌量

蘋果醬（或攪打過的酸奶油）、冷凍覆盆莓、切碎的堅果、莓果、去子櫻桃、新鮮柔軟的水果塊

作法　1. 用 5~6 顆煮熟的大蘋果製成蘋果醬，並將其冷卻。（這個醬要相當甜，因為蛋糕的麵糰完全不甜。你可以用梨子醬代替。如果酸奶油已經加入患者的飲食之中，可以使用它來代替蘋果醬。）

2. 攪打約 750 克的酸奶油，用蜂蜜調味，使它非常甜。如果酸奶油過於濃稠，可以在攪打之前加入一點乳清。

3. 把 6 顆雞蛋的蛋黃和蛋白分離到 2 個大碗中。攪打蛋黃直到濃稠且白皙，攪打蛋白直到堅實不會流動。把兩者加在一起，然後加入 2 杯杏仁粉，攪拌完全。

4. 將 3 倒入一個鋪有烘焙紙（塗抹油脂）的盆型蛋糕模中，以 150℃烤 40~60 分鐘。用一把乾刀子檢查裡面是否烤好（如果烤好，則刀子拔出時也是乾的）。不同的烤箱所需的烘焙時間可能不一樣。

烤好後，讓蛋糕冷卻。

5. 使用一把長刀把蛋糕頂端切下一層，但要確保這層不超過 1 公分厚。將其放在一旁，之後要作為蛋糕的頂部。

6. 使用一支湯匙小心地挖出一塊塊中等大小的蛋糕，然後裝在另一個盤子中，所以現在留下一個看起來像是一個盤子的蛋糕殼。

7. 用蘋果醬（或攪打過的酸奶油）、冷凍覆盆莓、切碎的堅果和你之前挖出的蛋糕塊去填滿這個殼。這裡你可以用不同的莓果、去子櫻桃、新鮮柔軟的水果塊、切碎的堅果和種籽（芝麻、罌粟和葵花籽）將其進行改良。

8. 當這個「蛋糕盤」完成後，用你之前切下的那一層覆蓋住。塗上剩下的蘋果醬（或攪打過的酸奶油）並且裝飾。你可以使用新鮮水果、莓果、堅果和椰子乾作裝飾。裝飾完成後，把蛋糕放入冰箱，最好在生日前一天就製作好這個蛋糕，如此一來它有整晚的時間可以「熟成」。

| TIPS |

這是最基本的食譜。你可以透過在烘焙麵團前，在麵團中加入種籽、切碎的堅果、磨碎的胡蘿蔔或南瓜，使用不同的水果和莓果組合，並且用你喜歡的方式裝飾，即興創作出不同的蛋糕。孩子們喜歡參與裝飾的步驟，我上述提及的任何裝飾材料皆為選擇性的，你可以依據家人的喜歡進行調整，只要是水果、莓果、堅果、種籽、新鮮薄荷葉和椰子皆可。

俄羅斯卡士達

食材 ▸ 蛋黃……2 顆　　　　　　　蜂蜜……1/2 或 1 茶匙

作法 ▸
1. 俄羅斯卡士達可以用來代替沾在水果上的鮮奶油，或者撒上一些切碎的堅果或水果直接享用。它也可以取代製作蛋糕的鮮奶油。
2. 將蛋黃與蛋白分離，加入蜂蜜，攪拌至濃稠且近乎白色。

> | TIPS |
>
> 除了是個美味的甜點外，它也提供非常好的營養。從你信任的來源那裡取得雞蛋。散養的有機雞蛋為最佳的選擇。

蘋果醬

食材 ▸ 煮熟的大蘋果……5~6 顆　　　奶油……1/2 杯
水……1~2 杯　　　　　　　　蜂蜜……適量

作法 ▸
1. 蘋果去皮去核，將它們切塊，用平底鍋加水煮到變軟。
2. 關火後加入奶油。待冷卻後，搗碎並用蜂蜜調味。

> | TIPS |
>
> 1. 你可以用相同方式製作梨子醬，不過你可能不需要添加蜂蜜，因為梨子本身就非常甜。
> 2. 這個醬可以在冰箱中良好保存，而且可以搭配一些優格、切碎的堅果、俄羅斯卡士達一起吃，或單獨享用。

花生醬派

食材 胡蘿蔔榨汁後得到的果泥（替代物為冬季南瓜，將其去皮並用食物處理機切得非常細碎）……2 杯
雞蛋……6 顆
奶油……2 大匙
花生醬……1 杯
蜂蜜……1/2 杯
杏仁粉……1 杯
大蘋果……2 顆
葡萄乾……1 撮

作法
1. 蘋果去皮，切成小塊並放在塗抹油脂的烤盤上。在蘋果上面撒上葡萄乾。
2. 用攪拌機把剩下的材料攪拌均勻。把此混合料倒在蘋果上面。
3. 平順表面後，用烤箱以 150~170℃烤 40~50 分鐘。

牛奶冰淇淋

當自製的酸奶油成為患者的日常飲食之後，你可以開始製作這種冰淇淋。

食材 自製的酸奶油……0.5 公升
蜂蜜……適量
雞蛋……2 顆
水果、莓果、堅果、種籽……酌量

作法 1. 攪打 0.5 公升自製的酸奶油,用蜂蜜調味。
2. 分離 2 顆雞蛋的蛋黃與蛋白,然後分別攪打至蛋白堅實,而蛋黃呈現淺黃色且濃稠。
3. 把酸奶油與蛋黃混合,然後加入任何水果、莓果、堅果、種籽和你選擇的香料。
4. 充分混合後,輕輕地拌入蛋白。將其放入一個塑膠容器內,然後立即冷凍。

香蕉冰淇淋

食材 香蕉
冰淇淋

作法 1. 買一些非常成熟的香蕉(皮上有棕色斑點),將其去皮然後冷凍。
2. 當你想要製作冰淇淋時,把這些冷凍的香蕉取出,置於室溫下 30 分鐘,讓它稍微解凍。用食物調理機攪拌。加入一點水以形成奶油狀。

| TIPS |

你可以把一些新鮮或冷凍的莓果、水果塊、椰子乾或新鮮椰子和一些粗切的堅果加入在這個混合料裡面,以製作出不同的風味。

新鮮的椰子

購買椰子時，要確定椰子殼沒有裂縫或任何損傷。把椰子放在耳邊搖晃，如果椰子是健康的，你會聽到裡面汁液流動的聲音。如果椰子品質不好，且它的汁液滲漏出來，它將會腐敗而且不適合食用。

當你把椰子買回家後，有趣的事情就開始了。你會需要一把螺絲起子和鐵鎚。椰子的頂端有 3 個圓點。用螺絲起子將兩個圓點戳洞。把椰子汁從一個洞中全部倒出，而另一個洞可以允許空氣進入。

椰子汁非常營養，可以用來烹調或直接飲用。它應該帶有新鮮的甜味，如果椰子汁嚐起來是酸臭的，那麼打破這個椰子將毫無意義，因為它不適合食用。倒光椰子汁後，用鐵鎚把殼敲破，然後取出果肉。用水洗淨果肉，以洗掉任何殘留的椰子殼。

食用的方式有很多種：

- 把果肉切成小塊，直接食用。它帶有令人愉悅的甜味。
- 用食物調理機研磨，製成甜點（下份食譜）。
- 用果汁機把果肉打成濃稠的椰漿，可以用水稀釋後，做成美味的椰奶。椰漿與椰奶可以加入你烹煮的食物裡面，作為水果和蔬菜沙拉的醬料、蛋糕的鮮奶油或是卡士達的替代品。
- 將果肉切碎用於你的烘焙食品、自製冰淇淋和其他甜點、湯品、燉菜、沙拉和醬汁裡面。

有腹瀉症狀的兒童和成人需要注意。椰子富含纖維，可能會加重腹瀉，所以我建議一開始要使用果汁機，如此可以將纖維與其餘的椰子部位分開。這麼做你就可以享用新鮮的椰奶和椰漿，從它們身上得到所有優質的營養，而沒有纖維。

椰子甜點

食材
中等大小的椰子……1 顆
水果乾（任何以下的水果：杏桃乾、無花果、棗子
或葡萄乾，或是以上混合。確保它們沒有添加山梨
酸酯或塗抹澱粉）……1 杯
芝麻種籽或杏仁粉……1 杯

作法
1. 將果乾浸泡 6~8 小時。然後瀝乾。
2. 在椰子上戳 2 個洞，並且瀝乾裡面的液體。用細
   篩網過濾液體，並且將其保留下來。
3. 把椰子去殼，用水洗淨果肉，以洗掉任何殘留的
   椰子殼。把椰肉切成可以丟入研磨機或果汁機的
   大小。
4. 將椰肉和果乾一起研磨。用食物調理機或雙手攪
   拌完全，如果此混合料太乾，添加一些你之前保
   留的的液體。
5. 將混合料揉成小球狀，並且用芝麻或杏仁粉包裹
   住。將其放在一個大盤子中，然後冷藏或冷凍。

雞蛋在烘焙中被用來作為所有其他食材的黏著劑。有些孩子對雞蛋過敏，所以必須避免食用。以下的食材將取代雞蛋作為你烘焙時的黏著劑。

- 骨膠（明膠），用少量熱水將其完全溶解；
- 南瓜，烤過後搗成糊狀；
- 奶油南瓜和其他冬季南瓜（橡實南瓜、扁形南瓜、哈伯南瓜、意粉南瓜），烤過後搗成糊狀；
- 香蕉，搗成糊狀；
- 蘋果，烤過後搗成糊狀，或製成蘋果醬；
- 梨子，烤過後搗成糊狀，或製成醬汁；
- 櫛瓜（西葫蘆或葫蘆），烤過後搗成糊狀，並且瀝乾多餘液體。

無蛋麵包／蛋糕／瑪芬

食材 ▶ 堅果粉（杏仁、腰果、胡桃、榛果等）……2 杯
奶油（或椰子油、酥油、鵝脂肪、鴨子脂肪）……3 大匙
煮過且搗成糊狀的南瓜（奶油南瓜、南瓜或其他水分較少的南瓜、蘋果醬、梨子醬）……2 杯

作法 ▶ 1. 準備南瓜，將其切半，然後移除種籽。放在烤盤上，切面朝下，烘烤到非常柔軟（刀子可以輕易穿透）。

2. 待冷卻後，把全部瓜肉挖出，然後用叉子壓碎成糊狀。

3. 把所有食材混合均勻。放入一個塗好奶油的烤盤中，以 150~175℃烤 45~60 分鐘。偶爾用一把乾刀子檢查是否烤好（刀子拔出來仍是乾的）。

| TIPS |

1. 如果你在此混合料中加入 2 大匙的純蕃茄糊（只有蕃茄一種原料），一些鹽和胡椒，然後將混合料鋪在烘焙紙上，用湯匙塑形，你就可以烤出一片披薩皮。

2. 你可以添加蜂蜜、果乾、粗切堅果、椰絲、莓果和水果片去改良這份食譜。

你可以利用允許的食材去實驗自己的食譜。這裡有幾份無蛋食譜的範例：

無蛋香蕉瑪芬

食材　腰果，或其他堅果……2 杯
熟香蕉……2 根
蜂蜜……4 茶匙
明膠粉或晶體……4 茶匙
椰子油或奶油……4~8 大匙

作法　1. 把堅果研磨成粉狀（可用杏仁粉代替），壓扁香蕉。用半杯熱水溶解明膠粉。

2. 把所有食材混合在一起，將此混合料填充進瑪芬紙杯，以 150~170℃ 烘烤 15~20 分鐘。

| TIPS |

你可以藉由加入不同莓果、小塊水果、粗切堅果或種籽（葵花籽、芝麻或南瓜），使食譜產生不同變化。

無蛋餅乾／比斯吉

食材　奶油（椰子油或鴨子脂肪／鵝脂肪）……2 大匙
堅果粉（杏仁、榛果、核桃等）……2 杯
水（或杏仁奶或椰奶）……2~3 大匙

作法　**1.** 均勻混合食材。在一塊板子上將其桿成薄片，撒上一些堅果粉。

2. 切成正方形或任何其他形狀。在上面撒上一些粗鹽、罌粟子、葛縷子籽或香菜籽。

3. 放在塗滿奶油的烘焙紙上，用烤箱以 150℃ 烤 10~15 分鐘。

| TIPS |

你可以改良這個食譜，在混合料中加入香草、肉桂、辣椒粉、番椒、黑胡椒、鹽、磨碎的切達乳酪（如果耐受良好）或是花生醬。

無蛋的復活節彩蛋

食材 　核桃……2 杯

椰子碎片……一把

奶油或酥油……4 大匙

蜂蜜……2 大匙

作法 　1. 用食物調理機把全部材料攪拌成很細的糊狀物。

2. 用雙手搓揉出小顆的蛋,將它們冷凍到要吃的時
候。

| TIPS |

使用此混合料,你可以用兒童餅乾模型製作出不同的餅乾。在一個塗有奶油的表面搓揉此混合物,直到變成 1 公分厚。將其冷凍 2 小時以上,取出後,用模型按壓出不同的形狀(正方形、動物、牽引機等)。你可以讓孩子執行此步驟。

無蛋水果甜點

食材 　奶油(可用椰子油或酥油替代)……200 克

莓果和水果

杏仁粉……3 杯

椰絲……1.5 杯

一半的胡桃……1~2 杯

作法
1. 把可取得的莓果和水果混合或切成小塊，然後鋪在你的烤模底部。好的組合為梅子和蘋果；梨子和覆盆莓；櫻桃和鳳梨；蘋果和黑加侖。
2. 倒入 3 杯杏仁粉，覆蓋住水果。
3. 在杏仁上面撒上 1.5 杯的椰絲。
4. 在椰子上面鋪上 1~2 杯一半的胡桃（你可以使用任何堅果，將其粗切）。
5. 用 200 克奶油覆蓋住表面，切成片狀（可以用椰子油或酥油取代奶油）。
6. 以 160~175℃烤約 40 分鐘。

無蛋蘋果派

食材
蘋果和梅子（去核）……酌量
蜂蜜……半杯　　　　棗乾……2 把
熱水……半杯　　　　杏仁粉……1 杯
奶油……2 大匙

作法
1. 將烤盤的一半裝滿去皮和切塊的煮熟蘋果和梅子。除了梅子，你也可以使用黑加侖、覆盆莓、黑莓、梨子、接骨木果等。
2. 在水果上倒入半杯蜂蜜，然後稍微混合。
3. 將棗乾浸泡在熱水中，使其變軟。瀝乾後用於派皮。浸泡過的水非常甜，可以倒在水果上面。

4. 製作派皮：將棗子與1杯杏仁粉和2大匙奶油混合。用手將此混合料塑造成一個球狀，放在一大張烘焙紙或保鮮膜上，然後桿成一個圓形鬆餅的形狀，大小要足以覆蓋住你的烤盤。拿起烘焙紙與麵糰，小心地將麵團朝下覆蓋住水果。一定要確保麵團完全蓋住水果，將多餘的部分修剪掉，用來補洞。

5. 以 130~150℃烤約 40~50 分鐘。

無蛋餅乾 （比斯吉）

食材　磨碎的堅果（堅果粉）……2 杯
奶油南瓜（煮熟且壓成糊狀）……1 杯
大梨子……一顆（製成梨子醬）
奶油或是任何其他允許的脂肪……1 大匙

作法　**1.** 均勻混合所有材料，在烤盤上以 150~160℃烤小餅乾約 20 分鐘。

堅果／種籽乳

作法 1　使用杏仁、葵花籽、芝麻、松子等去製造乳汁（杏仁可以做出最好的乳汁）。你可以加入 1 茶匙的亞麻籽，使此乳汁更濃厚。

作法 2
1. 把堅果（種籽）浸泡在水中12~24小時，將其瀝乾。
2. 用食物調理機加水攪拌：1 杯堅果（種籽）需要 2~3 杯的水。
3. 一台好的果汁機可以將堅果（種籽）完全壓碎，你可以加水攪拌使其呈糊狀。攪拌均勻，並且用濾布或細過濾器過濾，然後你就可以得到乳汁了。

| **TIPS** |

1. 你可以在攪拌時加入浸泡過的棗子或葡萄乾，增加甜味。如果你發現乳汁過於濃稠，只需要添加更多的水。
2. 你可以加入一些新鮮現榨的蘋果汁或胡蘿蔔汁，讓它變成一種非常美味又營養的飲料。

椰奶

食材　不加糖的椰絲……1 杯

水……1 杯

作法　1. 將 1 杯不加糖的椰絲和 1 杯水煮到滾。

2. 待冷卻後，使用食物調理機攪拌完全。用濾布或細過濾器過濾。

薑茶

這是一種溫暖且可以幫助消化的飲料。

食材　新鮮磨碎的生薑……1 大匙

水……1 杯

作法　1. 把磨碎的生薑放入茶壺，然後加入沸騰的水。

2. 蓋上壺蓋，泡 5~10 分鐘。用篩網過濾。

鮮榨果汁

你的患者可以直接飲用這些果汁，或是用一些水稀釋。如果你的 GAPS 孩子不想一整天都喝水，你可以在水中加入一些新鮮現榨的果汁，讓它變成一種美味的飲料。1 天 1 杯果汁開始。針對年幼的孩子，你可以從非常少的量開始，像是 1 天 1 茶匙。逐漸增加每日的飲用量，直到你的孩子 1 天喝 2 杯這種新鮮現榨的果汁。

作法 只使用有機的水果和蔬菜製成果汁。清洗你的水果和蔬菜，並且把所有不漂亮的部位切掉。不用去皮也不用移除種籽。

| TIPS |

- 開啟一天的美好果汁為鳳梨＋胡蘿蔔＋少量的甜菜根。
- 最佳的治療果汁喝起來並不特別美味：綠葉和蔬菜汁。為了使你的果汁嚐起來美味，我建議混合不同的蔬果。你可以製作各式各樣的混合果汁，但是內含物要包括：
   1.50% 高度治療性的食材：胡蘿蔔、少量甜菜根（不超過全部果汁的 5%）、芹菜、高麗菜和紫甘藍、萵苣、綠葉蔬菜（菠菜、荷蘭芹、蒔蘿、羅勒、新鮮蕁麻葉、甜菜頭和胡蘿蔔頭）。
   2.50% 美味的食材，以掩蓋治療性食材的味道：鳳梨、蘋果、柳橙、葡萄柚、葡萄、芒果等。
- 最好空腹飲用，所以每天早上一起床和下午時刻都是好的時間點。
- 你可以用這些果汁做成冰棒。只需要將新鮮現榨的果汁注入冰棒模型中，然後冷凍起來。
- 你也可以把這些果汁做成冰塊，在大熱天時，可以用來製作冰涼的飲料。作法是在玻璃杯中裝滿冰塊，然後加入礦泉水（蒸餾或蘇打水）。
- 榨汁後留下的胡蘿蔔肉，可以與堅果粉一起加在你的烘焙混合料中，或是做為堅果粉的替代品。你也可以依據自己的喜好，使用其他剩餘的果肉和蔬菜。

水果奶昔

你可以製作各種組合。如果你有自製優格和酸奶油，那麼你也可以使用它們。這裡提供一些想法：

- 把一根香蕉和半顆成熟的酪梨、1 杯自製優格或酸奶油，以及一點蜂蜜混合攪拌。
- 半顆酪梨與新鮮現榨的蘋果／胡蘿蔔或是鳳梨汁混合攪拌。
- 香蕉混合新鮮的胡蘿蔔汁（蘋果汁、鳳梨汁、柳橙汁等）和半杯優格或酸奶油。

發酵益生菌飲料

用乳清作為酵種，你可以為整個家庭製作出美味的發酵飲料。發酵過程中，會釋放出水果和蔬菜裡面的有益菌、酵素和許多營養。

克菲爾或優格乳清

從你的優格或克菲爾所滴下來的澄清黃色液體稱為乳清。它是一種非常營養的飲料，以及絕佳的益生菌來源。你可以將其加在新鮮現榨的果汁、湯品和燉菜裡面。你可以在乳清裡面加入一些鹽和香料，然後直接飲用，或者是加一些水稀釋。你可以利用它作為發酵蔬菜、水果、魚和穀物（當你的患者準備好接受它們時）的酵種。

甜菜根卡瓦斯

食材　甜菜根
海鹽……1~2 大匙
乳清……1 杯
大蒜……5 瓣
新鮮磨碎的薑……1 茶匙

作法　1. 用刀子把中等大小的甜菜根切成小塊。（不要用食物調理機磨碎甜菜根，因為這樣會讓它過快發酵，如此一來會產生酒精。）
2. 把甜菜根放入 2 公升的罐子中，加入海鹽、乳清、大蒜、新鮮磨碎的薑（選擇性），然後在罐子裡面注滿水。
3. 置於一個溫暖的地方讓它發酵 2~5 天，之後將其放在冰箱裡面。
4. 用水稀釋後飲用。持續在罐子中加滿水，如此一來你的卡瓦斯將可以保存一段長時間。

| **TIPS** |

當卡瓦斯的顏色開始變成蒼白，表示甜菜根失去效能，此時要重新製作。

其他水果和蔬菜的卡瓦斯

你可以用不同的水果、莓果和蔬菜組合製成卡瓦斯，嘗試實驗看看。

蘋果、薑和覆盆莓克瓦斯：

食材　蘋果……1 整顆　　　　磨碎生薑……約 1 茶匙滿
　　　　覆盆莓……1 把　　　　乳清……半杯

作法　1. 將蘋果切片、生薑磨碎，然後取一把新鮮的覆盆莓。
　　　　2. 把它們全部裝入一個 1 公升的罐子中，加入半杯的乳清，再加滿水。
　　　　3. 將其置於室溫下數天，然後放入冰箱中。加水稀釋飲用。持續在罐子裡面加滿水，直到水果失效，再重新製作。

益生菌蕃茄汁

食材　乳清……1 杯　　　　蕃茄糊……1 大匙
　　　　水……1 杯　　　　　鹽……適量

作法　把全部食材混合，攪拌均勻。

優格、克菲爾和法式酸奶油（酸奶油）

在初期階段，比起牛乳製品，許多（非全部）GAPS 患者對山羊乳製品的耐受性更好。所以先試著使用山羊奶。我強烈建議只使用有機乳品，如果你無法找到有機山羊奶，那麼就找牛奶。最好的牛奶是沒有經過巴氏消毒或任何其他方式加工過的有機生乳，否則牛奶的結構會改變，而且其中許多有用的營養會被摧毀。超級市場販賣的許多牛奶，除了經過巴氏消毒外，也承受了均質化的過程，這是為了讓牛奶不要在瓶子裡面油水分離（單純只是美觀的目的）。這個過程瓦解了脂肪球，並且更進一步的改變了牛奶的結構，使它變得對身體有害。試著購買完全沒有加工過的有機牛奶。如果無法買到未經巴氏消毒的牛奶，那麼就買除了巴氏消毒外，沒有其他任何加工的牛奶。如果這樣也不可能，那麼就盡你最大的努力去購買任何標有「新鮮」的有機牛奶。儘管它經過了巴氏消毒和均質化的過程，但是發酵過程將對恢復其營養價值有很大的幫助。

山羊奶優格較牛奶優格更為液狀，你可以把它當作一種飲料，如果你想把它變濃稠，你可以用濾布將其過濾。有時候製作出來的牛奶優格也會像液體一樣，這時候你可以用濾布過濾使其變濃稠，或是用它做成農舍乳酪和乳清。

為了製作優格，你需要在牛奶中加入菌種。你可以從許多健康食品商店或小型供應商買到優格酵種；又或者，你可以購買市售的「活」優格作為酵種。在製作完第一次的優格後，許多人成功地把自製優格做為下一批優格的酵種。你也可以把從

優格滴下來的液體（稱為乳清）保存在一個乾淨的罐子中，存放於冰箱，它也可以做為製作下一批優格的酵種。任何時候，如果你的自製優格或乳清無法發揮效用，那麼你需要使用市售的酵種或活優格重新開始。

　　優格加入患者的飲食之後，我建議可以介紹一種優格的變形──克菲爾。克菲爾會產生更顯著的消亡反應，這也是為什麼我建議要在優格之後才開始的原因，優格造成的消亡反應要輕微許多。除了好細菌外，一個健康的人體也居住著有益酵母菌，它可以保護這個人免於致病（壞的）酵母菌的侵犯，例如白色念珠菌。克菲爾包含這些有益酵母菌（以及有益細菌），可以幫助控制致病酵母菌。

製作克菲爾和優格的說明

1. 如果你使用巴氏消毒過的牛奶：將 1 公升牛奶（山羊或乳牛）倒入鍋中，煮到接近沸騰，偶爾攪拌一下。需要將牛奶煮到接近沸騰的原因是為了摧毀所有的細菌，以免它們在牛奶中逗留，干擾發酵。然而，不要把牛奶煮滾，因為這樣會改變其結構和味道。把鍋子移開爐子，蓋上鍋蓋，然後將鍋子放在冷水中冷卻，直到溫度降至 40~45℃ 之間。如果你沒有合適的溫度計，可以用你的手去測量溫度。從鍋中舀起 1 茶匙的牛奶（使用乾淨的乾湯匙），然後將牛奶倒在手腕內側，感覺微溫時，就是正確的溫度。

　　如果你使用沒有經過巴氏消毒，或以任何其他方式加工過的有機生乳：你不需要加熱它，所以你可以跳過此步驟。由於生乳存在自己的細菌，所以發酵過程不像加熱過的牛奶一樣容易控制。這表示你的優格可能會比你預期得更稀、更

多塊狀物或更酸。如果你面對的是一個挑食的患者，只願意接受某種樣子的優格，那麼把生乳加熱到接近沸騰，使發酵過程更可以預測是一個方法。在家中溫和地加熱牛奶，對牛奶的破壞性不像巴氏消毒一般：雖然它會殺死細菌，並且改變牛奶裡面的一些東西，但不會像商業處理那樣糟糕。

2. 如果你使用市售的粉狀克菲爾或優格酵種，在倒入鍋中前，你需要先用一點牛奶將其溶解。如果你使用自製的克菲爾、優格或市售的活克菲爾或優格做為酵種，那麼在牛奶裡面加入 1/3 杯。攪拌均勻後，蓋上蓋子，然後放在一個溫度介於 40~45℃的地方。你可以利用一個乾淨的乾熱水瓶、優格機、電熱板、鍋爐或空調櫃上方（如果夠溫暖）去達到此目的。發酵克菲爾或優格至少需要 24 小時或以上。

3. 發酵完成後，把克菲爾或優格移到一個乾淨的乾玻璃罐中，蓋上蓋子然後冷藏。

4. 把濾布鋪在一個大濾盆中，然後把濾盆放在一個大碗裡面，將優格倒入此濾盆。用一塊茶巾覆蓋住，讓它慢慢過濾數小時。乳清是一種澄清的黃色液體，會通過布料滴落。用水或任何鮮榨果汁稀釋，就可以製成一種絕佳的益生菌飲料。而且你可以利用它作為發酵其他食物的酵種。把它放在一個乾淨的乾玻璃罐裡面，然後冷藏。根據你過濾優格多長的時間，你可以製作出一塊柔軟的農舍乳酪或較濃稠的優格。無論是柔軟的農舍乳酪、優格或克菲爾，都可以用來烘焙、加到沙拉和湯裡面，或是與蜂蜜和水果一起作為甜點。

製作法式酸奶油（酸奶油）的說明

用鮮奶油取代牛奶，你可以製作法式酸奶油或酸奶油。1公升的鮮奶油要使用 1 小袋市售的酵種，或是半杯活克菲爾或優格。

1. 不斷攪拌，使鮮奶油接近沸騰，但不要讓它沸騰。如果你使用有機生鮮奶油（沒有經過巴氏消毒或任何其他形式的加工），則可以跳過此步驟。比起發酵牛奶，發酵沒有加熱過的生鮮奶油，最後的成品更容易符合預期。所以真的不需要加熱它。

2. 把鍋子放在冷水中冷卻。鍋子一定要蓋上鍋蓋。

3. 測試溫度——應該介於 40~45℃之間。

4. 加入酵種，然後至少發酵 24 小時。

這種酸奶油或法式酸奶油非常適合用於沙拉、湯品、燉菜、烘焙食物或是與一些蜂蜜和莓果一起作為甜點享用。你可以將它與一點蜂蜜和冷凍水果或莓果混合均勻，就可以製作出速食冰淇淋。酸奶油含有完美的脂肪酸組成，對於滋養免疫系統和大腦很有助益，所以大方地將它加入 GAPS 患者的飲食之中吧！

第四章　噢，不！現在是餵食時間！

> 「大人們從不主動去理解任何事，而對孩子們來說，
> 成天向他們解釋這、解釋那的，有多煩人哪。」
> ——安東尼·聖修伯里《小王子》，1943

　　GAPS 的兒童不是挑食者的機率非常稀少，GAPS 的成人也是相同的狀況。這個問題在自閉症患者身上尤其顯著。大多數自閉症兒童和成人都有進食問題，有時候非常嚴重。其中一些人非常謹慎，只接受非常有限的食物；一些人無法適當地咀嚼，所以一口食物會在嘴裡含很久，或者試圖將食物直接以塊狀型態吞下；一些人只願意用奶瓶，而不願意用任何其他容器喝東西。用餐時間對許多自閉症兒童的父母來說是一場惡夢。

　　GAPS 患者為什麼會有這些問題有幾個可能的原因。

　　第一是感覺輸入的扭曲。他們嘴裡的味蕾接收食物的資訊後，將其傳送到大腦。一個 GAPS 的大腦塞滿了毒素，所以無法適當地處理這種資訊。因此，對這些人而言，食物的味道可能與它嚐起來應該有的味道完全不一樣。此外，對於食物質地和溫度感覺的扭曲，這些因素讓我們開始理解為什麼一個自閉症孩子只接受少數的食物。味道、質地和食物的感覺對他們來說可能相當不舒服。

　　第二是嗜吃甜食和澱粉類食物，這是具有異常身體菌群的人們的典型症狀，尤其容易出現在白色念珠菌過度生長的人身上。無論一個 GAPS 兒童或成人如何挑食，他們大多數都可以接受含糖飲料、比斯吉、蛋糕、甜食、含糖的早餐穀片、巧克力、洋芋片、油炸馬鈴薯片、義大利麵和白麵包。事實上，這些食物是許多 GAPS 患者的唯一，因此壯大了他們體內異常菌

群和毒素的惡性循環。

第三是口腔的狀態。人類的嘴巴是一大群微生物的家，它們通常會保護嘴巴免受致病菌、病毒和真菌的侵略，並且維持黏膜和口腔內多種構造的健康。GAPS 兒童和成人的口腔通常具有非常異常的菌群，往往伴隨念珠菌和其他致病微生物的過度生長。這種異常菌群的活動會產生大量毒素，儲存在口腔黏膜之中，因此改變了味蕾、唾腺和其他結構的功能。除了造成食物味道的扭曲外，這個過程會導致口腔黏膜的慢性發炎，使它成為免疫系統的目標。因為微生物的活動和發炎，許多 GAPS 患者有口臭、非常鮮紅的嘴唇和嘴巴、臉頰黏膜上的各種斑塊和潰瘍，以及舌苔很厚的舌頭。許多食物，像是生的水果和蔬菜、香草、未經煮過的堅果和種籽、冷壓油和一些具有強力解毒物質的食物，會與嘴巴中的毒素結合，試圖清除它們。這種感覺絕對不好受，從刺痛、搔癢和灼熱感到只是令人不悅的味道，也確實，這些食物一般不被 GAPS 的人們所接受。有一些額外的因素。例如：任何身體的分泌物都是排除毒素的一種方式，唾液就是其中一種。GAPS 患者擁有非常毒的身體，一些毒素會透過唾液排泄出來。這會加重嘴巴的毒素負荷，改變食物的味道和感覺。

在一些自閉症和其他 GAPS 疾患的個案中，另一個導致此問題的因素為充滿毒素的大腦無法有效協調口腔、舌頭和涉及咀嚼和吞嚥等其他構造的肌肉正常運動。所以這些患者不能適當地咀嚼和吞嚥。因此他們吃的食物必須非常柔軟，而且他們時常嘔吐。如此嚴重的異常相當少見，但是許多 GAPS 兒童和成人存在這個問題，只是狀況較輕微。

那麼針對這些進食問題，我們可以怎麼辦呢？

合適的營養計畫旨在使身體菌群正常化，同時為此人排

毒，最終讓他／她進食時，可以享受適當地食物味道。一般而言，說服成人改變他們的飲食不會有太大的問題，只是難在如何讓他們嚴格遵守。但是我們該怎麼施予任何營養計畫在什麼都不願意吃的孩童身上呢？的確，這是許多父母在處理孩子情況時所遇到最棘手的情況。

我通常不相信有什麼是毫無希望的情況，我相信的是有志者，事竟成！有一種方法，一種非常有效的方法，可以讓你在孩子的飲食中加入新食物。它需要父母大量的決心，但是會為你們的家庭生活帶來巨大的慰藉和相當程度的正常化。這個方法是應用行為分析（ABA, Applied Behaviour Analysis）或是行為改變技術。主要原則是根據數百年來一直被家長們所使用的常識。我確定你們都可以回憶起父母告訴你「先完成你的家庭作業，然後才可以去玩！」或是「如果你星期六想去動物園，你必須…」，所以公式就是——如果你想要某件東西，你必須付出努力！

當你開始在孩子的生活中應用這個方式時，他或她一定不會喜歡，所以直到你的孩子學會遊戲規則之前，你對於他們的大力抵抗要有心理準備。如果你在一開始、最困難的時候沒有放棄，你的孩子將會很快地瞭解到要得到自己想要的東西，他們必須為你做一些事情。一旦他或她瞭解了，你的生活將會變得容易許多。如果你在家裡已經開始執行 ABA 計畫，你可以請治療師將進食計畫為一個獨立的課程。你所要做的事就是煮好食物，然後帶進治療室內。

那麼，我們該如何在孩子身上應用這個方法呢？

讓我們從光譜較嚴重的一端開始——無口語的自閉症兒童。

1. 介紹新食物給有嚴重語言問題的兒童

一開始將孩子喜歡的食物作為食用好食物的獎勵。將孩子最喜歡的食物展示在他們面前（1 片巧克力、幾片油炸馬鈴薯片、1 個比斯吉等）。把這個食物放在他們可以清楚看到，但卻無法拿到的地方。提供孩子一口你希望他嘗試的食物。忽略孩子所有的暴怒、尖叫、哭喊以及所有其他不好的行為。在他吃下那一口好食物之前，不要讓他離開餐桌；直到他吃下去那一口食物，才可以得到自己想要的獎賞。當他吃下那一口我們希望他吃的食物或只是嘴巴接觸到那口食物，馬上給他喜愛的食物（獎勵），並且搭配大量的讚美、擁抱、親吻、搔癢（任何你孩子喜歡的互動方式），然後讓他離開餐桌。幾分鐘後，再次重複整個程序。一次只提供一口食物、給予獎勵，然後讓他離開，隔幾分鐘再反覆一次。只給予孩子少量的獎勵食物：1 或 2 片油炸馬鈴薯片、1 小片巧克力等。如果他回來跟你要更多，先要求他吃下另一口好食物，才能給予他另一片油炸馬鈴薯片、小片的巧克力等等。這些食物只有在吃下好食物後才能得到，因為功用是作為獎賞，所以其他時間都不可以提供給你的孩子；否則你的孩子將會等到那個可以得到它的時刻，而不需要付出任何努力。盡可能保持整個過程充滿正向且愉悅。當你的孩子開始可以吃下那一口特定的食物，沒有出現任何行為問題時，開始要求他吃下 2 口相同的食物，但是獎勵維持一樣。在第一口的階段，你可能會花上幾天、一個星期或是更長的時間。不同的孩子所需的時間也不一樣。當你成功征服 2 口食物後，進入 3 口的階段，獎勵維持不變。緩慢增加孩子食用的量，直到你的孩子吃完整份餐點。

我這裡提供的獎勵範例（巧克力、油炸馬鈴薯片）都是不被 GAPS 營養計畫所允許的。然而，在你嘗試教導孩子整個

ABA 概念的初始階段，你可以使用任何能夠發揮獎勵效用的食物。一旦你的孩子理解了遊戲規則，把獎勵換成此飲食所允許的食物。如果你的自閉症孩子喜歡這個飲食計畫允許的任何甜點，那麼太棒了！請忘記巧克力和油炸馬鈴薯片。除了喜愛的食物外，你也可以使用任何他喜歡的東西作為他／她嘗試新食物的獎勵。例如：如果你的孩子喜歡觀看特定的影片：播放該影片 5 分鐘，然後暫停。呈現你想要孩子嘗試的那一口食物，在他吃下那一口食物前，不要播放影片。不要因為孩子出現暴怒、尖叫、哭喊等行為就屈服。當你的孩子吃下那一口後，給予他大量且熱情的讚美，同時擁抱和親吻他／她，然後播放影片。幾分鐘之後，重複此程序。如果你的孩子對於影片沒有特別的興趣，使用任何他有興趣的東西——玩具、書、遊戲。自閉症孩子的固著和自我刺激的行為通常不應該被鼓勵。然而，如果那是唯一可以引起孩子的動機，那麼可以利用它們作為吃下好食物的獎勵。

一次只介紹一種食物很重要，不要試圖在同一時間介紹多種食物給孩子。你可以自己決定哪種食物必須第一個加入孩子的飲食之中，然後在此食物上下功夫。從你認為孩子較容易接受的食物開始很明智。當你克服了一或兩種食物後，孩子的菜單開始增長，你也會發現持續介紹新食物變得愈來愈容易。很快地，你的孩子將可以享用非常營養且多樣化的飲食。

重要的是不要對孩子初期的抵抗感到灰心。數百位執行 ABA 計畫的家長在要求孩子的初期階段，從簡單的「來這裡」到更複雜的事情，都必須經歷孩子們的暴怒。沒有人可以教導一個孩子不願意服從任何你要求他或她去做的事情。但是一旦你贏得了第一場戰役，你就得到了孩子的順從，這也代表現在你有一個可以受教的孩子！

2. 介紹新食物給沒有語言問題的 GAPS 兒童

　　針對沒有溝通問題的 GAPS 兒童，程序相同但是執行起來簡單多了。孩子為了得到他想要的東西，如一個遊戲、一個玩具等，必須先吃下好食物。針對這些孩子，我不喜歡使用不被允許的食物，像是巧克力或油炸馬鈴薯片作為獎勵。你可以使用此飲食計畫所允許的自製甜點當作獎勵。我確信大多數家長都很熟悉這句永恆的母親格言：「先吃完飯，才能吃布丁！」除了食物以外，也可以利用其他更精緻的獎勵，像是遊戲、玩具、看電影等等。

　　如同自閉症的兒童，初期的重點在於其他 GAPS 兒童也需要從可達到的目標開始，像是一口或一小份的食物。如果你試著突然介紹一大盤孩子討厭的食物，你將會失敗。一旦你的孩子為了獎勵，可以接受一小份的食物後，慢慢加大食物的份量，要有耐心且始終如一！不要因為孩子發牢騷、抱怨或暴怒而屈服。如果他沒有吃好食物，他就不能得到布丁（或任何其他獎勵）！原則就是這麼簡單！妳必須堅定。一旦你要求孩子吃下那一口食物後，你就不能退縮；不能允許任何協商或操弄。如果你讓孩子在食物這個議題上得到勝利，那麼你在許多其他議題上面也會失敗！

　　如果你的孩子拒絕那一口好食物，而且似乎不在意自己是否可以得到獎勵，那就代表你選擇了錯誤的獎勵！請選擇一個你的孩子願意為了它做任何事情的東西作為獎勵。然而，不論獎勵可以引起孩子多大的動機，永遠不要忘記加上你大量、熱情的讚美和一個大大的擁抱！當孩子吃下那一口好食物後，他們必須感覺到自己真的做了一件非常好的事情！

　　大多數的案例顯示，一旦孩子吃到自己以前不願意嘗試的

食物的美味後，他們其實會開始喜歡。當他們的體內菌群開始改善，許多渴望將會消失，而且會恢復正常的味覺，所以你的孩子將開始發展出對不同食物的喜愛。但是要開啟這個過程，你的孩子需要你的幫助。孩子自己無法打破渴望、毒性和味覺異常的惡性循環。一旦你的孩子有良好的平衡飲食後，他可以被允許不用吃少數特別討厭的食物。我們所有人都有這種喜歡和討厭。然而，一定要確保這些食物維持在正常的比例內。

保持整個過程正向是非常重要的！與你的孩子談話，解釋為什麼你希望他或她吃這個食物，對他們的身體又會有什麼益處。試著在每餐都談論這個主題，用孩子可以理解的語言和措辭，並且讓它像一場遊戲一樣，充滿樂趣和歡笑。當你的孩子順從後，不要限制你的讚美或愉悅的表情！讓你的孩子確切感受到自己吃了這個好食物後，會使你多麼地高興！你的熱情，同時結合獎勵，將會使這個經驗成為孩子下一餐所嚮往且期待的結果。

總而言之，大約 60~70% 帶著孩子來找我的家長，都會說要在他們孩子的生活裡加入任何飲食的這個想法是不可能的任務！「我的孩子一定不會吃的！」然而，應用我在這裡敘述的ABA 原則後，大部分家長很快就會忘記他們的孩子以前是多麼地挑食。家人一起共享餐點變成是一個正常且愉悅的過程，而且理應如此！

第五章　生長遲緩

　　GAPS 家庭的一個普遍現象為生長遲緩。一個擁有異常腸道菌群的嬰兒可以藉由母乳而成長苦壯。然而，當開始食用固體食物後，孩子會馬上學到食物（除了母乳外）會使他／她生病。因為不健康的消化系統無法好好地處理固體食物，也只能吸收被部分消化的食物，孩子可能會經歷許多不愉快的症狀：腹痛、肌肉痛、皮膚癢、頭痛、能量低落等。所以嬰兒拒絕固體食物是相當合理的表現。一個年齡大於 6 個月的孩子，能夠從母乳得到足夠營養的情形非常罕見，如果沒有加入固體食物，孩子就無法適當地增加體重，或反而開始減輕體重。通常隨之而來的是「生長遲緩」的診斷。

　　典型的斷奶食物（以穀物為基礎）完全不適合這些孩子，而且一定不可以給他們。請參閱「新成員」那一章，在開始副食品階段時，遵循裡面內容所描述的結構化飲食。以溫暖的自製肉高湯搭配一些益生菌食物開始。確保母乳只做為孩子吃了一些肉高湯與益生菌食物後的獎勵。你的孩子必須學會唯有他／她吃了一些東西後，才能得到母乳。由少量、可達到的目標開始，例如：喝母乳前，先吃 1~2 茶匙的肉高湯；逐漸增加肉高湯的份量。每 1~2 小時或隨機餵食一次，選擇你和孩子都很平靜和開心的時刻。如果你的孩子因為任何原因而不開心，你必須提供母乳作為安撫，那麼這就不是一個嘗試介紹新食物的時候。整個經驗必須平靜且開心。當你的孩子開始攝取足量的肉高湯和一些益生菌食物後，慢慢加入「新成員」那一章所描述的所有其他食物。持續利用你的母乳作為接下來一年左右的獎勵，在西方國家母乳哺餵的時間超過一年並不常見。然而，母乳哺育的時間愈長，這些孩子可以從中獲得愈多益處：至少持續到孩子 18~24 個月。

第六章　飲食疾患

> 「生大材，不遇其時，其勢定衰。生平庸，不化其勢，其性定弱。」
> ——老子，西元前 570~490

飲食疾患比起其他任何類型的心智疾病會造成更多生命的損耗。男性和女性都會罹患，不過無庸置疑地是女性占大多數：罹患飲食疾患的人群中有約 90% 是年齡介於 12~25 歲之間的年輕女孩。雖然統計數字有所不同，不過一般而言，大概有 1% 的人口被認為罹患飲食疾患。許多飲食疾患的個案並沒有被通報和診斷，可能是覺得這些狀況讓自己丟臉、不想張揚以及自我否認。飲食疾患的盛行率在富裕的西方國家遠比世界其他國家來得高。一個罹患飲食疾患的人可能得到的診斷為：神經性厭食症、神經性暴食症、劇食症、強迫性暴食等。大多數患者可能會交互出現不只一種的症狀，一個神經性厭食症的病患，在某些時間可能會出現神經性暴食症或劇食症的情形。飲食疾患通常與其他心智問題重疊或者可能會導致其他心智問題：注意力不足過動症 / 注意力不足、強迫症、躁鬱症、恐慌症發作、焦慮、藥物濫用、酗酒、思覺失調症等等。

官方的立場認為飲食疾患的起源主要是心理方面出了問題，所以治療著重在心理治療、認知治療、行為治療、家庭治療和營養諮詢。通常會使用精神藥物，也會合併支持團體、運動、按摩和其他治療方式。然而，復發率非常高：根據不同的估計，至少 50% 的患者會復發。許多病患認為自己無法從飲食疾患中痊癒，他們只能控制它，然後活在它的陰影之下。飲食疾患的發展上，心理因素不用說一定扮演了一個角色；然而，官方立場認為的「都是心理問題」，以及你所需要做的就是「重

新教育此人進食」，但卻沒有考慮到要提供什麼給病患吃，可能才是復發的主要原因。

為了瞭解全貌，讓我們一起看一位女孩——漢娜（名字已經過更改）的病史。她的故事非常典型。漢娜到 13 歲前都是一個健康的孩子：「她在學校表現良好、參加運動社團、擁有朋友，而且幾乎不曾生病。她從來沒有服用過抗生素，而且嬰兒時期接受了一年的母乳哺育。13 歲時，她決定成為一位素食者，她的父母並沒有反對。從那時起，她的飲食組成為早餐穀片、義大利麵、米飯和大量的麵包以及馬鈴薯。然而，她沒有出現什麼問題，因為她還是有吃蛋、全脂乳製品和花生醬，而且不太在意飲食中含有多少脂肪。16 歲左右，她進入了一所舞蹈學校，在那裡她被施加了減輕體重的壓力。為了這個目的，她決定吃純素，而且不再食用任何含有脂肪的食物。短短幾周內，她得到了腺熱，必須接受長時間的抗生素療程。腺熱持續了一年，而漢娜仍然感覺自己沒有完全恢復。從 17 歲開始，她幾乎不斷有喉嚨和胸腔的感染，都使用抗生素治療。18 歲時，她進入大學，那時候她決定成為一名模特兒，所以她必須再次減重。為了達到目的，她開始服用瀉藥和減肥藥。如此經過了 2 年，她變得非常瘦弱，持續不斷地感染和感冒，她的月經停止；她的消化系統狀況不佳（便祕和腹瀉交互出現、噁心、嘔吐、脹氣、腹痛和消化不良），此外，她變得憂鬱。之後被診斷為神經性厭食症，漢娜開始接受心理治療及諮商。她的問題造成父母間的衝突，他們迫切的想要幫助她，但是他們的努力都被漢娜蓄意破壞。她持續攝取非常不好的飲食、瀉藥和各種減肥藥。19 歲時，漢娜出現自殺意圖，並且服用了過量的止痛藥。這導致精神機構的定期住院、精神藥物和反覆出現的自殺行為。我第一次見到漢娜是她 21 歲時，剛剛從一個厭食症中心出院，在

那裡她接受了 2 個月的典型治療。她已經恢復正常體重，但是看起來面色蒼白且膚色不佳。她已經服用了抗憂鬱和抗精神病的藥物，不過她仍然試圖減重並且服用瀉藥。她的飲食為素食和低脂。」

讓我們討論這個個案。據我的臨床經驗（而且我相信許多其他健康專業人員也會同意），很高比例的女孩和男孩的飲食疾患是由素食主義或純素類型的飲食所發展而來。我毫不懷疑素食主義和純素飲食的流行是我們年輕人發展出心智疾病的主要原因！由於大眾媒體持續發布關於食物的所有錯誤訊息，眾多人口都堅信素食主義是健康的。所以，當一個年輕女孩宣布她決定成為素食主義者時，她的父母通常不會反對。當孩子停止食用肉類和其他動物性產品，她或他會開始發展出嚴重的營養缺乏。第一個缺乏的會是蛋白質，因為植物性食物為非常不好的蛋白質來源，而且無論它們是否含有蛋白質，實際上都無法被人類腸道所消化。對人類來說，品質最好且最容易消化的蛋白質源自動物性食物：肉類、魚、蛋和乳製品。蛋白質營養不良是非常嚴重的問題：身體無法產生荷爾蒙、酵素、神經傳導物質和其他無數的活性物質，所以靠這些物質運作的功能就會受到影響。所有這些都發生在一個成長中的孩子身上，其需要大量的蛋白質以建立新的組織和新的細胞。在蛋白質缺乏的情況下，孩子會發展出嚴重的鋅缺乏，因為鋅在人類飲食中主要來自肉類，尤其是紅肉。這種礦物質參與了體內大約 200 種的酵素反應，所以全部的反應都會受到影響。現在累積起來的許多資料皆顯示罹患飲食疾患的人們都嚴重的缺乏鋅，即使是對營養嗤之以鼻的主流醫學都考慮要讓這群患者補充鋅！低脂的飲食導致脂溶性維生素的缺乏：A、D、E 和 K，這就代表體內各種代謝功能的大災難，尤其是免疫系統。維生素 B 群是這

些孩子會非常快發展出的另一種缺乏，因為肉、蛋和其他動物性產品是這些營養的主要來源。素食者的飲食主要是碳水化合物，需要大量的鎂才能消化和代謝，所以接下來是鎂的缺乏。因為碳水化合物改變了體內荷爾蒙的平衡，造成過多胰島素的製造，整個代謝轉變為儲存脂肪的模式；在此模式下，想要減重將非常困難。事實上，人們將飲食轉變成素食後，通常會增加體重。純素飲食是更極端的素食主義。就像漢娜初期執行時，至少她有吃乳製品和蛋，它們提供了一些必需營養。純素則不吃任何來自動物的東西。孩子吃純素飲食被此領域的一些專家們認為是一種兒童虐待的形式，因為它確實剝奪了一個成長中的孩子最需要的營養。我想要更進一步：根據我的專業意見，純素飲食是一種變相的飢餓。因為攝取了大量的碳水化合物，孩子可能看起來不瘦，但是身體卻因缺乏所有的必需營養而感到飢餓：孩子營養不良的情形將每況愈下。

　　發生在漢娜這樣的孩子身上的典型情節是什麼呢？她直到 13 歲之前都非常健康。以下是我所相信的事情：

1. 因為不適當的飲食，孩子發展出多種營養缺乏。缺乏蛋白質、鋅、脂溶性維生素、鎂、維生素 B 群和其他營養素導致免疫系統失能。這些病患的免疫系統變得營養不良而且無法適當執行功能。結果就是不斷地感染。因為感染會使用抗生素治療，隨之而來的是腸道菌群受到破壞，所以更進一步地損害了免疫系統。感染和抗生素的惡性循環帶來更多的感染和抗生素；結果就是對免疫系統和腸道菌群造成更大的傷害。

2. 隨著 GAP 症候群的發展，異常的腸道菌群開始產生毒素，這些毒素穿越受損的腸壁、流到血液中，然後散布到身體各處。當這些毒素進入大腦，它們會導致情緒、行為、學習、注意力、記憶和感覺的問題。一種稱為自我知覺的感覺，在

這些孩子身上出現嚴重錯誤，導致他們之後發展出飲食疾患。當一個厭食症的女孩照鏡子時，她不是看到自己多麼地瘦弱；她看到的只有肥胖。她不是在假裝，也不是在「欺騙自己」。原因是她的感覺由於大腦中的毒素而產生了變化。本書中，我們已經討論過在自閉症和其他學習障礙患者身上所產生的感覺變化；這些孩子身上也發生相同的情況。就像生長遲緩的嬰兒一樣，這些孩子的大腦某種程度上學到食物會使自己生病，所以食慾被抑制，而且對於食物的態度也整個改變。來自腸道的毒素阻塞了大腦多個區域，所以它們無法適當地處理來自眼睛、耳朵、味蕾、觸覺神經末端和其他感覺器官的感覺資訊。這些資訊被大腦扭曲和誤解。飲食疾患的孩子不只自我知覺受到影響，其他的知覺形式也一樣：食物的味覺和質地、氣味、觸覺知覺、危險的感覺、社會情況的解讀、人類關係和情緒的知覺、對錯的知覺、重要和不重要的知覺等等。

3. 腸道退化：異常腸道菌群破壞了腸壁，使它產生孔洞且會滲漏，而且無法實行它的功能。腸道內膜是活躍的細胞再生場所：那裡的細胞會持續不斷地脫落，然後被新生的年輕細胞所取代。為了製造新細胞，身體需要健康的腸道菌群、營養和荷爾蒙，而在這些患者身上所有的元素都缺乏。因此，腸道內膜退化而且無法適當地處理食物。同時，腸道無法產生食物消化和吸收所必需的消化液和酶。導致此人無法適當地消化和吸收食物，因此造成更多的營養缺乏。罹患飲食疾患的兒童和成人都有消化方面的問題，當他們被勸誘吃下東西時，問題會變得更嚴重（疼痛、脹氣、消化不良、便祕、腹瀉、胃腸氣脹等），因為它們的腸道處於不適合處理食物的狀態。提供給這些患者以碳水化合物為基礎的典型飲食會進一步地

傷害腸道：食物沒有被適當消化，反而餵養了腸道中的致病微生物，讓它們產生更多毒素。所以這些孩子的消化系統不僅不是營養的來源，反而變成體內毒素的主要來源。

4. 荷爾蒙枯竭：荷爾蒙是蛋白質。沒有良好的蛋白質、鋅、鎂、脂溶性維生素、維生素 B 群和所有其他這些孩子缺乏的營養素，身體無法建構荷爾蒙。因為荷爾蒙掌管了我們的代謝、成長、修復和大量身體的其他功能，所以孩子停止成長、月經變得不規則或是完全停止、性發育停止、孩子的肌肉張力不佳、骨質疏鬆、疲勞、情緒和行為問題、無法專心或學習、睡眠問題、皮膚問題等等。因為主流醫學沒有考慮這些孩子應該要吃什麼食物，在飲食疾患的診所裡面，這些孩子主要是被提供碳水化合物。因為孩子的荷爾蒙濃度低下，身體無法利用來自碳水化合物的熱量，所以它們會被儲存為身體脂肪。這就是為什麼一旦這些孩子開始進食，他們的體重將增加地非常快速，如此一來就導致飲食疾患的復發，因為這些女孩和男孩很害怕體重增加。所以主流醫學「讓他們吃任何東西」的想法不僅錯誤，從長遠來看，還會造成傷害。

5. GAPS 往往伴隨對碳水化合物的渴望，因為這些患者的血糖濃度起伏不定。飲食疾患的病人，即使是嚴重厭食的類型，都喜愛加工的碳水化合物：甜食、巧克力、蛋糕、汽水等。當血糖濃度降低時，他們會產生一股無法抗拒的衝動想將其重新提升。加工碳水化合物和糖分餵養了異常的腸道菌群，進一步延續了這個問題或使它長期而言變得更加糟糕。唯一可以控制渴望的方法是透過適當飲食！此外，按照我的看法，這也是處理飲食疾患的唯一方法，無論是厭食症、暴食症、強迫性劇食症或任何其他形式。

我們剛才看過了一個健康的孩子因為不佳的飲食變成GAPS 病患的典型情節。許多飲食疾患的孩子的確是那樣開始的。然而，有許多孩子從出生就是 GAPS 患者。他們整個人生都飽受所有典型的 GAPS 問題所苦：注意力不足過動症／注意力不足、失讀症、運動協調障礙，伴隨氣喘、溼疹、過敏和頻繁的感染。因為他們沒有接受合適的治療，在生命的某個階段，他們改變的感覺知覺將導致他們的飲食疾患。

飲食疾患的 GAPS 治療

試圖幫助一位飲食疾患的女孩（或男孩）極度困難。因為改變的自我知覺，這些病人不會看到自己是如何的不健康，以及身體的退化是多麼嚴重。他們通常很聰明，會用盡所有的心機去抵制幫助和破壞自身的恢復。他們相當擅長操弄周圍的人們，然後假裝自己是在父母或照顧者逼迫下的「可憐受害者」，讓人們互相對抗。這些孩子的家庭經常會經歷衝突和混亂不斷的困境，這都要感謝孩子的疾病。

我相信飲食疾患的病人必須從 GAPS 入門飲食開始。他們的腸道狀態非常糟糕，所以需要慢慢癒合。但是在我們開始談論飲食之前，我們需要讓這些人進食。為了達到此目的，我們必須克服的第一個困難，我稱之為「賓果日」，這是正常的自我知覺多少有些回來的那一天，而且你的病人會突然意識到他或她是多麼的不健康和營養不良。

治療計畫

第一個階段——抵達「賓果日」：

最大的問題是計算熱量：這些患者很害怕體重增加。為了

讓他們配合，我們必須從「低熱量」方案開始。使用自製肉高湯、蔬菜湯和精心挑選的補充品做為開端。

- 肉高湯的熱量非常低。加上它是液體，飲食疾患的人們更容易接受（他們害怕的是固體食物）。肉高湯會提供胺基酸、礦物質和其他營養，正是病人飢餓的身體所急需的，所以製作的肉高湯要非常營養（一塊帶骨的肉或是整隻雞，烹煮初期加入品質好的鹽和一些粗切的蔬菜）。讓你的病人每天每小時都飲用 1 杯溫暖的肉高湯。在每 1 杯中都加入 1 茶匙的自製乳清或優格（和 / 或 1 茶匙的德國酸菜汁）。這個治療將開啟腸道內膜的癒合過程。

- 用自製肉高湯製成的蔬菜湯。請參考入門飲食那部分所列出的允許蔬菜清單。從相當稀並且含有一點脂肪的湯開始：它是低熱量，應該會被你的病患所接受。在每 1 碗湯中添加 1 茶匙自製的乳清或優格（和 / 或 1 茶匙的德國酸菜汁）。你的病人每天可以被說服喝多少這種湯，就盡量讓他 / 她飲用。

- 營養補充品在此計畫的這個階段是必要的元素，因為它們會讓免疫系統和大腦多少在正常的平台上運作。補充品實際上不含有任何熱量，因此通常患者在接受上不會有太大的問題。接下來，我們來討論我相信是必需的補充品。

1. 完整的游離型胺基酸，每天 15~20 克。你可以在信譽卓著的保健食品公司買到這個產品。我們的身體由蛋白質所組成，而且透過蛋白質運作。飲食疾患的主要症狀是因為極度的蛋白質缺乏。補充完整混合的胺基酸將使身體開始建構最急需的酵素、神經傳導物質、荷爾蒙和其他蛋白質複合物。游離型胺基酸的另一大優勢為它們不需要經過消化，可以輕易地被吸收。這一點很重要，因為患者的腸道可能處在不適合消化複雜蛋白質，且需要將其分解為胺基酸的狀態。

2. 吡啶甲酸鋅（Zinc picolinate），每天 45~50 毫克。缺乏鋅的症狀幾乎與神經性厭食症完全相同：體重減輕、喪失食慾、月經不調、噁心、皮膚損傷、吸收不良、自我知覺改變、憂鬱、焦慮和男性陽萎。大量的研究顯示飲食疾患的人們嚴重的缺乏鋅，而且有一些補充鋅之後就痊癒的案例記錄。

3. 額外三種胺基酸：色胺酸、麩醯胺酸（glutamine）和天冬醯胺酸（asparagine），每天每一種 500 毫克。色胺酸（或是SHTP）是體內血清素的前驅物，這是一種鎮定的神經傳導物質，在飲食疾患的人們身上含量非常低。色胺酸的分子相當大，所以涉及吸收時，很難與其他較小的胺基酸競爭，這就是為什麼它與完整混合的游離型胺基酸應該要在不同時間分開服用。麩醯胺酸為大腦提供燃料，並且幫助大腦清除毒素。天冬醯胺酸與麩醯胺酸是大腦中最常見的胺基酸。大多數有情緒和行為問題的人，其體內天冬醯胺酸的濃度非常低落。這 3 種胺基酸應該同時服用，但是要與完整混合的游離型胺基酸服用的時間錯開。配合一些蜂蜜服用，可以讓它們更快到達大腦，並且促進它們的功能。你的患者在此飲食階段可以飲用添加一點蜂蜜的薑茶；這時也是他們補充色胺酸、麩醯胺酸和天冬醯胺酸的好時機。

4. 支持性營養素：完整維生素 B 群、維生素 C、鈣、鎂、鐵和碘，每日的平均劑量。這些營養素扮演胺基酸和鋅的輔因子。

　　這個治療階段將以最急需的營養素去滋養你的病患。當最嚴重的缺乏開始減輕時，「賓果日」將到來：你的患者某天早上醒來，照鏡子時會突然意識到她或他看起來是多麼憔悴。那就表示正常的自我知覺開始恢復，而且從那時起，你可以真正開始餵食她或他。此時可以進入第二階段。

第二階段：

- 立刻加入肉類，特別是紅肉。所有肉類都應該讓患者食用：羔羊肉、牛肉、獵物肉、鴨肉、鵝肉、豬肉、雞肉、火雞肉等等。用水將它們煮熟，如此會讓它們更容易被你的患者消化。盡快在飲食中加入有機肉類是重要的：特別是肝臟和心臟。你可以將其煮熟，然後磨碎，在湯裡面加入少許，如此以來，你的患者就不會注意到。逐漸增加肉的份量，並且搭配湯品：當患者的消化系統開始復原，她或他將可以消化更多的肉。

- 開始在每 1 碗湯中添加 1 茶匙的自製德國酸菜或發酵蔬菜（在此之前，你已經添加過德國酸菜汁），它們將幫助患者消化肉類。

- 此階段使用消化酵素是一個好主意，因為患者的消化系統可能尚未準備好消化蛋白質食物。在用餐開始時，讓患者服用 1 顆甜菜鹼鹽酸鹽（Betaine HCl）或鹽酸鹽和胃蛋白酶（HCl&Pepsin）；在結束用餐時，服用 1~2 顆完整的胰臟酵素（pancreatic enzymes）。

- 在湯和肉高湯中加入生蛋黃。從 1 天 1 顆蛋黃開始，然後快速增加到 1 天 6~10 顆蛋黃（愈多愈好）。

- 讓湯愈來愈濃稠，同時加入愈來愈多脂肪。把湯攪拌均勻可以讓你持續加入更多脂肪；脂肪將與蔬菜混合，不會被發現。

- 加入品質好的魚肝油，尤其是發酵過的，每天 2 茶匙，可以與食物一起吃或飯後吃（或是一顆相等劑量的膠囊）。從每天幾滴魚肝油開始是一個好主意，再逐漸增加總量。

- 持續飲用添加一些益生菌食物的肉高湯。

- 持續飲用添加一點蜂蜜的薑茶，同時讓病患服用 3 種胺基酸（色胺酸、麩醯胺酸和天冬醯胺酸）。

- 持續服用第一階段的所有營養補充品。

下一階段：

- 請參閱 GAPS 入門飲食，並且逐一遵循它所區分的階段（現在我們已經抵達第三階段）。

- 當可以食用魚肝油的完整劑量後（每天 2 茶匙），逐漸加入品質好的魚油和一些月見草油。

- 逐漸加入品質好的益生菌。

- 持續服用所有補充品，直到 GAPS 入門飲食結束。當你的患者進入 GAPS 完整飲食後，慢慢減少完整胺基酸的劑量到每天 1~2 克，鋅補充品減少至每天 10~15 毫克。剩下三種胺基酸和支持性營養素則繼續維持相同劑量 3~4 個月。

- 在 GAPS 完整飲食的階段，將魚肝油的劑量減少至每天 1 茶匙。

- 隨著患者的復原，你將能夠慢慢移除大多數的營養補充品，除了魚肝油和益生菌以外，它們應該持續服用數年。

　　執行 GAPS 營養計畫幾年之後，你的患者可能需要一輩子都多少堅守 GAPS 完整飲食，特別是存在其他心智問題的個案（如躁鬱症、注意力不足過動症、強迫症、思覺失調症、癲癇和慢性焦慮）。

　　大部分的 GAPS 兒童都是挑食者（因為異常的感覺知覺），這就是為什麼我們在介紹新食物給他們時，需要使用行為改變技術，用在年紀小的孩子身上總是十分有效。處理飲食疾患時，我們面對的是青少年或成人，他們通常更難處理。儘管如此，請閱讀「噢，不！現在是餵食時間！」那一章，可能可以幫助你瞭解為什麼你的女兒或兒子對待食物會表現出那樣的行為，以及如何幫助他們的方法。

結論

　　就我的意見，飲食疾患是一種 GAPS 的狀況，應該以此治療。當我們讓這些患者的腸道菌群正常化後，從腸道流入大腦的毒素會停止，所以大腦可以再次正常運作，而且正常的感覺知覺將恢復。同時，GAPS 飲食會癒合腸道，並且滋養患者，所以他們的身體可以開始恢復功能。這群病患堅持這種飲食數年是重要的原則，因為如果他們太快開始食用加工碳水化合物和垃圾食物，他們就很可能復發。一旦完全復原後，他們可以偶爾享受一次任何自己想吃的東西，只要大部分時間仍然堅守 GAPS 的飲食即可。

第 2 部

GAP 症候群兒童與成人患者的營養補充品

我們都非常愛自己的孩子，無論他們的年齡多大，而且我們會提供他們最好的東西，無論它們多麼困難取得或昂貴。這就會使我們容易嘗試任何事情，只要我們覺得它有希望幫助我們的孩子。我遇過許多家庭提供孩子 10、15、20 甚至更多種不同的營養補充品，但是卻不知道它們是否可以帶來任何功效。營養補充品費用很高，而且市面上充斥著數百種品牌。其中許多的品質是有問題的，加上整個產業並沒有非常好的規範。

我必須再次強調，適當飲食絕對是 GAPS 兒童或成人成功營養管理的首要介入。世界上沒有一種藥丸帶來的效果可以與飲食相比，尤其是涉及消化疾病時，而 GAP 症候群絕對是一種消化疾病，我們對於什麼東西進入患者的腸道必須非常地小心。為什麼呢？因為許多補充品可能會刺激已經發炎且受損的腸道內膜，並且干擾癒合的過程。你一定不會希望付出大量努力所執行的飲食計畫，卻被一顆藥丸破壞了整個過程。

然而，有些營養補充品非常有益，而有些是必需的。營養補充品方案必須非常個別化，理想上，應該由一個合格的醫

生設計。這裡我們將聚焦於絕對必要的營養補充品。我的病患大多數在飲食和這些必需營養補充品的配合下都有非常好的進展，不需要添加其他額外的東西。

GAPS 患者的必需營養補充品：

1. 有效且具治療力量的益生菌

2. 必需脂肪酸

3. 魚肝油

4. 消化酵素

5. 維生素和礦物質補充品

讓我們來檢視這些營養補充品吧！

第一章　益生菌

　　益生菌是營養補充品或發酵食物形式的有益細菌，服用它可以取代或補充受損的體內菌群。與抗生素「不利於生命」的意義相反，益生菌意指「有利於生命」或「支持生命」。

　　食用發酵食物形式的益生菌可以追溯至西元前。數千年來，人們發酵牛奶、水果和蔬菜、豆類、魚、肉類和穀物。發酵後的食物其味道更好、更容易消化和保存。今天世界上許多文化仍然經常性的攝取發酵食物中的益生菌：德國酸菜——發酵的甘藍菜（俄羅斯、德國和東歐）、餐用橄欖和薩拉米香腸或發酵肉類（地中海國家）、克菲爾（俄羅斯）、埃及乳酒（mazun，亞美尼亞）、馬奶酒（kumiss，俄羅斯和亞洲）、拉西（lassi，印度）、發酵乳（gioddu，薩丁尼亞島）、優格和乳酪（全世界）、發酵魚肉（韓國、瑞典、日本、俄羅斯）、發酵穀物（非洲）和發酵黃豆（亞洲）。

　　一位俄羅斯的科學家伊利亞‧梅契尼可夫（Ilia Metchnikoff），他在 20 世紀初期以科學基礎研究益生菌這個主題。在巴黎的巴斯德研究院（Pasteur Institute）工作時，梅契尼可夫注意到保加利亞的鄉村人民經常食用發酵乳製品，而且都很長壽又健康。他分離出一種細菌，將其稱為「保加利亞桿菌（Bulgarian bacillus）」，並且將它用於自己的科學試驗中。今日，這種細菌已知為「保加利亞乳桿菌（Lactobacillus bulgaricus）」，廣泛地被使用於優格製造上。隨著他的發現，在歐洲國家使用保加利亞乳桿菌作為一種健康補充品變得非常普遍。不過當抗生素問世後，益生菌開始被人們遺忘。然而，在梅契尼可夫於西元 1916 年去世後，他的研究仍在世界上多個

國家持續進行。在俄羅斯、斯堪地那維亞半島和日本，利用益生菌治療人類已經有數十年的歷史。在西方，益生菌主要用來餵食農場動物，而且有大量蒐集自這些動物、關於牠們健康特性的科學資料。過去幾十年間，人類使用益生菌再次變得普及，而且我們開始看見愈來愈多關於這個主題的科學出版物。成功以益生菌作為一部分治療的疾病範圍正快速增長。

一般而言，我們最常看到益生菌被用於治療腸胃疾病：

- 消化道的病毒感染
- 嬰兒壞死性腸炎（necrotising enterocolitis）
- 難治性小兒腹瀉（intractable paediatric diarrhoea）
- 偽膜性大腸炎（pseudomembranous colitis）
- 旅行者腹瀉（traveller's diarrhoea）
- 困難梭狀芽孢桿菌小腸結腸炎（Clostridium difficile enterocolitis）
- 幽門螺旋桿菌感染（Helicobacter infection）
- 致病性大腸桿菌感染（enteropathogenic E.coli infection）
- 發炎性大腸疾病：克隆氏症、潰瘍性大腸炎和慢性結腸袋炎
- 大腸激躁症
- 乳糖不耐症
- 實驗室研究中預防結腸癌

許多案例，在治療計畫中加入益生菌不僅改善臨床表現也治癒了疾病情況。

除了消化問題外，許多其他健康問題已經顯示使用益生菌治療可以發揮作用：

- 過敏，包括食物過敏
- 自閉症

- 慢性病毒感染
- 生殖及泌尿道感染
- 肝炎、肝硬化和膽道疾病
- 結核病
- 腦膜炎
- 惡性腫瘤
- 糖尿病
- 多種程度的燒傷
- 手術病人和大量失血患者的手術全期照護與加強照護
- 臨床感染
- 自體免疫疾病

以上這些只是科學文獻已經發表過的疾病。但是如果你和任何有使用益生菌經驗的醫生談論過，列舉出來的疾病將會增加許多。

那麼哪些細菌是我們所認為的益生菌呢？

1. 乳酸桿菌：

這是細菌的一個大家族，它會產生乳酸，因此獲得這個名稱。這個家族最為人熟知的成員為嗜酸乳桿菌（L. acidophilus）、保加利亞乳桿菌（L. bulgaricus）、植物乳桿菌（L. plantarum）、唾液乳酸桿菌（L. salivarius）、羅伊氏乳酸桿菌（L. reuteri）、約氏乳酸桿菌（L. johnsonii）、乾酪乳桿菌（L. casei）和德氏乳桿菌（L. delbrueskii）。乳酸桿菌是人類腸道、嘴巴黏膜、喉嚨、鼻子、上呼吸道、陰道和生殖區域正常且必要的居民，在人類母乳中為數眾多。一個新生兒出生的頭幾天，體內就會建立好乳酸桿菌，而且與

宿主接下來的生命會形成複雜的關係。藉由製造乳酸，它們維持黏膜在一個酸性的環境（pH 5.5~5.6）下，如此會抑制致病微生物的生長。乳酸以外，它們還製造大量的活性物質：過氧化氫，一種強大的抗菌劑；抗細菌、抗病毒和抗真菌劑，它不會讓病原體有機會在腸道內居住。乳酸桿菌參與免疫系統的運作，並且刺激嗜中性白血球、巨噬細胞的活動、合成免疫球蛋白、α 和 β 型干擾素、介白質素 -1 和腫瘤壞死因子。它們參與腸道內細胞再生過程的協調，維持腸道內膜的健康和完整。它們是胃和腸子中數量最多的居民，也是在那些消化系統裡面的主要保護媒介。乳酸桿菌是第一個被研究的益生菌，以及第一個被用來有助健康的補充品。確實，乳酸桿菌是今天市售益生菌中最常見的細菌。

2. 雙歧桿菌：

最常見的品種為比菲德氏菌（B. bifidum）、短雙歧桿菌（B. breve）、比菲德氏龍根菌（B. longum）、嬰兒雙歧桿菌（B. infantis），大約有 30 種不同的品種已被確認。這是益生菌的一個大家族，在人類腸子、下腸道、陰道和生殖區域數量最多。一個健康嬰兒腸道中的細菌，90~98% 為雙歧桿菌。一個成人的腸道中，它們的數量大約是乳酸桿菌的七倍，而且執行許多有用的功能。除了製造不同的類抗生素物質，可以保護腸道免受病原體的侵害、參與免疫系統的運作、維持腸道的完整性和健康之外，它們也作為身體的營養來源。雙歧桿菌會主動合成胺基酸、蛋白質、有機酸、維生素 K、泛酸、維生素 Bl（硫胺酸）、維生素 B2（核黃素）、維生素 B3（菸鹼酸）、葉酸、維生素 B6（吡哆醇）、維生素 B12（鈷胺素）、協助鈣、鐵和維生素 D 的吸收。雙歧桿菌為市售益生菌補充品中第二大的家族。

3. 益生（布拉）酵母菌：

這種布拉酵母菌（saccharomyces boulardii）首先由法國的科學家亨利・布拉德（H. Boulard）於 1920 年代發現。他觀察到中國的人民會使用荔枝萃取物來治療腹瀉。他在這種萃取物中發現此酵母菌，所以被命名為「布拉酵母菌」。已經發現補充這種益生菌可以有效治療多種腹瀉情況，無論是兒童還是成人。最近在使用益生酵母菌去對抗白色念珠菌（一種致病酵母菌）方面引起科學界很大的興趣。

4. 大腸桿菌：

這是細菌的一個大家族。此家族的致病成員可以造成嚴重的感染。然而，大腸桿菌的生理菌株是健康人類腸道內正常且眾多的居民。它們通常會占據消化系統的特定區域：大腸和下腸道，而任何其他以外的地方都不應該存在。如果口腔、胃或十二指腸出現它們的蹤影，表示腸道生態的異常——腸道生態失調。大腸桿菌的生理菌株執行體內許多有益的功能：它們消化乳糖、製造維生素（維生素 K 和 B 群）和胺基酸；產生一種稱為大腸桿菌素的類抗生素物質，而且對局部和全身的免疫有強大的刺激作用。它們非常活躍於抵抗多種致病微生物，包括自己家族的致病成員。的確，你的腸道如果有大腸桿菌的生理菌株居住就是抵抗其致病菌株侵略的最佳方法。這就是德國醫生艾佛列・尼西（Alfred Nissie）在 1917年所發現的事實，那時他試著找出為什麼第一次世界大戰時，有些士兵不會感染傷寒，但是他們大多數的同袍卻都受到感染。他在這些未染病的士兵糞便中發現了特定的大腸桿菌菌株，這一株被命名為尼氏菌株（Nissie strain）。他栽培這種細菌，並將其密封在明膠膠囊裡面。在嘗試自己製造出這個產品後，他將這種細菌以「Mutaflor」的名稱開始大量

生產。Mutaflor 仍然可以在市面上取得。其他一些大腸桿菌的生理菌株已經被研究過，而且也被用在某些市售的益生菌配方裡面。

5. 糞腸球菌或糞鏈球菌：

糞腸球菌（Enterococcus faecium），顧名思義就像許多其他益生菌一樣，是從人類糞便中分離出來的菌種。它們通常居住在大腸裡面，透過產生過氧化氫和降低 pH 值至 5.5 去控制病原體。它們會分解蛋白質和發酵碳水化合物。許多臨床研究顯示它們能有效治療多種腹瀉情況。這些細菌在市售的益生菌配方中相當常見。

6. 枯草芽孢桿菌或土壤桿菌：

首先在第二次世界大戰時，枯草芽孢桿菌（Bacillus subtilis）由德國微生物學家所發現，這種微生物在當時被用來保護德國軍隊免於痢疾和傷寒的感染。戰爭過後，枯草芽孢桿菌受到德國、俄羅斯、義大利、芬蘭、東歐、中國和越南的廣泛研究。許多亞種已經被確認：地衣芽孢桿菌（B. licheniformis）、仙人掌桿菌（B. cereus）、短芽孢桿菌（B. brevis）、糖化菌（B. mesentericus）、短小桿菌（B. pumilis）等等，大部分都被證明對於動物和人類皆有療效。所以導致一系列含有枯草芽孢桿菌的產品被發展出來，並且用於動物身上。幾十年來，也有一些含有枯草芽孢桿菌的產品被俄羅斯、德國、義大利、東歐、日本、越南和中國的醫生用於人類身上。枯草芽孢桿菌是一種孢子生成微生物，可以抵抗胃酸、大多數的抗生素、氣候改變和其他影響。它有強大的免疫刺激特性，被認為在治療過敏和自體免疫疾病方面特別有效。它製造一堆的消化酵素、抗病毒、抗真菌、抗

細菌和其他的活性物質。土壤桿菌不是人類天生固有的，它們是過渡性微生物，所以不是居住在腸道之中，而是在經過腸道的同時完成許多工作。我們人類以往從井和溪流的水裡面攝取到大量的土壤桿菌。在演化的過程中，人類腸道發展出需要這些過渡性細菌的需求，一種可能的原因是要維持腸道乾淨。枯草芽孢桿菌的品種被用於廢物處理，因為它們分解腐爛物質和抑制腐敗微生物的能力很強。藉由清除腸道內老舊的腐敗物，土壤桿菌可能為重建正常的腸道菌群提供了基礎。根據我的經驗，市面上含有土壤桿菌的益生菌是最有效用的產品。

市面上充滿大量的益生菌產品，從益生菌飲品、粉末、錠狀和膠囊的形式都有。很可惜地，它們其中許多並不夠強大，或者沒有包含強到足以提供治療益處的細菌品種。品質控制也是一個問題。《Which》雜誌其中一則報導指出許多市售的益生菌品牌並沒有在標籤上列出包含的細菌品種，或是沒有包含其宣稱的細菌效力。所以，我們該如何挑選好的益生菌呢？

首先，找到一位有使用益生菌經驗的合格開業醫師總是對的，他／她將幫助你挑選出品質好的補充品。如果你試著自己挑選益生菌，那麼可以按照以下的通用準則。

1. 一個好的益生菌應該盡可能包含愈多不同的細菌品種。人類腸道含有數百種已知的不同細菌品種，我們應該盡可能地愈相近愈好。不同的益生菌細菌有不同的優點和缺點。如果它們混合在一起，我們就有更好的機會可以從中獲得最大的利益。

2. 混合不同益生菌細菌族群的菌株比起只有單一族群可以帶來更多益處。例如：市面上許多益生菌只包含乳酸桿菌。但是包含 3 種主要族群的益生菌：乳酸桿菌、雙歧桿菌和土壤桿

菌通常最有效用。

3. 一個好的益生菌應該含有密集的細菌：至少每 1 克含 80 億個細菌細胞。你需要提供足夠劑量的益生菌細菌才能看見成效。

4. 益生菌的製造商應該測試每批的強度和細菌組成，並且應該準備好公佈試驗結果。

　　一旦你找到一個好的益生菌產品，你需要知道如何使用它。一個好的、有治療強度的益生菌總是會產生「消亡反應」。這是什麼呢？當你介紹消化系統一種益生菌細菌時，它們會開始摧毀致病細菌、病毒和真菌。隨著這些病原體死亡，它們會釋放出毒素。這些毒素會使你的患者出現自閉或思覺失調或過動的症狀。所以，無論患者原本的症狀為何，都可能會暫時變得更糟。你的患者也可能會感到更加疲倦，通常會看起來氣色不佳，或是長出皮疹。這些都是暫時性的反應，往往會持續數天到數個星期，每個人都不一樣。為了使這個反應盡可能地輕微，應該慢慢增加益生菌的劑量。從非常少量開始，觀察患者是否出現任何消亡反應的症狀。如果沒有，就增加劑量。當你觀察到一個反應時，讓你的患者維持在此劑量，直到消亡症狀消失。然後再次增加劑量，並維持一段時間。按次原則，持續增加劑量，直到達到具治療效果的程度。這個增加劑量的時期可以從幾星期到幾個月，每位患者所需的時間皆不同。它非常個別化，且會依據此人腸道內有多少過度生長的致病微生物而定。

　　益生菌的治療性劑量具個體差異，而你的健康執業人員應該能夠幫助你釐清這個問題。以下是一般的原則：

· 1 位成人每天應該服用大約 150~200 億個細菌細胞。

· 12 個月大以內的嬰兒，每天可以服用 10~20 億個細菌細胞。

· 1 到 2 歲的幼兒，每天可以服用 20~40 億個細菌細胞。

- 2 到 4 歲的孩童，每天可以服用 40~80 億個細菌細胞。
- 4 到 10 歲的兒童，每天可以服用 80~120 億個細菌細胞。
- 12 到 16 歲的青少年，劑量可以增加為每天 120~150 億個細菌細胞。

　　一旦患者到達了具治療性劑量的程度，平均來說應該維持在此劑量約 6 個月，因為至少需要這麼長的時間才能移除致病菌群，然後開始重建正常的腸道菌群。這段期間內，堅守飲食計畫絕對必要。如果你用糖和加工碳水化合物去餵養腸道內的病原體，那麼益生菌將不太可能對你有所幫助。

　　治療期間結束後，益生菌的劑量可以減少至維持劑量，患者必須持續服用此劑量許多年。重要的是要逐漸減少劑量，就像你當初增加劑量一樣。觀察這段期間內的任何反應。維持劑量也非常個別化，通常是治療劑量的一半，不過某些個案的維持劑量與治療劑量相同。

　　許多病患會問：為什麼我們必須服用維持劑量的益生菌呢？換句話說，為什麼我們必須持續服用益生菌呢？原因是：我們被大自然設計為必須每天透過食物和飲品去得到這些細菌。但是我們改變了環境、水和食物到一個剝奪我們身體獲得這些重要細菌的程度。對於擁有良好、健康腸道菌群的人們來說，這可能不會是什麼問題。然而，對於 GAP 症候群的患者而言，它的確是一大問題。每天攝取益生菌對於 GAPS 的人們尤其重要，因為他們自己沒有。它們的腸道被病原體所占據，而這些病原體非常難驅逐出去，因為它們占據了腸道內不同的區位。為了進入任何那些區位，有益菌必須進行一場相當激烈的戰鬥。事實上，我們生命中，可以殖民有益菌到我們腸道的唯一時間點可能是出生時，因為當時腸道處於無菌的狀態。不

幸的是，大多數我們補充進去的益生菌不會在腸壁上安頓或居住。它們會在腸腔中進行它們的工作，然後離開這個系統。我們還未發現任何一種可以用有益菌取代腸壁上病原體的方法。所以 GAP 症候群的患者需要無限期地服用益生菌。你不需要持續服用市售的益生菌，你可以透過飲食補充發酵食物，像是自製優格、克菲爾、德國酸菜和其他自製的發酵食物。

關於益生菌的其中一個考量是它們許多無法在胃酸中生存。GAP 症候群的患者通常胃酸度低，所以對他們來說不是一個大問題。不過要確保你吃下的益生菌可以在胃酸中存活下來，普遍的規則就是和食物一起吃或是飯後吃，那時大部分的胃酸都與食物顆粒結合在一起。一些製造商會幫他們的益生菌膠囊穿上腸溶衣，以保護它們不受胃酸的傷害。由於兩個原因，我並不支持這種作法。第一，益生菌對於胃的重要性與對任何其他消化系統部位一樣。在一個胃酸度低的胃裡面，各種病原體都生長在胃壁上。我們需要益生菌去處理這些病原體。第二，消化異常的患者通常無法分解膠囊的腸溶衣。所以這些膠囊會進入身體，然後幾乎沒有任何改變的就離開，不會帶來任何好的作用。

可能你的益生菌裡面，不是所有的細菌品種都可以在胃酸中存活。但是這裡的一個重點為即使是死的益生菌也會為你的腸道帶來許多好處。它們的細胞壁含有刺激免疫反應的物質，而且它們也會吸收毒素、將毒素移除身體。許多食物製造商已經瞭解了這個事實，而且正在計畫要在許多食物裡面添加死的益生菌。

總而言之，益生菌補充品對於治療任何 GAPS 狀況絕對重要。即使是不存在嚴重消化問題的個案，我也發現藉由飲食和益生菌可以達到可觀的進展。

第二章　脂肪：好的與壞的

　　人的大腦大約有 60% 是脂肪（淨重）。每個細胞的細胞膜和細胞內的每個細胞器都是由脂肪所組成。人體內許多賀爾蒙、神經傳導物質和其他活性物質也都是由脂肪組成。脂肪在我們的飲食中至關重要。問題在於什麼脂肪？

　　關於脂肪，有很多矛盾的資訊和錯誤的信息。在我們的現代社會中，脂肪已經被視為危害健康的惡寇，於是興起了一個生產大量低脂和不含脂肪產品的工業。包括肉、奶油和雞蛋在內的動物性脂肪已被指責為各種疾病的元凶，因此工業界再次迅速提供了合成的替代品、奶油替代品和塗抹醬。人們聽說植物油對身體更好，所以各種不同的植物油已經成為食用油，取代了傳統使用的豬油、鵝油和豬油滴。大眾並不清楚所有這些加工油品和脂肪是如何製造出來的，它們究竟含有什麼以及它們對人體健康有什麼樣的影響。

加工脂肪

　　植物油、食用油、人造奶油、奶油替代品、塗抹型奶油、氫化油，起酥油和許多其他人造脂肪都經過加工；它們與人體生理不相容，任何人都不應該食用，對 GAPS 患者而言更是如此。你可以在大多數加工食品中找到加工過的脂肪和油脂：麵包和糕點、預加工的食物、洋芋片、零食、巧克力、冰淇淋、比斯吉、蛋糕、外賣餐、醬料和美乃滋等。大多數加工脂肪的基礎是從種籽和植物物質（玉米、大豆、葵花籽和油菜籽等）中所萃取出的植物油。它們生產便宜，對食品工業而言非常有利可圖。在它們的自然狀態下，這些油具有非常不穩定的不飽

和脂肪酸，很容易因為熱、氧氣、壓力和光而遭到破壞。在非常高的溫度、壓力和各種化學物品的萃取過程中，改變了自然種籽和植物中脆弱脂肪酸的化學結構，產生大量非自然的有害脂肪酸。然後這些油會以大瓶子裝著作為食用油在所有超市中販賣。由於數十年來不間斷的廣告和宣傳，這些油已經取代了幾千年來人們用於烹飪的天然動物性脂肪。

為了使植物油固化並增加其保存期限，它們會被氫化加工處理。氫化是在高壓及高溫（120~210℃）下，以鎳、鋁和其他有毒金屬作為催化劑，將氫分子添加到油的化學結構中的過程。這些殘餘的金屬會留在氫化油中。鎳和鋁都是有毒金屬，這增加了身體必須努力去除的一般毒性負荷。有毒金屬與許多退化性疾病有關，包括學習障礙、阿滋海默氏症和失智症。

加工改變了天然油的化學結構，產生大量非常有害的脂肪。許多這些被改變的脂肪還沒有受到詳細的研究，我們不知道它們在人體內可以造成怎樣的破壞。但反式脂肪已受到了很大的關注。這些是不飽和脂肪酸，在天然狀態下對我們有益，但經過加工後其化學結構已經改變。反式脂肪酸在結構上與它們天然的對應物非常相似，但它們有點「顛倒」。由於它們的相似性，它們在身體中占據了必需脂肪的位置，同時卻又無法做好自己的工作。因為如此，它們以某種方式讓細胞無法正常運作，身體全部的器官和組織都會受到影響。例如，反式脂肪具有很強的免疫抑制能力，在免疫系統的許多不同功能中扮演著有害的角色。它們涉及糖尿病、動脈粥狀硬化、癌症、神經和精神疾病。它們會干擾妊娠、荷爾蒙的正常生成、胰島素對葡萄糖的反應能力、酵素和其他活性物質執行功能的能力，從而對肝臟和腎臟造成損害。當一位母乳哺育的母親攝取了一種號稱「健康」的奶油替代品後，很快地就會在其母乳中發現反

式脂肪。嬰兒的大腦中含有高比例的不飽和脂肪酸。反式脂肪會取代它們並干擾大腦的發展。反式脂肪是如此有害,但是對於它們卻沒有任何安全限制的規範。然而,1 包洋芋片將提供你約 6 克的反式脂肪、加工乳酪的零食或乳酪比斯吉(主要廣告對象為兒童)將提供 8 克、1 大匙普通的人造奶油會給你 4~6 克以及 1 份用植物油炸出的薯條將供應你 8~9 克的反式脂肪。據估計,反式脂肪酸在西方飲食中的平均攝取量可高達每天 50 克。這是我們從食物中食用到其他非天然物質的好幾倍。考慮到它們在最基本的生化層級上對身體功能造成損害的能力,毫無疑問地,我們大大低估了反式脂肪在現代流行的退化性疾病中造成的影響。

我想再重申一次,GAPS 飲食絕對不允許加工脂肪:所有常見的食用和植物油、氫化油、人造奶油、塗抹醬、植物性脂肪和起酥油、奶油替代品和塗抹型奶油。這意味著所有的加工食品都出局,因為加工過的脂肪是加工食品的主要成分之一。

什麼樣的脂肪對 GAPS 患者有益呢?
這是最重要的事!

對於 GAPS 患者來說,應該要每天攝取並且占食用脂肪的大部分,且最重要的脂肪為動物性脂肪:新鮮肉類中的脂肪、從肉類中所提取的脂肪、乳製品脂肪(奶油,鮮奶油和酥油)以及蛋黃中的脂肪。動物性脂肪含有大量的飽和和單元不飽和脂肪酸。

我幾乎可以聽到你問了一些非常常見的問題:那麼關於那些「致命的」飽和脂肪呢?它們不是會引起心臟病嗎?動物性脂肪不全都是飽和的嗎?這是食品工業為打擊競爭者而努力不

懈的結果。他們的競爭者是什麼？當然是天然脂肪。天然脂肪沒有太多的利潤，而經過加工的油脂能夠帶來非常好的利潤。因此，食品工業才會洗腦每個人認為天然脂肪對健康有害，而它們的加工脂肪、氫化和食用油對我們有益。我們已經接受了近一個世紀的宣傳，也難怪我們很多人都聽信於此。

食品工業特別針對飽和脂肪。那是怎麼發生的呢？脂類生物化學國際專家瑪麗・恩尼格（Mary Enig）博士解釋說：「在1950 年代後期，美國研究人員安賽爾・基斯（Ancel Keys）提出心臟病的流行是由於氫化植物性脂肪所導致；在此之前此人則是提出飽和脂肪是罪魁禍首的概念。食用油工業透過公關活動來快速回應這個會對其產品造成威脅的研究，以促使人們相信只有氫化油中的飽和脂肪酸部分會造成問題…從那時起，食用油脂工業促成了兩個觀念，即飽和脂肪酸（動物性和乳製品油脂）是有害的，而多元不飽和脂肪酸（主要是玉米油和後來的大豆油）則會帶來健康。」

富裕的食品工業巨頭花費數 10 億美元僱用一支「科學家」軍隊，為他們提供他們所主張的「科學證據」。與此同時，真正的科學一直以來都在為我們提供真相。然而，所有公眾媒體上都有這些富有的食品工業巨頭所宣傳的「科學」廣告。真正的科學太窮，以至於無法在這方面花錢。結果，大眾只能聽到商業力量希望人們聽到的東西。

那麼，真相是什麼？真正的科學告訴我們什麼呢？

1. 加工脂肪、氫化脂肪和食用植物油會導致動脈粥狀硬化、心臟病和癌症。這是一個事實，真實且誠實的科學已經證明了這一點。

2. 動物性脂肪與心臟病、動脈粥狀硬化和癌症無關。我們的人體生理需要這些脂肪；它們對我們很重要，應該每日攝取。

3. 飽和脂肪具有心臟保護作用：它們能降低血液中的脂蛋白(a)
   （脂蛋白(a)是非常有害的物質，會引發血管的動脈粥狀硬
   化）、減少動脈中的鈣沉積並且是心肌優先選擇的能量來源。
   飽和脂肪能增強我們的免疫系統，保護我們免受感染，並且
   對於身體能夠利用不飽和 ω-3 和 ω-6 脂肪酸來說不可或缺。
   大自然提供的最飽和的脂肪之一是椰子油。它在大多數的退
   化性疾病上都展現出極好的健康益處和療效。

4. 動物性脂肪含有各種不同的脂肪酸，不僅僅只有飽和脂肪
   酸。豬肉脂肪組成為 45% 單元不飽和、11% 多元不飽和及
   44% 飽和。羊肉脂肪組成為 38% 單元不飽和、2% 多元不飽
   和及 58% 飽和。牛肉脂肪組成為 47% 單元不飽和、4% 多元
   不飽和及 49% 飽和。奶油組成為 30% 單元不飽和、4% 多元
   不飽和及 52% 飽和。這是動物性脂肪的天然成分，而且每一
   種成分我們的身體都會拿來使用，包括飽和脂肪。如果你想
   瞭解動物性脂肪的每種成分對我們的重要性，讓我們來看看
   人類母乳的組成。母乳的脂肪中飽和占 48%、單元不飽和占
   33% 和多元不飽和占 16%。我們的嬰兒利用這樣的脂肪組成
   成長苗壯，其中最大的部分為飽和脂肪。

5. 我們需要天然食物中的所有天然脂肪，而飽和脂肪及單元不
   飽和脂肪需要占我們脂肪攝取量的最大部分。

6. 食用脂肪會讓你變胖的這個簡單想法是完全錯誤的。食用加
   工碳水化合物才會導致肥胖。膳食脂肪會進入你的身體結構：
   你的大腦、骨骼、肌肉、免疫系統等，身體中的每個細胞很
   大的程度上都是由脂肪所組成。

　　這些是誠實的科學所提供的事實。不幸的是，正如先前提
到的那樣，我們大多數人都沒有聽說過有關誠實科學的研究發

現。在這個世界上要傳播任何資訊都需要花錢。所以，大部分人們主要都是獲得為有錢人提供服務的資訊。為了獲得關於任何主題的真實資訊，我們必須尋找它，而不是依靠公眾媒體對我們所釋放的「新聞」和「科學突破」。

我想再次吸引你對人類母乳脂肪組成的注意：它是由 48% 飽和、33% 單元不飽和和 16% 多元不飽和脂肪所組成。大自然做任何事情一定有它的道理！人類母乳是最佳且適合人類嬰兒的食物！人體生理不會隨著嬰兒的生長而改變，因此在我們的生命中，對於食物所含的特定脂肪成分的需求保持不變：48% 飽和、33% 單元不飽和及 16% 多元不飽和脂肪。這就是我們的所需，大自然就是如此設計我們的！能為我們提供這種脂肪成分的唯一食物就是動物性產品：肉類、雞蛋和乳製品；而這些應該是為我們提供大部分食用脂肪的食物來源。

植物所含有的脂肪具有非常不一樣的脂肪酸組成，它們主要是多元不飽和脂肪。多元不飽和脂肪酸非常脆弱，很容易被熱、光和氧氣破壞。這就是為什麼大自然要將它們鎖在種籽和堅果的複雜細胞結構裡面接受良好的保護。當我們食用完整天然狀態的種籽和堅果時，我們會得到那些處於天然狀態、沒有變質並有益於健康的脂肪酸。當我們的大工廠從種籽和堅果中萃取出油時，我們會破壞脆弱的多元不飽和脂肪酸，使其對健康有害。但最重要的一點是：當我們食用完整的天然種籽和堅果時，我們可以獲得少量的多元不飽和油，其量可以與我們的人體生理相容：我們不需要大量的多元不飽和脂肪，占我們大部分脂肪攝取量的應該是飽和脂肪酸和單元不飽和脂肪酸。當我們食用蔬菜和食用油時，我們會攝取到過多的多元不飽和脂肪酸，這對於健康的人體生理來說超出太多。來自植物和食用油的過量 ω-6 多元不飽和脂肪酸，在很大程度上造成我們現代

社會發炎和退化性疾病的流行，從心臟病、各種自體免疫問題到癌症。

那麼關於膽固醇呢？

當我們談論到動物性脂肪，總是會出現關於膽固醇的問題，因為每個人都聽說過膽固醇會「堵塞你的動脈」和「引起心臟病」。這個想法來自於 1953 年首次提出的飲食 - 心臟假說。自那時起，這一個假設已經被數百項科學研究證明完全錯誤。美國著名醫師和科學家喬治·曼恩（George Mann）說：「飲食 - 心臟假說這個概念是本世紀，甚至是任何一個世紀最大的科學騙局」。為什麼呢？因為儘管科學界努力的在證明這個假設是錯誤的，然而醫學、政治和科學機構已經完全被此假設所束縛住。要他們承認錯誤會損害到他們的聲譽，所以他們並不急於改變。同時，他們一致給予商業公司充分的自由，去利用飲食 - 心臟假設來獲取他們的利益。他們透過大眾媒體進行不間斷的宣傳，確保飲食 - 心臟假說的長期存在。請詳細閱讀我的著作《*Put your heart in your mouth*》（直譯：把你的心放進你的嘴裡），去瞭解什麼會導致心臟病，以及如何預防甚至扭轉心臟病。

多虧飲食 - 心臟假說的推動者，每個人都「知道」膽固醇是「邪惡的」，並且無時無刻都必須與其進行戰鬥。如果你相信主流媒體，你會認為膽固醇濃度根本沒有夠低的一天。

事實是，我們人體不能沒有膽固醇。讓我們來看看為什麼？

我們體內每個器官的每個細胞都有一部分的結構為膽固醇。膽固醇是我們細胞膜不可或缺且非常重要的一部分；細胞膜構成細胞壁，以及細胞內所有胞器的壁。在這裡我們所談論並非只是幾個膽固醇的分子。在許多細胞中，幾乎有一半的細胞壁是由膽固醇所組成。身體中不同種類的細胞會需要不同的

膽固醇量，取決於它們的功能和目的。人類大腦中膽固醇含量特別豐富：全身的膽固醇約有25%是存在於大腦中。大腦中的每個細胞和每個結構，以及我們神經系統的其餘部分都需要膽固醇，不僅是用來自我建造還用來完成多種功能。胎兒和新生兒發育中的大腦和眼睛都需要大量的膽固醇。如果胎兒在發育過程中沒有獲取到足夠的膽固醇，孩子可能會患有先天獨眼畸形。人類母乳會提供大量的膽固醇。不僅如此，因為嬰兒發育中的大腦和眼睛需要大量的膽固醇，所以母乳還提供了一種特別的酵素，使寶寶的消化道幾乎可以百分之百將膽固醇完全吸收。在嬰兒時期缺乏足夠膽固醇的兒童在視力和大腦功能上會比較弱。嬰兒配方奶製造商清楚此一事實，但是為了遵循抗膽固醇教條，他們生產的配方幾乎不含膽固醇。

大腦和我們其餘神經系統中，含量最豐富的物質之一是被稱為髓鞘的脂肪物質。髓鞘包覆在每個神經細胞和每條神經纖維外面，就像電線周圍的絕緣層。除了絕緣功能，它還為我們大腦和其餘神經系統的每個微小結構提供營養和保護。當人開始失去髓鞘時，會發展出一種叫做多發性硬化症的疾病。髓鞘的20%是膽固醇。如果你開始妨礙體內膽固醇的供給，就會使大腦這個極為重要的結構和其餘神經系統受到威脅。大腦中髓鞘的合成與膽固醇的合成密切相關。正如多發性硬化症患者一樣，GAPS患者的髓鞘抗體測試經常呈陽性反應。由於這些抗體，兩組患者他們大腦和其餘神經系統的髓鞘會持續受損。為了重建髓鞘，他們的身體需要大量的膽固醇。在我的臨床經驗中，具有高膽固醇和高動物性脂肪含量的食物是GAPS和多發性硬化症患者的必需藥物。

我們人類所擁有的最美妙的能力之一就是記憶事物的能力——我們人類的記憶。我們是如何形成記憶的呢？靠我們的腦

細胞建立被稱為突觸的相互連接。一個人的大腦可以生成的健康突觸愈多，他的心智和才能就愈強。科學家們發現突觸的形成，幾乎完全仰賴由載脂蛋白 E（apolipoprotein E）形式的腦細胞所產生的膽固醇。如果缺乏這個要素，我們就無法生成突觸，因此我們也將無法學習或記憶任何東西。記憶力喪失是降膽固醇藥物的副作用之一。在我的診所中，我發現越來越多的人因為服用「膽固醇藥丸」而記憶力喪失。美國國家航空暨太空總署（NASA）的前科學家兼太空人杜安‧格拉韋林（Duane Graveline）博士在服用他的「膽固醇藥丸」後經歷了這樣的記憶力喪失。他透過停止服用藥物和吃大量富含膽固醇的食物來保留他的記憶力。從那以後，他在他的書《*Lpitor–Thief of Memory, Statin Drugs and the Misguided War on Cholesterol*》（直譯：立普妥—記憶小偷，史達汀類藥物和膽固醇的誤導戰爭）中描述了這段經驗。科學試驗顯示，新鮮雞蛋和其他富含膽固醇食物中的膳食膽固醇可以改善老年人的記憶力。根據我的臨床經驗，任何有記憶力喪失或學習問題的人都需要每天服用大量這些食物才能恢復。讓我們看看哪些食物富含膽固醇。

1. 魚子醬是最豐富的來源；每 100 克提供了 588 毫克的膽固醇。顯然地，對大多數人而言，這不是一種常見食物，所以讓我們看看列表中的下一個項目。

2. 僅次於魚子醬，每 100 克的魚肝油含有 570 毫克的膽固醇。毫無疑問，在這個歷史悠久的健康食品所有眾所皆知的健康益處中，其膽固醇成分扮演著重要的角色。

3. 新鮮蛋黃排在第 3 位，每 100 克含有 424 毫克的膽固醇。我想重複一遍「新鮮的蛋黃」，而不是化學處理過的蛋粉（它們含有化學處理過的膽固醇）！

4. 每 100 克的奶油可提供 218 毫克的膽固醇。我們談論的是天

然奶油，而不是奶油替代品。

5. 冷水魚類和甲殼類，如鮭魚、沙丁魚、鯖魚和蝦，可提供良好的膽固醇含量，每 100 克從 173 毫克到 81 毫克不等。低膽固醇飲食的支持者會告訴你用魚類取代肉類，顯然他們沒有瞭解到魚類的膽固醇含量幾乎是肉類的兩倍。

6. 每 100 克的豬油可提供 94 毫克的膽固醇。其他動物脂肪在其之後。

　　這些食物可以幫助人體提供膽固醇，所以人體不需要努力去自我產生。許多人不知道，人體中大部分的膽固醇並不是來自食物！健康的人體在需要時會產生膽固醇。膽固醇是我們人體生理的重要組成部分，因此人體有非常有效的機制將血膽固醇保持在一定的濃度。當我們吃進較多的膽固醇時，身體自我產生會較少；當我們吃進較少膽固醇時，身體自我產生會較多。然而，降膽固醇藥物是完全不同的一回事！它們會干擾人體產生膽固醇的能力，因此它們會減少身體可用的膽固醇含量。如果我們不服用降膽固醇藥物，我們大多數人都不必擔心膽固醇。然而，GAPS 患者是不同的：由於毒素和營養缺乏，他們的身體不能產生足夠的膽固醇。研究顯示，無法產生足夠膽固醇的人容易出現情緒不穩定和行為問題。犯過謀殺和其他暴力犯罪的罪犯、具有侵略性和暴力性格的人、容易自殺的人以及具有侵略性社會行為和自我控制能力低的人常常血膽固醇濃度低。已故的牛津大學教授大衛·賀羅賓（David Horrobin）曾表示：「大規模降低人口的膽固醇濃度可能會導致更多暴力的行為模式出現。大多數這些增加的暴力事件不會導致死亡，而是在工作和家庭中產生更多的侵略行為、更多的兒童虐待、更多的毆打妻子和更多普遍的不幸。」身體不能產生足夠膽固醇

的人確實需要大量富含膽固醇的食物，以便為他們的器官提供這種生命中必不能缺少的物質。

還有什麼是我們的身體需要膽固醇的原因呢？

在大腦之後最需要膽固醇的器官是我們的內分泌系統：腎上腺和性腺。它們產生類固醇荷爾蒙。類固醇荷爾蒙在體內是由膽固醇製成：睪固酮、黃體素、孕烯醇酮、雄固醇、雌激素、雌二醇、皮質固醇、醛固酮和其他等。這些荷爾蒙實現身體的各種功能，舉凡調節我們的新陳代謝、能量的產生、礦物質的吸收、大腦、肌肉和骨骼的生成到行為、情緒和生殖等功能。我們緊張的現代生活消耗了大量的這些荷爾蒙，導致了一種稱為「腎上腺疲勞」的狀況。這是自然療法醫生和其他健康從業者很常下的診斷，並且常見於 GAPS 的患者。市面上有一些用於腎上腺疲勞的草藥。然而，最重要的治療方法是為你的腎上腺提供大量的膳食膽固醇。

膽固醇對我們免疫系統的正常運作至關重要。動物實驗和人體研究顯示，免疫細胞依靠膽固醇去抵抗感染和戰鬥後的自行修復。據記載，膽固醇濃度高的人會受到保護，避免感染的危害：他們感染愛滋病的可能性低於四倍，他們很少感冒，並且在感染後能比「正常」或血膽固醇低的人更快地恢復。另一方面，血液中膽固醇低的人容易感染各種疾病，患病時間更長，而且更容易死於感染。富含膽固醇的飲食已經被證實可以改善這些人從感染中恢復的能力。因此，任何患有急性或慢性感染的人都需要吃高膽固醇的食物以幫助恢復健康。魚肝油是膽固醇最豐富的來源（僅次於魚子醬），長期以來一直被認為是免疫系統的最佳治療法。熟悉以前醫學文獻的人會告訴你，在抗生素發明之前，結核病的常見治療方法是每日混合生蛋黃和鮮奶油（富含膽固醇）的飲食。

結論

膽固醇是人體內最重要的物質之一。沒有它，我們無法存活，更不要說能良好運作。GAPS 患者更是特別需要膽固醇；這就是為什麼 GAPS 飲食中提供了大量的膽固醇。

必需脂肪酸

我們的身體可以製造許多脂肪酸。但是有一組脂肪酸是我們身體無法製造的。這些是必需脂肪酸。「必需」代表的是——我們不能沒有它們。

必需脂肪含有人體無法合成的脂肪酸，因此我們必須從食物中獲得這些脂肪。這些必需脂肪酸指得是 ω-3 和 ω-6 脂肪酸。身體中的每個細胞都依賴它們來適當的運作和生存。這些油在最基礎的層級上參與身體的各種功能。我們的身體，特別是大腦，在一定程度上是由它們組成。數以百計使用 ω-3 和 ω-6 油的臨床研究顯示，它們可有效治療天底下的各種健康問題，包括自閉症、注意力不足過動症、失讀症、動作協調障礙、糖尿病、憂鬱症、強迫症、思覺失調症、感染及癌症等等。由於食品加工的關係，我們大多數人在飲食中無法得到足夠的必需脂肪，特別是 ω-3。由於消化功能受損，毫無疑問地，GAPS 患者缺乏必需脂肪酸，因此應該將它們添加到飲食中。所以，讓我們來仔細看看這個主題。

有兩種必需脂肪酸根源，所有其他脂肪酸都是由它們衍生而來：

ω-3： α - 亞麻酸（Alpha - Linolenic Acid）或簡稱 LNA

ω-6：亞麻油酸（Linoleic Acid）或簡稱 LA。

　　α - 亞麻酸（ω-3）最豐富的來源是亞麻籽油（亞麻仁油）、大麻油和一些來自於石栗及奇亞籽的外來油。這種脂肪酸少量存在於核桃、大豆、南瓜籽、油菜籽、米糠、深綠葉蔬菜、蛋黃、動物脂肪（特別是野生動物）、動物奶，當然也存在於母乳中。

　　亞麻油酸（ω-6）最豐富的來源是月見草油、紅花、向日葵、核桃、大麻油和幾乎所有的種籽和堅果。蛋黃、牛奶和母乳含量較少。

　　α - 亞麻酸和亞麻油酸被稱為「脂肪酸根源」。從這兩種脂肪酸，健康的人體可以製造出其他脂肪，並用於每個細胞、執行幾乎所有功能（圖五, p.309）。

ω-3 脂肪

　　由 LNA（α - 亞麻酸）可合成出兩種非常重要的 ω-3 脂肪酸：EPA（二十碳五烯酸）和 DHA（二十二碳六烯酸）。EPA 和 DHA 對於正常的大腦和眼睛發育極其重要。它們大量存在於腦細胞、神經突觸、視覺受器、腎上腺和性腺裡面。然而，為了從 LNA 合成它們，身體需要一些營養素的良好供應：維生素 C、維生素 B3、維生素 B6、鎂、鋅和一些酵素。GAPS 患者往往缺乏這些營養素，因此不難預測他們的身體無法將亞麻仁油中的 ω-3 根源（LNA）轉化為大腦非常需要的 EPA 和 DHA。此領域的一些研究人員認為，無法將 ω-3 根源的 LNA 轉換為建構大腦所需的 omcga-3 EPA 和 DHA，是造成 GAPS 孩童和成人問題的一大因素（圖六, p.311）。所以，僅僅是補充

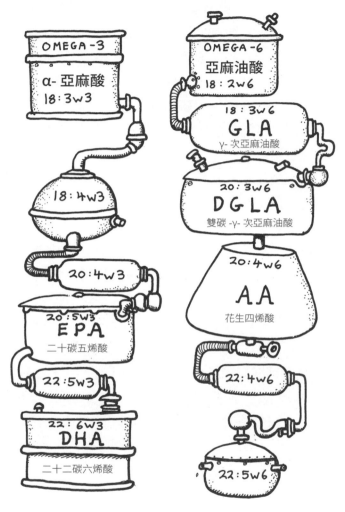

註：18：3ω3 代表為 18 個碳的酸，而第一個雙鍵從甲
基端數來第三個碳開始，其餘以此類推。

圖五　ω 脂肪酸根源（亞麻酸與亞油酸）
在體內轉化出的多種衍生物

LNA，如亞麻籽或任何其他植物油，對於這些患者是不夠的。他們需要現成的 EPA 和 DHA。這兩種油的最佳來源是冷水魚類：鮭魚、沙丁魚、鯖魚、鱒魚和鰻魚。也可以找到用這些魚的油製成的營養補充品。這兩種油在海水和淡水的藻類與浮游植物中的含量也非常豐富，它們就是冷水魚類體內 ornega-3 脂肪的供應來源。飲食中補充藻類是獲得這些脂肪的好方法。然而，藻類令人討厭的味道是一個大問題，特別是對於兒童。在海豹脂肪、鯨脂、梭子魚、鯉魚、鯡魚和黑線鱈中也發現含有少量的 EPA 和 DHA。魚肝油是 DHA 和 EPA 的良好來源，也是補充這些必需脂肪的最古老方法之一。但除此之外，它也是天然維生素 A 和 D 以及膽固醇的良好來源。儘管人們會擔心不同品牌魚肝油的水質汙染和品質控制的問題，但它已不斷被證明可以對 GAPS 兒童和成人產生最大的益處。如果只吃魚呢？每週至少吃一次新鮮的魚是健康的人體獲得 EPA 和 DHA 的最佳途徑。但是，對於 GAPS 孩童和成人而言，由於他們無法正確地消化食物，所以這樣可能還不夠。在他們恢復之前，他們還是需要以魚肝油和其他魚油的形式來補充 EPA 和 DHA。

大多數魚油，包括魚肝油，含有大約等量的 EPA 和 DHA。然而，有觀點認為 GAPS 的孩童和成人需要的 EPA 量要比 DHA 更多。英國一位精神科醫師巴森特‧普利（Basant Puri）描述了一位患有嚴重抗藥性的憂鬱症患者，在補充富含 EPA 的魚油後完全康復。但是最令人驚訝的結果出現在這名患者的大腦核磁共振掃描上。使用 EPA 治療之前，該患者顯示出憂鬱症的典型症狀——大腦灰質厚度的減少。在經過 9 個月的 EPA 治療後，患者的灰質恢復到正常厚度。已故的牛津大學教授，脂肪代謝專家大衛‧賀羅賓（David Horrobin）描述了一個類似的例子，一個思覺失調症患者除了臨床上有顯著的改善

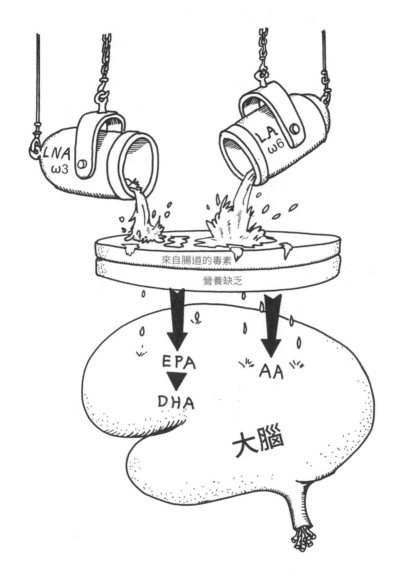

圖六　營養缺乏和各種毒素損害了 ω 脂肪根源轉化為對人體
　　　重要的衍生物 （EPA、DHA、AA 和其他）

之外，還在核磁共振掃描中看到了腦組織的恢復。現在市面上有 EPA 對 DHA 比例較高的補充劑，有一些患者回報服用這些油的效果良好。在健康的人體中，DHA 可以由 EPA 合成，但是同樣地，GAPS 患者的身體能否將 EPA 轉化成 DHA 也是個問題。DHA 被認為是建構大腦組織所必需的，而 EPA 則被認為對腦部功能更為重要。為了幫助 GAPS 患者，兩者都需要補充。

ω-6 脂肪

LA（亞麻油酸）是 GLA（γ - 次亞麻油酸）、DGLA（雙碳 - γ - 次亞麻油酸）和 AA（花生四烯酸）的脂肪酸根源。這些脂肪酸是大腦的組織和運作、免疫系統、荷爾蒙代謝、發炎、血液凝結和執行身體許多其他功能所必需的。許多種籽和堅果都含有這些油。正如 ω-3 油一樣，為了將 LA 轉化為 GLA、DGLA 和 AA，身體需要鎂、鋅、維生素 B3、維生素 B6 和維生素 C。所以，這種轉化對 GAPS 患者而言也是一個問題，這意味著衍生物必須與 LA 一樣用補充品來獲得。GLA 和 DGLA 存在於月見草油（9%）、琉璃苣油（24%），黑醋栗籽油（18%），大麻油（2%）和一些其他油中。透過定期攝取堅果（核桃、榛子、胡桃、松子和巴西堅果等）和種籽（向日葵、芝麻和南瓜），可以非常有效地獲取 ω-6 油。大麻油、月見草油、未精製的葵花油、琉璃苣油和紅花油是市面上可得到的濃縮 ω-6 脂肪酸來源。

至於我們所關心的 GAPS 症狀，有一種 ω-6 脂肪酸特別值得注意——花生四烯酸（AA）。它是到目前為止大腦中含量最豐富的脂肪酸：約占所有大腦脂肪的 12%。研究顯示，自閉症、思覺失調症、躁鬱症和憂鬱症患者體內的 AA 含量低。這

些患者所發生的問題是，AA 從它們本應位於的細胞膜中滲漏出去。這種 AA 的流失被認為是嚴重的患者，其核磁共振掃描的影像顯示出腦組織萎縮的主要原因。AA 的缺乏意味著不管任何大小的功能都無法在腦細胞、免疫細胞和身體其他細胞之間有效完成。為什麼 AA 會自 GAPS 患者的細胞膜中流失呢？原因尚不清楚。然而，許多研究指向一種被稱為磷脂水解酶 A2（Phospholipase A2）或 PLA2 的酵素，其功能是將 AA 從細胞膜中釋放出來。在 GAPS 患者身上，這種酵素過於活躍，使得 AA 從腦細胞中滲漏並使它們缺乏這種重要的脂肪酸。有許多東西會導致 PLA2 過於活躍，而來自細菌、病毒、真菌和腸道寄生蟲的生物毒素通常是主要的原因。身體的慢性發炎會活化 PLA2，我們現在知道 GAPS 患者的消化系統呈現慢性發炎的狀態。暴露於重金屬、殺蟲劑和其他化學物質已知會導致 PLA2 過於活躍。攝取加工過的碳水化合物和糖所引起的高濃度胰島素也是 PLA2 活動的強烈刺激物。排除穀物、澱粉和糖將有助於保存 GAPS 患者大腦中的 AA 和其他的必需脂肪。阿斯巴甜、肝素、蛇毒和蜂毒、腦傷和腦缺氧都會誘導 PLA2 過於活躍。由於這種酵素的關係，GAPS 患者的 AA 和其他必需脂肪會自動地從他們的大腦和身體其他組織中流失。這就是為什麼大量補充它們至關重要的原因。我們已經討論了 LA、LNA、EPA、DHA、GLA 和它們的飲食來源。那我們要從哪裡得到 AA 呢？令人驚喜的是：AA 來自肉類、雞蛋和乳製品。除此之外，你無法在任何其他地方找到它！GAPS 飲食中含有豐富的這些食物，並且可以提供大量的 AA，這對 GAPS 的患者來說是如此重要。與此同時，GAPS 飲食會排除導致 AA 和其他脂肪酸從細胞膜流失的食物——加工碳水化合物與糖。

我們同時需要 ω-3 和 ω-6 油。然而，由於大量攝取富含

ω-6 脂肪酸的植物油，相較於 ω-3 脂肪酸，人們通常在飲食中得到更多的 ω-6 脂肪酸，這使得人們容易罹患各種發炎性的疾病。臨床經驗顯示，對於有健康問題的人來說，比起 ω-6，在他們的飲食中攝取更多的 ω-3 油是重要的一件事。兩者之間的理想比例存在著爭議，因為它可能非常個別化，但通常認為 2：1 的 ω-3：ω-6 是油混合物中的正確比例。對 GAPS 患者而言，不僅需要必需油的根源（LNA 和 LA），而且還需要它們的衍生物（EPA、DHA 和 GLA）。這就是為什麼不僅要提供種籽和堅果油，同時還要提供魚油如此的重要。市面上有種籽 / 堅果油的良好調和油，亞麻油是 ω-3 LNA 的主要來源，而月見草油則是 ω-6 LA 和 GLA 的主要來源。尋找 ω-3 脂肪酸含量比 ω-6 更多的品牌。尋找沒有經過精煉、除臭或以任何方式摻雜的高品質調和油。熱、光和氧氣會非常快速地破壞種籽 / 堅果油，所以它們必須使用冷榨法取得，並存放於深色玻璃瓶中，然後隨時冷藏。切勿將它們用於烹飪。它們可以加到冷或溫的食物中，補充給 GAPS 的孩童或成人。

除了種籽 / 堅果調和油外，請確保你是使用高品質的魚肝油和魚油去補充 EPA 和 DHA。這些油也非常容易變質，應該冷藏、避免光線和氧氣。

總結

GAPS 孩童和成人應該要有一組必需脂肪的補充品。

1. 一種 ω-3：ω-6 脂肪酸以 2：1 的比例調和而成的優良種籽 / 堅果油。它將提供 ω-3 和 ω-6 脂肪酸根源。確保油的品質良好，存放在深色玻璃瓶中並冷藏。根據孩子的年齡從非常少量開始（添加幾滴在冷 / 溫的食物中），然後慢慢增加劑量到一天 1~3 大匙。對於 18 個月以下的孩童，1~2 茶匙通常

就足夠了。對於 GAPS 的成人，從每天 1 茶匙開始，慢慢增加到每天 4~5 大匙。我建議循序漸進增加這些油以避免任何反應，這對於嚴重脂肪酸缺乏的個體是有可能發生的情況。

2. 魚肝油將提供 EPA、DHA、維生素 A 和維生素 D。請閱讀下一章以瞭解更多關於魚肝油的資訊。

3. 魚油的 EPA 對 DHA 比例較高，而更多的 EPA 似乎對 GAPS 患者有益。先從少量添加到孩子的食物（不是熱的）開始，然後慢慢地將劑量增加到每天 1~3 茶匙（對於 24 個月以下的孩童最多不超過 1 茶匙）。成年人也應該從少量開始，然後增加劑量到每天 3~4 茶匙。魚油無法提供維生素 A 和 D，只能提供 EPA 和 DHA。這就是為什麼我們需要同時補充魚肝油以及魚油。

有些油最常被患者詢問，因為它們都含有可觀的 ω-3 和 ω-6 脂肪。這些油就是大麻油和亞麻籽油。

大麻油是最近才出現在市面上的油。它同時含有 ω-3 和 ω-6 脂肪酸，其比例為 1：3。單獨作為 GAPS 孩童和成人補充品來說，它的 ω-6 脂肪酸比例太重了。

亞麻籽油則在 ω-3 LNA 上的比例太重；它的 ω-3 脂肪酸含量是 ω-6 的四倍，所以也不應該單獨拿它作為補充品。

橄欖油是經過時間考驗的保健食品，它已被地中海國家使用了數個世紀。它有一長串的益處，包括降低心臟疾病的風險、癒合和抗發炎作用、刺激膽汁、活化肝酵素、抗氧化活性、刺激胰臟酵素、抗癌作用、抗細菌和抗病毒活性、細胞膜發育、細胞形成和細胞分化。初榨冷壓橄欖油已被證實可促進腦細胞的成熟和功能。然而它並沒有太多的必需脂肪酸，這代表我們需要的不僅僅是 ω-3 和 ω-6 油。它含有 3.5% 至 20% 的 LA （ω-6）和 0.1% 至 0.6% 的 LNA（ω-3）。它是一種極佳的油酸（ω-9）來源，一種單元不飽和脂肪酸，具有增強 Th1 型臂（Th1 arm）的免疫系統的能力。但橄欖油中最重要的元素是其微量成分：β-胡蘿蔔素、維生素 E、葉綠素、角鯊烯、植物固醇、三萜類物質、多酚和許多其他成分等。橄欖油許多有益健康的特性可能是由於這些微量成分。然而，加熱、除臭、精煉、脫膠和其他加工過程會破壞和去除這些重要物質。這就是為什麼購買未精煉的頂級初榨冷壓橄欖油如此重要的原因。「初榨」意味著油是從完整未損壞的橄欖中萃取出來而沒有經過精煉。如果瓶子上沒有標示「初榨」，那麼代表它被精煉過。目前並沒有冷壓油的國際標準法，因此當不同的製造商說他們的油是「冷壓」的時候，可能表示的是不同的東西。然而，冷壓初榨橄欖油與只是初榨的橄欖油在味道有明顯差異，因此我建議購買冷壓初榨橄欖油，並將其用於準備好的餐點和沙拉上。烹飪時使用它不是一個好主意，因為熱會破壞微量成分，並將不飽和脂肪酸轉變成有害的反式脂肪酸。烹飪時應該使用穩定的脂肪：酥油（澄清奶油）、奶油、椰子油、鵝和鴨油、豬油滴、羊油和豬油，因為它們在加熱時不會改變本身的化學結構，而且對於健康有益。

椰子油是飽和脂肪的豐富來源。這就是為什麼椰子及其製成的產品（椰子油、椰子醬、椰奶、椰漿等）在過去幾十年中不受歡迎的原因。基於無確實根據的研究和商業利益，椰子和其他熱帶植物油被指責為是提高血膽固醇和動脈粥狀硬化的原因之一，這使得它們不受歡迎。然而，幾千年來，熱帶植物油一直被土著人民使用著。這些人一般以動脈粥狀硬化和心臟病發病率很低而著稱。

椰子中大約 50% 的脂肪酸是月桂酸。最近的研究顯示，月

桂酸在人體內會被轉化為具高度效力的抗病毒、抗細菌和抗真菌物質，其被稱為單月桂酸甘油酯。單月桂酸甘油酯會對許多病原體，如白色念珠菌、幽門螺桿菌、HIV 病毒、麻疹病毒、皰疹病毒、巨細胞病毒，EB 病毒（Epstein-Barr virus）、流感和其他許多病原體產生影響。月桂酸也是人類母乳中的天然成分之一，可以保護寶寶免受感染。

椰子含有的其他脂肪酸是辛酸和肉荳蔻酸，它們也具有明顯的抗病毒、抗細菌和抗真菌特性。例如，辛酸幾十年來以膠囊和藥片的形式被用作抗真菌和抗念珠菌的補充品。

GAPS 患者定期攝取椰子是個好主意。椰子可以為這些患者提供抗真菌、抗細菌和抗病毒物質以及許多其他營養成分的天然來源。問題是——要以什麼樣的形式？

熱帶地區的人們使用椰子的自然狀態。椰仁和椰汁裡含有豐富的飽和脂肪、纖維、維生素、礦物質、維生素 E、生育三烯酚、胡蘿蔔素和許多其他微量營養素。新鮮初榨的椰子油其味道香濃並含有大量的有用物質，廣泛用於熱帶國家的烹調。由於椰子油含有飽和脂肪，所以適合用於烹飪，因為它在加熱時仍能保持穩定。不幸的是，西方國家的椰子油通常和天然的熱帶初榨椰子油有很大的不同。它已經過氫化加工，讓它變的較硬並增加其保存期限。氫化過程需要使用鋁和鎳，加工完會有微量留在氫化椰子油中。同時，氫化過程會破壞維生素，包括維生素 E、胡蘿蔔素、生育三烯酚和許多其他有用的營養素。而且，如果氫化還不夠，西方許多品牌的椰子油和椰子醬還會使用加熱和溶劑化學物質去進行精煉。這種椰子油的研究顯示它不健康，這個結果並不令人驚訝。

像往常一樣，最好是依循大自然的規則，並以天然的形式去使用椰子。你可以在大多數的超市買到新鮮的椰子。請在食

譜部分查看不同的使用方式。許多公司現在有生產優質的初榨椰子油、椰奶和椰子醬。乾燥的椰肉和椰子粉也可用於 GAPS 患者的飲食之中。只要確保這些產品純淨，不含任何添加劑。

結論

我們應該攝取天然狀態下的天然脂肪。我們的現代健康問題應該歸因於含有大量非自然、摻假脂肪的加工食品：油炸馬鈴薯片和洋芋片、人造奶油和奶油替代品、麵包和糕點、比斯吉和蛋糕、甜食和巧克力、我們的電視餐和其他預加工的懶惰餐、外賣餐、我們的食用油和塗抹醬、沙拉醬和美乃滋、我們的零食和調味品等等。以大自然提供給我們的形式攝取脂肪，你將不會出錯。

對於 GAPS 患者來說，最重要的脂肪是動物性脂肪：豬、鵝、羊、牛、鴨、雞、酥油、奶油等。這些脂肪具有最多人體所需的脂肪酸生理輪廓，並且對我們而言是最自然的脂肪。GAPS 患者攝取的所有脂肪中，這些脂肪應該占大部分的比例。除了吃含有良好脂肪的肉類之外，還應該將這些脂肪大量用於家中的所有烹飪、烘焙和煎炸料理上（參見食譜部分）。

我想強調，GAPS 的孩童和成人需要大量的天然脂肪。讓肉類的脂肪留在肉裡，家禽的皮和油性魚類的皮都保留在其肉上，在提供給患者的餐點裡加入大量的冷壓初榨橄欖油，並在烘焙和烹飪中使用高品質的椰子油。在每天的飲食中補充優質魚肝油和魚油。在他們的飲食中加入少量優質的調合冷壓堅果 / 種籽油作為補充，其 ω-3：ω-6 脂肪酸（LNA、LA 和 GLA）的比例最好為 2：1。還有橄欖油，你可以將這些油淋在沙拉和餐點上面。與主流的觀念相反，脂肪是人體更喜歡的能

量來源。請記住，大腦、其餘神經系統以及我們的免疫力，很大一部分是由脂肪所組成。

為你的 GAPS 患者提供大量、未經加工的天然脂肪還有一些額外的好處。GAPS 患者從他／她的飲食中攝取的天然脂肪愈多，他／她對於甜食和加工過的碳水化合物的渴望就會愈少，如此一來可以更容易從飲食中去除這些有害食物。當你從飲食中去除加工食品時，也會自動去除大量有害的加工脂肪和反式脂肪。

天然膳食脂肪的良好供應對於 GAPS 患者還有另一個重要的好處。它會刺激膽汁的產生。分泌膽汁是肝臟擺脫毒素的自然方式。GAPS 孩童和成人的身體帶有非常多的毒素。體內大部分的排毒是發生於肝臟。定期讓肝臟排掉儲存於其中的毒素將有助於加速病人的排毒過程。

我們生活在脂肪恐懼症的世界，這是一個由商業利益所創造和他們的研究建立出的世界。脂肪構成了我們身體組織和功能很大的一部分。這就是為什麼每種健康問題都與異常的脂肪攝取有關：太多非天然的脂肪和天然脂肪缺乏。堅持使用天然脂肪，並且確保你的 GAPS 患者獲得充足的它們。你就會看到自己的成果！

第三章　魚肝油

　　魚肝油的使用已經有一段非常久的歷史。數個世紀以來，俄羅斯、斯堪地半島、冰島、蘇格蘭、英格蘭和加拿大的北方人民都會發酵魚的肝臟和腸子，然後食用發酵過程中提取出來的油脂。羅馬帝國時期，一種稱為「葛拉姆（garam）」的產品，其是用發酵的魚肝臟和魚腸子製成，而且被當作食物和藥物。18 世紀時，歐洲醫生開始將魚肝油作為一種藥物使用，這種作法一直持續到 20 世紀。許多老一輩的人們還記得他們的父母每天餵他們一匙這種油，以保持他們強壯和健康。大溪地島和其他位於南半球的島嶼仍然會蒐集來自發酵鯊魚肝臟的油，然後作為藥物使用。

　　除了促進健康的特性外，魚肝油可以提供 ω-3 必需脂肪酸（DHA 和 EPA）、膽固醇、維生素 A 和維生素 D。我們在前一章已經討論過 ω-3 必需脂肪酸和膽固醇，所以讓我們來看看維生素 A 和 D。

維生素 A

　　維生素 A 是一種脂溶性維生素，代表它來自部分的飲食脂肪。它以許多種生化形式存在。維生素 A 的根源為視網醛（retinal）。常見的飲食來源為有機肉類，像是肝臟和腎臟、乳製品、雞蛋和富含脂肪的魚。最豐富的來源為海魚的肝油，例如：鱈魚、大比目魚和鯊魚，以及海洋哺乳動物。我們最容易取得的肝油為鱈魚的肝油。

　　魚肝油含有天然生化形式的維生素 A。因為消化的問題，GAPS 的兒童和成人通常無法吸收或使用其他常見於補充

品之中的維生素 A 形式，例如：維生素 A 醇棕櫚酸酯、維生素 A 醋酸酯和其他。存在於動物性食物、富含脂肪的魚類和魚肝油中的天然形式維生素 A 是這些患者的最佳選擇。

但是為什麼 GAPS 患者需要補充維生素 A 呢？

維生素 A 缺乏在較不發達的國家中是一個大問題。每年將近有 35 萬的學齡前兒童，因為缺乏維生素 A 而導致眼盲，而且絕大多數無法存活下來（WHO，1996）。但是在西方國家，缺乏這種維生素被認為是罕見的，因為普遍會攝取乳品、雞蛋和肉類。身體也有很好的能力去儲存足夠的維生素 A，主要儲存在肝臟，至少可以保存三個月。最重要的是，理論上，身體可以利用一大群稱為「類胡蘿蔔素的植物性物質去製造維生素 A。大約有 600 種不同的天然類胡蘿蔔素（存在於綠葉蔬菜以及顏色鮮豔的蔬菜和水果之中），其中一半可以被轉換成維生素 A。基於所有這些知識，西方人民一般不會被專業人士建議補充維生素 A。

許多營養權威告訴人們，我們自己可以將水果和蔬菜中的類胡蘿蔔素轉變為身體需要的所有維生素 A。這可能適用於一些擁有健康消化系統和代謝的健康群眾，但是大多數的西方民眾在進行這種轉換時是非常困難的。患有消化問題的人們，像是 GAPS 的兒童和成人，幾乎不可能從水果和蔬菜中獲得維生素 A。類胡蘿蔔素的吸收率可能少於 5%，使得它們在很大的程度上是無用的維生素 A 來源。此外，為了將類胡蘿蔔素轉換成維生素 A，身體需要鎂、鋅、許多胺基酸和其他重要的營養素，在一個消化不佳的人身上通常也很短缺。多種毒素具有阻斷類胡蘿蔔素轉變成維生素 A 的能力，一個 GAPS 患者的體內非常的毒。為了從飲食、肝臟、雞蛋和其他食物中吸收視網醛（預先形成的維生素 A），需要供應充足的膽汁和胰酶。許多

GAPS 患者具有發白的糞便，顯示他們在膽汁製造和脂肪消化方面非常不好。根據臨床經驗，無法消化脂肪的人們往往也缺乏維生素 A。

消化系統問題和維生素 A 缺乏是一種「雞生蛋、蛋生雞」的關係。如同我們已經討論過的，消化不佳導致維生素 A 缺乏；但是維生素 A 缺乏可能造成消化問題。事實上，腸道疾病是維生素 A 缺乏的其中一種症狀，因為腸道內膜是細胞製造、生長和分化最活躍的場所之一。沒有供應充足的維生素 A，這些過程就無法適當進行。腸漏和吸收不良是維生素 A 缺乏的典型結果。

根據 WHO（1996）的報告，在西方國家中，正在哺乳的母親和嬰兒是維生素 A 缺乏的兩個高風險族群。正在哺乳的母親其飲食中需要比我們其他人多更多的維生素 A。因為所有的現代因子，我們社會的許多婦女可能維生素 A 的儲量很差。所以許多嬰兒在生命中的前幾個月無法得到足夠的維生素 A，使得他們的消化系統之後容易發展出問題。一如既往，健康的嬰兒始於健康的母親。

供應不足的維生素 A 不僅造成腸胃系統的問題。它在體內有多種功能，幾乎參與了健康的各個方面。它是執行免疫反應、大腦發展、視力、細胞分化、胚胎形成、生殖、生長和許多其他功能所必需的營養素。

維生素 A 的功能之一是它在免疫上的角色。事實上，維生素 A 最早的名稱為「抗感染維生素」。維生素 A 缺乏時，專一型和非專一型免疫皆會受損，包括對細菌、寄生蟲和病毒感染的體液反應、細胞性免疫、黏膜免疫、自然殺手細胞的活動和吞噬作用。孩童補充維生素 A 顯示正常 B 和 T 細胞增殖，以及對抗原產生較好的反應。急性缺乏維生素 A 伴隨夜盲症和乾眼

症在西方的確少見，但是維生素 A 不足卻一點都不少見。全世界有超過 2 億個兒童維生素 A 不足（WHO 1996）。這些孩子沒有任何缺乏維生素 A 會出現的典型視力問題。不過，他們非常容易受到感染，因為他們的免疫系統無法適當地運作。感染，特別是高燒會破壞體內大量的維生素 A。臨床上，病患如果有因為熱而引起的症狀需要補充維生素 A。GAPS 的兒童患者在生命的頭幾年，通常會經歷多次伴隨發燒的耳朵和胸腔感染，因此減少了他們體內維生素 A 的儲量（如果他們有任何儲量的話），而且容易讓他們遭受進一步的感染。

很明顯地，要確定你的孩子是否缺乏維生素 A 的最佳方式為進行檢驗。但是只是透過臨床表現和過去健康史的分析，我可以說大部分 GAPS 的兒童和成人患者都需要補充天然形式的維生素 A，而最佳的來源就是魚肝油。一如既往，大自然知道什麼最好。臨床經驗和一些研究指出合成形式的維生素 A 補充品（維生素 A 醇棕櫚酸酯、維生素 A 醋酸酯、維生素甲酸、口服 A 酸和其他種類）對這些患者皆不會產生功效。

許多人會擔心維生素 A 過量。確實這種維生素如果過量可以導致中毒。然而，要達到中毒的程度，你必須好幾週甚至好幾年都攝取超過每日建議量的 10 倍。對一位成人而言，那表示每天要服用 20 茶匙的魚肝油，持續幾週或幾年。對一位幼小的兒童來說是每天 10 茶匙。我無法想像任何人可以規律地一次服用那麼多的魚肝油。要造成急性中毒，一位成人必須服用超過建議量的 100 倍，而一個孩子則是 20 倍以上，也就是說一個三歲的孩子需要服用 20 茶匙的魚肝油。所以每天服用 1 茶匙的魚肝油不會導致維生素 A 過量。通常是添加於加工食物中的合成形式維生素，才會造成過量。

維生素 D

膽固醇是維生素 D 的主要基礎材料：維生素 D 是我們皮膚中的膽固醇在曝曬日光後形成的。近來我們對太陽錯誤的恐懼，加上避免含膽固醇的食物，使得西方世界出現了維生素 D 缺乏的流行病。

陽光是目前為止維生素 D 最重要的來源，一般的飲食只能被視為微不足道的來源。所以日光浴不僅對我們好，還是必需的。歸咎於陽光的皮膚癌，其實不是太陽所造成。深入探討這個主題超越了本書的範疇，不過皮膚癌（就像任何其他癌症）是由於現代的加工食物和有毒的生活型態所導致。蔬菜油和人造奶油所含的反式脂肪，以及其他儲存於皮膚中的毒素尤其是罪魁禍首。此外，人們使用的一些防曬油裡面包含的化學物質，也已經被證實會造成皮膚癌。如同膽固醇一樣，人們會相信這種錯誤的假設（關於陽光導致皮膚癌）是被商業力量所誤導，而將其變成一種「常識」。我們人類在開始躲避太陽之前，在陽光底下活動已經有數百萬年的歷史。即使在冬天，我們曝曬在陽光下的所有時間，都會幫助我們製造維生素 D。一年之中的某些日子，因為沒有足夠的陽光，所以維生素 D 的產量會降低。這段期間就是我們必須特別注意自身飲食的時候，一定要確保自己攝取了大量富含這種維生素的食物：魚肝油、雞蛋、奶油和肝臟。

我想要請你注意維生素 D 含量最豐富的天然來源——魚肝油：它的含量大約是 210 微克 /100 克，遠高於所有其他食物。第二豐富的來源是蛋黃，不過它僅含有 4.94 微克 /100 克，魚肝油幾乎是它的 40 倍（請注意，這裡是每 100 克的蛋黃，不是每個蛋黃）。蛋黃之後，奶油只提供 0.76 微克 /100 克；小牛的肝臟是 0.2~1.1 微克 /100 克。英國的每日維生素 D 建議量是

每天 10 微克。為了達到這個總量,我們必須每天攝取 200 克的蛋黃,或是超過 1 公斤的奶油。最重要的一點是這只是最少的建議量,設定這個標準僅僅是為了避免發展出佝僂病或軟骨病。為了使健康最佳化,大多數的民眾每天需要攝取比建議量更多的維生素 D。GAPS 患者,因為消化功能差以及體內的毒性,需要比起建議量多更多的維生素 D。花時間在戶外的陽光下活動和做日光浴是獲取維生素 D 的最佳方法。在只有些許陽光的冬天,補充魚肝油是得到充足維生素 D 的最佳方式,因為魚肝油是目前為止這種重要維生素的最佳食物來源。這就是為什麼當我們觀察世界上的傳統飲食時,愈遠離赤道,愈多人們重視和食用魚和極地動物的肝臟,特別是在冬天的原因。

我們的身體如果缺乏維生素 D 會發生什麼狀況呢?

包含一長串的疾病清單:

• 糖尿病,因為維生素 D 是控制血糖的必需品
• 心臟病
• 心智疾患
• 自體免疫疾病,如:類風溼性關節炎、狼瘡、大腸激躁症、多發性硬化症和其他疾病
• 肥胖
• 骨關節炎
• 佝僂病和軟骨病
• 肌肉無力和神經肌肉協調不佳
• 高血壓
• 癌症
• 慢性疼痛
• 免疫不佳,容易感染
• 副甲狀腺機能亢進症,表現為骨質疏鬆症、腎結石、憂鬱、

疼痛、慢性疲勞、肌肉無力和消化異常。

不幸的是，除了陽光和膽固醇食物外，沒有其他獲得維生素 D 的合適方法，雖然有補充品，但是它們大部分是維生素 D2，這是由照射過陽光的蘑菇和其他植物所製成。這種維生素不同於天然的維生素 D。它不能有效地發揮作用，而且容易攝取過量，導致中毒。事實上，幾乎所有記載過的維生素 D 中毒案例都是使用這種合成的維生素 D2。從陽光或膽固醇食物中所取得的天然維生素 D 不可能導致中毒，因為身體知道如何處理過量的它們。

維生素 A 和維生素 D 是好夥伴！

維生素 D 被設計為與維生素 A 是一個團隊。沒有另一方，它們無法適當地運作，而且一方缺乏會導致另一方過量（到中毒的程度）。過去幾十年間，許多西方的加工食物都會以合成的維生素 A（沒有任何添加維生素 D 的想法）進行強化。因為維生素 D 的普遍缺乏，這種合成的維生素 A 變成體內的毒素，導致多種健康問題。這只是我們攝取加工食物，就等於將自己置於危險之中的另一個例子！

最近的調查發現大部分的西方民眾，體內儲存了「過多」的維生素 A，這都要感謝經過強化的加工食物。當維生素 A 和 D 在體內的儲量皆為適當時，它們不會允許對方失去控制。如果一個人儲存了過多的維生素 A，表示此人缺乏維生素 D。而這種情況確實代表了大多數的西方人民，維生素 D 的缺乏處於猖獗的狀態。由於這些發現，魚肝油遭受抨擊，因為比起維生素 D，它提供了更多維生素 A。而營養科學就如同以往，當下立即的反應是建議我們不應該攝取魚肝油！在有關當局仍然倡

導我們遠離太陽，同時避免富含膽固醇食物的情況之下，為了得到維生素 D，他們別無選擇，只能建議大眾服用合成的營養補充品。

維生素 A 和維生素 D 為好夥伴，它們被設計為一起合作。是誰這麼設計的呢？就是大自然！那就是為什麼天然的食物如果富含其中一種，通常另一種的含量也很豐富。透過服用魚肝油，我們可以同時獲得這兩種維生素。

我們應該補充多少魚肝油呢？

談論劑量之前，我們必須先考慮品質。很不幸地，今天這種大量生產的魚肝油和我們祖父母那時候習慣服用的油非常的不一樣。今日萃取油的工業過程包含了熱、壓力、溶劑、鹼精製、漂白、除臭等。除了世界上少數的傳統文化和美國的一間先驅製造商之外，沒有人使用傳統發酵的方式去生產魚肝油。工業生產摧毀了魚肝油中大部分的維生素 A 和 D，所以合成的對應物會以不同的量被添加到此油品裡面。一些製造商會添加天然的維生素 A 和 D，但是這麼做的廠商變得愈來愈稀少，因為合成的對應物便宜許多。替你的 GAPS 患者找到品質好的魚肝油作為一種補充品是重要的，而最好的油是以傳統發酵方式所製作。如果不可能找到發酵的魚肝油，試著找到添加天然維生素 A 和 D 的品牌。我不建議攝取合成的維生素。

很難估算天然發酵的魚肝油中維生素 A 和 D 的確切含量，因為這些維生素以許多不同的形式存在於大自然中。檢驗方法隨著時間不斷進步，但是我們目前還不能完全依賴它們。你居住地的藥局或超級市場可以在標籤上明確列出維生素 A 和 D 的含量，是因為製造商知道在精製和除臭之後，自己添加了多少維生素到油裡面。問題是這些維生素很可能是合成的，所以很

難預測它們可以為身體帶來多少益處。除此之外，我們每個人都不一樣，每個人都擁有獨一無二的代謝和一組獨特的環境，這些差異會使我們對多種營養素產生獨一無二的需求。最重要的是，我們的營養需求時刻都在改變：白天到夜晚；冬天到夏天；有壓力和過勞到心情放鬆等等。比起精準的科學，要釐清一個人所需的任何營養素劑量，包括魚肝油，更像是一門藝術。

西方世界唯一的發酵魚肝油製造商提供他們產品的每日建議量：成人 2~2.5 毫升（約 1/2 茶匙）；懷孕和哺乳期的婦女劑量加倍；孩童則是劑量減半。根據我的臨床經驗，在開始此飲食計畫的前幾個星期，這些劑量可以加倍，因為 GAPS 的患者特別需要發酵魚肝油中所含的所有營養素。對於嬰兒和年紀非常小的幼兒，可以將魚肝油擦在他們的皮膚表面（包尿布的區域通常最好），因為皮膚只會吸收身體需要的量。如果使用普通的魚肝油（含有天然維生素），那麼一般建議要尋找維生素 A 和維生素 D 的比例大約為 10 比 1 的油。因為所有的製造商皆在他們的油中添加了不同的劑量，所以向製造商詢問有關劑量是一種好方法。典型的每日建議量為：成人 1 茶匙；兒童 1/2 茶匙；嬰兒和年紀非常小的幼兒 1/3 茶匙；哺乳期和懷孕的婦女每天可以服用 1.5~2 茶匙。

規律服用這些劑量的魚肝油一段時間，可以溫和地幫助修正維生素 A 和 D 的缺乏。然後，我們不要過於著重在這些油裡面維生素的比例，因為魚肝油不是 GAPS 患者獲得這些維生素的唯一來源。GAPS 飲食將是維生素 A 的主要來源，以及維生素 D 的良好來源。曬太陽將為你的病人持續提供維生素 D，所以要確保每天在戶外待上足夠的時間。切記，我們補充魚肝油只是為了解決營養缺乏的冰山一角；飲食和生活型態才是最重要且必須進行的改變。

第四章　消化酵素

1. 胃酸不足

　　擁有異常腸道菌群的人們，幾乎沒有例外地胃酸產量較低。過度生長的念珠菌品種、梭狀芽孢桿菌和其他病原體所製造的毒素都具有減少胃酸分泌的強大能力。

這代表什麼呢，又為什麼重要呢？

　　胃是蛋白質開始消化的地方。胃壁產生的鹽酸會活化胃蛋白酶——一種蛋白質消化酵素，它開始將結構非常複雜的膳食蛋白質分解成胜肽和胺基酸。為了適當地運作，胃蛋白酶需要一個 pH 值為 3 或小於 3 的胃。胃酸不足時，因為沒有足夠的胃酸產生，所以胃的 pH 值就不夠低，因此胃蛋白酶無法適當地進行工作。

　　與 GAPS 情況最有關係的蛋白質為麩質和酪蛋白，特別是自閉症和思覺失調症。這些患者的消化系統會將它們轉變為鴉片類的物質，稱為酪蛋白嗎啡和麩質嗎啡，它們會找到抵達患者大腦的路徑，然後阻斷大量正常的腦部活動和發展。酪蛋白和麩質的消化如同所有其他蛋白質的消化一樣，始於我們的胃。在一個胃酸度低的兒童或成人身上，這個消化過程從一開始就出錯了，這為酪蛋白嗎啡和麩質嗎啡的形成奠定了基礎。威廉·蕭醫生在他修訂版的書《*Biological Treatments for Autism and POD*》裡面提到一個有趣的兒童案例，當飲食中的酪蛋白和麩質被移除後，這位個案會產生非常嚴重的戒斷反應，表現為暴力行為和拒絕吃或喝。鴉片藥物成癮的戒斷可以極度戲劇化，但是這個孩子的戒斷症狀只要規律服用 Alka-Seltzer Gold（一種胃藥）就可以暫時得到緩解。為什麼簡單的重碳酸鹽 Alka-Seltzer Gold

可以有如此功效呢？答案可能是藉由中和孩子擁有的任何一點胃酸，Alka-Seltzer Gold干擾了其他會產生鴉片類胜肽的膳食蛋白質的消化，所以提供這個孩子暫時性的「嗎啡修正」，因而減少了戒斷症狀。

因為低胃酸，體內蛋白質消化的整個過程，從最一開始就出了錯。消化不良的蛋白質接著進入小腸。腸壁和胰臟酵素會完成蛋白質的進一步消化，它們期待來自胃的蛋白質已經被消化為特定的形式，如此它們才能適當地完成工作。這就像是工廠裡面的傳輸帶或作業線，如果第一個人工作沒有做好，那麼不論接下來的人做得多麼棒，最終的產品品質仍然可能不佳。然而，這種事情發生在體內，情況可能更糟。問題出在身體「其餘的作業線人員」也無法適當地運作，因為它們是由「第一個人」所管理，而第一個人正是胃酸。胃的酸度是胰臟和肝臟反應食物能力的主要管理者。正常的情況下，來自胃的食物進入十二指腸時，pH值必須在2以下，才能刺激在整個消化過程中非常重要的兩位隊員的製造。這兩位隊員是兩種荷爾蒙，由十二指腸的腸壁所製造，它們會被吸收到血液中，然後被帶至胰臟、肝臟、胃和許多身體的其他器官。這兩種荷爾蒙分別是分泌素和膽囊收縮素。第一個荷爾蒙——分泌素會命令胃停止製造其汁液，刺激肝臟製造膽汁，然後通知腸內膜食物即將到來，讓它能製造足夠的黏液去保護自己。但是分泌素負責的最重要任務為刺激胰臟製造鹼性的重碳酸鹽溶液以中和剛從胃抵達的食物酸性，因為通常十二指腸和剩下的小腸具有更鹼的pH值。鹼性的pH值是胰臟酵素消化蛋白質、脂肪和碳水化合物所必需的。透過刺激重碳酸鹽的製造，分泌素替來自胰臟的消化酵素先將食物做好了準備。

為了製造這些消化酵素，胰臟需要第二種荷爾蒙——膽囊

收縮素下達命令。如果因為來自胃的食物不夠酸，所以十二指腸沒有製造膽囊收縮素，那麼胰臟就會坐在那邊無所事事，沒有製造消化酵素去處理食物。此外，膽囊收縮素會告訴胃停止活動，使膽囊將膽汁排空到十二指腸中，準備去消化脂肪，並且開啟一扇大門，讓胰液流動然後開始消化抵達的食物。（圖七, p.332）

　　這兩種荷爾蒙對於正常的食物消化是如此重要，沒有它們，消化就無法發生。不幸的是，在一個胃酸度低的人身上，就是發生了這個狀況。來自胃的食物不夠酸，所以無法誘發分泌素和膽囊收縮素的製造。如此一來，胰臟不會製造胰液，而膽汁不會被分泌用來分解脂肪。消化和吸收不良於是伴隨而來。部分被消化的蛋白質，像是酪蛋白嗎啡和麩質嗎啡，以及許多其他種類被生成然後又被受損、滲漏的腸壁所吸收，在大腦中像是鴉片般的存在。其他消化不良的蛋白質造成過敏和自體免疫反應，使得原本就危及的免疫系統更加疲於奔命。大量必需維生素、胺基酸和礦物質沒有被吸收，導致營養缺乏。消化不良的碳水化合物被異常的菌群吸收，然後將它們轉變成酒精、乙醛和一大堆其他的毒素。脂肪也沒有被吸收，使此人缺乏極為重要的脂溶性維生素 A、D、E 和 K、必需脂肪酸，以及讓此人的糞便異常（蒼白、浮於水面）或腹瀉。未消化的食物則會在消化道中腐敗，毒害整個身體。

　　分泌素受到自閉症圈子的大量宣傳，因為一些個案在注射分泌素後，得到了顯著的進步。很快地，這種荷爾蒙的順勢療法形式就變得可取得。膽囊收縮素在美國可用做一種補充品，一些讓孩子嘗試過的父母也說與分泌素產生類似的效果。很不幸地，絕大多數自閉症兒童對這種治療並沒有產生很好的反應，因為分泌素只是非常複雜的消化過程中的其中一個因素。

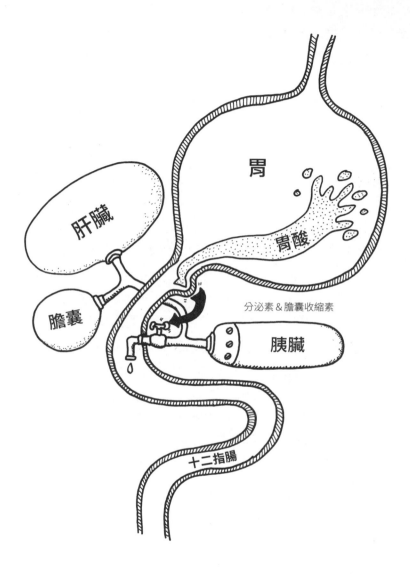

胃

肝臟

胃酸

膽囊

分泌素＆膽囊收縮素

胰臟

十二指腸

圖七　被胃酸管理的消化系統

為了使整個消化過程從最初就往正確的方向前進，讓胃酸正常製造才是更加重要的介入。

除了毀了整個消化過程以外，缺乏胃酸還有其他嚴重的影響。

我們吃進去的每口飲食中都含有許多的微生物，而胃酸正是身體的第一道防線。如果胃不夠酸，這些微生物很有機會進入腸子，接著可能就在那裡定居，並且造成問題。它們甚至會在胃裡面生長！通常胃是消化系統裡面微生物數最少的區域，因為它極酸的環境。然而，一個胃酸過少的人，各式各樣的病原體、伺機性菌群和真菌都可以在胃壁上生長，例如：幽門螺旋桿菌、曲狀桿菌、腸道菌屬、念珠菌、沙門氏菌、大腸桿菌和鏈球菌屬。這個領域被研究最多的是胃癌的病患，他們之中大多數人的胃酸產量都較低。居住在低胃酸胃壁上的微生物是導致胃癌、潰瘍和胃炎的重要原因。

當然，這些微生物大部分都喜愛吃碳水化合物，尤其是加工過的食品。碳水化合物的消化始於口腔唾腺的活動。當食物抵達胃之後，通常胃酸會停止這個消化過程。所以碳水化合物必須等待，直到抵達十二指腸才會繼續被消化。但是在胃酸度低的胃裡面，過度生長的微生物開始發酵碳水化合物，往往伴隨各種毒素和氣體的產生，這會讓 GAPS 孩童或成人感到非常不舒服，並且讓他們拒絕食物。氣體的堆積會造成過多的打嗝。除此之外，一些病原體會生長在胃頂端的括約肌周圍，這圈肌肉通常負責分隔胃和食道，並且防止食物回到食道。生長在此區域的病原體以及它們製造的毒素，會部分麻痺括約肌，因此造成逆流：食物往上流回食道。即使胃酸產量低，逆流的食物仍然帶有一些酸，因此會灼傷食道壁，使此人出現典型「酸消化不良」的症狀。醫生通常會開立制酸劑給酸消化不良和胃食道逆流的患者，這可能會立刻緩減症狀，但是由於這種藥會減

少胃酸的製造，所以長期來看，反而導致情況更加嚴重。

那麼，我們可以怎麼做呢？

我認為 GAPS 患者需要補充胃酸。市面上可取得又最符合人體生理的補充品為添加胃蛋白酶的甜菜鹼鹽酸鹽。一粒膠囊通常可以提供 200~300 毫克的甜菜鹼鹽酸鹽和 100 毫克的胃蛋白酶，應該要在每一餐的飯前服用。這種膠囊通常是成人劑量，不過，我發現一個 8 歲的孩子就可以服用此劑量，不會有任何問題。為了確認孩子的適當劑量，先從在第一匙的餐點裡面添加一小撮的粉末開始。2~3 天之後，增加為 2 小撮，然後以此類推。針對 18~24 個月大的兒童，一撮通常就足夠；2~3 歲則是 2~3 撮；4~6 歲的兒童服用半個膠囊就足夠；6 歲以上需要半顆到整顆膠囊；10 歲以上的兒童和成人在一開始可能每一餐需要 2 顆膠囊。許多父母回報他們的孩子在開始服用含有胃蛋白酶的甜菜鹼鹽酸鹽幾天之後，糞便型態就有很大的改善。確保你沒有同時給予孩子益生菌，因為酸很可能會摧毀它們。服用益生菌的時間應該是胃酸產量最低的時候，像是早上剛起床，兩餐之間或飯後。

除了補充胃酸以外，有一些天然的方法可以刺激身體產生自己的胃酸。高麗菜汁是最強的刺激物之一。在飯前飲用幾匙高麗菜汁或吃 1 小份的高麗菜沙拉，將對這餐的消化有所助益。德國酸菜與其汁液甚至作用更強，少量的德國酸菜或幾大匙汁液可以幫助胃準備好處理即將到來的食物。吃飯時搭配 1 杯自製肉高湯也可以增加胃的酸度。對於兒童來說，最簡單的方法就是提供他們 1 杯添加了幾匙德國酸菜汁或高麗菜汁的自製肉高湯。

2. 胰臟酵素

　　這些酵素就是人們所說的「消化酵素」，它們通常包括蛋白酶、肽酶、脂酶、澱粉酶、乳糖酶和纖維素酶，通常會在小腸中將你吃下去的食物進行分解。在健康的消化道裡面，這些酵素大部分是由胰臟所製造。如果我們可以恢復正常的胃酸度，那麼這個消化過程應該不會有任何問題，因為胃酸將會誘發胰臟產生自己的酵素。這就是為什麼我認為恢復胃的酸度遠比補充胰臟酵素來得重要的原因。

　　關於使用肽酶和蛋白酶的補充去取代飲食（當然這裡意指 GFCF 飲食），在自閉症界存在著爭論。這個構想來自這些酵素可以分解麩質和酪蛋白，所以可能就不需要執行那種飲食計畫。然而，不出所料，這個方法對於大多數人並沒有效果，因為酵素永遠無法取代飲食。本書中所描述的飲食是為了癒合腸道和恢復正常的腸道菌群所設計，沒有任何酵素可以達成這個目的！

　　據我的臨床經驗，一般而言，我看見補充胃酸可以帶來很大的改善。不過，我並沒有看見補充胰臟酵素可以帶來相同的效果。如果患者感覺它們真的有用，那麼沒有理由不讓他們服用。提供不含填充劑或黏合劑的藥片，可能會干擾腸道的癒合過程。根據我的經驗，大多數患者僅需要補充胃酸就可以得到非常好的效果，因為透過分泌素和膽囊收縮素，它將引發自身胰臟酵素的產生，同時也引起膽汁和許多其他消化過程中重要選手的分泌，使整個過程更加自然。

　　消化酵素不需要永久服用。當腸道開始癒合，此人可以慢慢地撤除胃酸補充品和 / 或胰臟酵素，只有在吃大餐前或是吃了這個飲食計畫不允許的食物時才需要服用。

第五章　維生素和礦物質補充品

> 「如果你不食用，那麼維生素是一種會使你生病的物質。」
> ——阿爾伯特·聖捷爾吉（albert von szent-györgi，
> 1893~1986）匈牙利出生的美國生化學家

GAPS 患者缺乏許多營養，所以自然我們想要改善這種情況。問題是：該如何做呢？

是只需要簡單檢驗一個人，例如他缺乏了多少鎂，然後就將其缺少的量補足嗎？或是使用「一體適用」的原則，服用針對自閉症、注意力不足過動症或思覺失調症等患者「特別設計」的補充品呢？又或者只要是此人所缺乏的營養素，我們就應該提供特大劑量，然後期待身體可以自己利用這些營養素呢？

許多健康從業人員選擇檢驗缺乏的營養素。每一種營養素都有最理想的檢驗方式，被認為可以提供對於該營養素最正確的資訊，當然也有較不理想的檢驗方式，可能會造成某種程度的誤導。試圖使用最理想的測試去檢驗每一種營養素既不切實際又非常昂貴。所以通常會使用一或兩種測試去檢驗全部的營養素，因此結果往往無法代表真實的情況。所以想要根據這些檢驗結果去計畫應該服用的營養補充品，其實非常不可靠。

最重要的是，許多市面上的補充品吸收率非常低，有一些只有大約 9%，所以病患實際吸收到的量可能遠比瓶身上所寫得低很多。但是大多數的製造商當然不會讓你知道他們的補充品吸收率有多低，即使他們知道。所以選擇一種補充品有相當的困難度。

補充品的吸收是一個複雜的過程，除了補充品的品質以

外，也需仰賴患者本身消化系統的狀態。兩個人可能從同一種補充品中吸收到不同的營養總量。GAPS 患者的消化系統一般來說狀態並不好，而且可能無法良好吸收任何一種營養素。

許多營養素會競爭腸道內負責吸收的部位，這使得整個吸收過程更加複雜。所以假設我們補充了過多的鈣，它可能會妨礙其他營養素：鎂、鋅、銅、鐵、一些胺基酸和其他營養的吸收，造成那些營養素的缺乏。

這確實是營養學裡面一個非常令人感到困惑的領域。真相是沒有人知道如何開立維生素和礦物質的處方箋，因為我們在這個主題上還沒有足夠的研究與知識。每一位營養學家或醫生都有他 / 她自己最愛的補充品，而那也是他們通常用於大部分患者身上的補充品。就像主流的精神醫學一樣，藥物的使用主要是基於嘗試錯誤的原則，開立維生素和礦物質補充品也是使用相同的方法。

服用維生素和礦物質補充品變得非常常見，不僅僅是因為我們許多人服用「健康藥丸」，也因為大量食物會用維生素和礦物質進行強化，以補償在加工過程中所喪失的那些營養，更不用說許多食物的生長是利用集約農業的技術，這使得它們的營養從最初就不佳。不幸的是，這些補充品的營養許多是合成的。人體被設計為利用這些營養素的天然形式，而且通常不認識合成的形式，也不知道該拿它們怎麼辦。例如：針對大量腎結石的個案，愈來愈多人懷疑是因為補充了合成形式的維生素 C，即商店裡面可買到的大部分維生素 C 補充品。

在我們的現代世界中，有一個被高度宣傳的主張就是沒有服用營養補充品，我們不會健康，因為我們的飲食無法提供我們最理想的營養量。的確，如果你靠早餐吃穀片和土司、午餐吃三明治和一頓標準的晚餐維持生命，你將無法提供身體最理

想的營養總量，所以你必須服用補充品。然而，本書所描述的飲食將提供你天然形式的密集營養，身體不但認識它們，也知道該如何利用它們。食物汁液可以供應濃度更高的維生素、礦物質和其他有用物質。優良的益生菌平均來說可以增加 50% 或以上的食物營養吸收率。最重要的是益生菌應該是體內維生素 B、K、生物素和許多其他物質的主要來源。的確，當患者開始服用治療性劑量的強效益生菌後，這些通常是第一群不再缺乏的營養。飲食和益生菌將開始癒合消化系統，所以患者會開始適當地從食物中吸收到營養。

另一個重點是我們必須考慮當涉及 GAPS 的患者，他們的消化系統是處於發炎且受損的狀態。大量合成的補充品、藥片和膠囊中的填充劑和結合劑將惡化和刺激原本就已經很敏感的 GAPS 腸道內膜，並且干擾其癒合過程。我看過許多患者下了很多工夫去執行這個飲食計畫，但是卻沒有達到最好的結果，直到他們不再服用大部分的補充品。

這就是為什麼在此計畫的初期，我通常不會建議任何維生素和礦物質的補充品。我建議先將大量心力放在執行這個飲食上，以啟動腸道的癒合過程。一旦消化系統開始適當地運作，許多患者營養缺乏的情形會消失，而不需要服用任何補充品！透過身體自己解決這個問題，營養缺乏會以自然的方式得到改善。

當然，所有患者都不一樣，有些人需要有目標的補充其缺乏的營養。但是這屬於一位合格從業人員的業務，這裡只提供一些需要謹記在心的重點。

• 選擇的補充品應不包含任何會加重腸道狀況的成分。液體形式的補充品較粉末狀、藥片或膠囊狀來得好。補充品若含有此飲食不允許的物質也應該被排除。

- 挑選高吸收率的補充品，例如：添加黃腐酸的維生素和礦物質補充品。黃腐酸（非葉酸）是由土壤中的細菌所製造。它可以確保以天然的方式達到非常高的補充品吸收率。它對重金屬也具由良好的螯合特性。你服用的益生菌中若含有土壤桿菌，就可以提供腸道這種酸。
- 補充品絕對占飲食最小的部分！

第 3 部

GAPS 患者如何排毒

「切勿找一位辦公室植物枯萎的醫生」
——埃爾瑪・博貝克（Erma Bombeck）

我們生活在一個充滿汙染的世界。每天我們都會呼吸到汽車和工廠排放出的廢氣；我們吃的食物含有殺蟲劑、除草劑和其他農業的化學物質；我們喝的牛奶和吃的動物肉通常都被施予了抗生素、類固醇和其他藥物；我們自加工食品中吃進了數不進的化學物質；我們使用的個人照護產品充滿了會致癌的化學物質，而且通常會毒害人體。我們現代的節能住宅和辦公室變成了有毒的場所，現代的建築材料，像是隔熱隔音設備、油漆、家用清潔化學物質和防燃劑都會釋放出有毒氣體，而我們日復一日地將其吸進去。例如：化學分析現代住宅中常見的地毯和地毯黏合劑所釋放出的氣體，發現有毒物質的含量非常可觀，包括甲醛、甲苯、二甲苯、苯、甲基丙烯酸酯、四氯乙烯、甲基萘、磷苯二甲酸鹽和聚苯乙烯。這些化學物質皆已知會毒害人類，而我們在家卻隨時會接觸到它們。醫院和購物中心空氣中的有毒物質含量甚至更高，這就是為什麼許多人在採買東西或長時間待在醫院之後感到如此疲累的原因。如果這些仍不夠，我們還時常服用處方藥物、飲酒和吸菸。

所以，我們是如何存活的呢？我們如何過生活、去上班、

養育孩子而不會在早晨呼吸了第一口車陣中的空氣就死亡呢？

　　我們能夠生存必須感謝身體裡一個非常重要的系統。一種直到最近我們仍然所知不多的系統——排毒系統。

　　這個系統就像是身體的清潔工，它持續不斷地清理正常身體代謝所產生的全部毒素，以及從外面進入體內的毒物。它的總部在肝臟，身體的每個細胞都有它的部門。這個系統擁有驚人的精密性和複雜性，即使是最有知識的生化學家也被考倒，而且我們仍然不太清楚它是如何這麼有效率地運作。不過我們知道，這個系統為了運作良好必須持續接受某些營養的供應：鋅、鎂、硒、鉬和其他礦物質以及微量元素、數百種酵素、許多胺基酸和必需脂肪，所有我們 GAPS 孩童和成人所缺乏的物質。因為這些缺乏，GAPS 患者的排毒系統無法以最佳的方式運作。同時，這個系統負荷了過重的工作量，因為 GAPS 患者身上的毒性非常大。想像一名因為飲食不足而感到飢餓的工作者，他被賦予了愈來愈多的工作。那麼他會怎麼調適呢？他將會不斷累積大部分的工作，希望在較清閒的時候能夠把它們處理完。這就是 GAPS 患者的排毒系統所做的事情，為了之後處理掉這些有毒物質，它將它們儲存在體內不同的組織中。這就是為什麼從這些患者身上總是可以檢驗出重金屬、石油化學產品和其他毒素。不幸的是，許多這些化學物質具有脂肪的親和性，因此會被儲存在身體的脂肪中。人類大腦和剩餘神經系統的組織裡面，脂肪所占的比例非常高，所以變成這些毒素存放的場所。一個被毒素阻塞的大腦無法良好發育或執行功能，這一點我們可以非常清楚地在 GAPS 患者身上看到。

　　所以，我們可以做什麼呢？我們如何減輕 GAPS 孩童和成人身體的毒素負荷量，讓他們可以適當地發展和運作呢？

　　第一件且最顯而易見的事就是要移除毒素的主要來源，意

味清理和癒合腸道。

　　然而，移除主要的毒素來源仍不足夠。我們該拿所有這些經年累月儲存在體內的毒素怎麼辦呢？我們該如何處理 GAPS 孩童和成人身上檢測出來的所有重金屬呢？

　　近年來，一種新的治療被發展出來——重金屬螯合療法，使用螯合藥物，主要是二巰基丁二酸（DMSA，Dimercapto Succinic Acid）和硫辛酸（Alfa-Lipoic Acid）。這組藥物最初被軍隊用來治療急性暴露於重金屬和其他的有毒物質。此刻，在自閉症兒童的父母圈子中，它是一個熱門的話題。一些執業醫生，主要是美國的醫生，他們將這些藥物用於自閉症的兒童身上，並且聲稱這種治療會帶來益處。我們從家長那裡聽到螯合有助於他們孩子的故事。然而，這裡存在著幾個問題，許多人，包括我都有一些疑慮。螯合藥物畢竟是藥，就像任何藥一樣，會帶來副作用和併發症。它們並不是良性的物質。關於使用這些藥物，卻沒有接受當地醫療的直接監督，令我非常擔心，更不用說沒有定期進行血液監控了。讓我們來看看一些已知的問題。

1. DMSA 和其他螯合藥物會導致劑量相關的骨髓抑制，主要表現為嗜中性白血球減少症（neutropenia）和血小板減少（thrombocytopenia），這會影響血液凝結和血液對感染及其他毒素產生的免疫反應。進行螯合治療的患者必須定期接受血液組成的監控。在一些兒童和成人身上，這種抑制反應嚴重到足以停止螯合治療。

2. 螯合藥物會造成致病真菌和細菌在腸道內的生長爆發，可能是由於免疫系統受到抑制的關係。這也是為什麼實行螯合的醫生會建議他們的患者先處理好腸道的生態失調，再進行螯合。任何有治療過腸道生態失調經驗的人都知道要完全治好

是多麼困難的一件事。GAPS 患者的腸道生態失調是他們最基本和主要的病狀，而且即使有這麼多的治療經驗，我們仍然無法確定患者是否完全擺脫了生態失調的狀況。

3. 此外，將重金屬帶出體外的螯合藥物，會與必需礦物質結合，也將它們帶出體外。以它們螯合鋅為例，這就是為什麼在進行螯合時和螯合之前，必須補充非常高劑量的鋅。然而，擁有補充鋅經驗的醫生都知道，它的吸收機制非常複雜，需要正常的胃酸度。GAPS 患者不具備正常的胃酸度，因此會影響鋅的吸收。最重要的是，我們知道 GAPS 患者已經嚴重缺乏這些必需礦物質，除了鋅以外，螯合藥物也會螯合其他這些患者本來就缺乏的必需礦物質，像是鎂、鉬和其他。這就是為什麼螯合療法需要包括大量不同營養素的重度補充。

4. 使用螯合藥物的病人，其血液含有稱為轉胺酶的大量酵素，這是肝臟受損的一個指標，特別是肝細胞的損害。

5. 腎臟有任何問題的人禁用螯合藥物，因為它們對腎臟有破壞性的影響。螯合治療期間，腎臟功能與肝臟功能都必須接受定期監控。

6. 接受螯合治療的自閉症孩童家長，報告了一長串的副作用：自閉症狀退化、厭食症、疲倦、煩躁不安、噁心、睡眠障礙、腹瀉、胃腸氣脹和皮膚上的斑丘疹。有些個案的醫生還觀察到嚴重的併發症，像是史帝芬強生症候群（Stevens-Johnson Syndrome，嚴重的中毒反應，伴隨高燒、腹瀉、多發性關節炎、糜爛性皮膚疹、肌痛、肺炎，通常以類固醇藥物治療）、溶血（hemolysis，紅血球受到破壞）、嚴重嗜中性白血球減少症（嗜中性白血球數量減少，它參與免疫反應的運作）以及血小板減少症（負責血液凝結的血小板數量減少）。

7. 一些自閉症兒童在服用螯合藥物時，症狀有改善，但是一旦

停止螯合治療，他們就會退回之前的狀態。此現象的一種解釋可能是螯合治療一旦結束，這些孩子的身體會重新累積環境中的重金屬，因為他們的排毒系統無法處理這些金屬。

目前沒有任何資料可以證明螯合真的有效，只有一些軼事證據。有幾個正在進行的研究，嘗試評估螯合是否會造成任何進步，但是成功率仍然未知。如果 GAPS 患者接受螯合治療後真的能有所改善，我們也不知道要改善到什麼程度才值得將他們置於這個治療會帶來的所有風險和副作用中，更不用說此治療需要的花費了。

所以，我們該拿所有這些埋伏在患者體內的重金屬和其他毒素怎麼辦呢？我們不能只是忘記它們。這個嘛，有一個經過時間證明的排毒方法，不只可以將身體的重金屬和大量其他毒素排除，而且不會造成任何副作用或有害的併發症。它還是一種非常美味的方法。孩童尤其喜愛！這個方法就是蔬果汁。全世界數以千計的人們利用蔬果汁幫助自己脫離最致命的疾病。關於此主題已經出版的數十本書中，充滿了人們的證詞和幾百份美妙的食譜。一些自然醫學領域中非常有名望的人也強力提倡蔬果汁，並且將其用於治療他們的患者，像是葛森醫生（Gerson）和諾曼・沃克醫生（Norman Walker）。上百篇已發表的科學研究皆提過新鮮的生水果和蔬菜可以為健康帶來益處。用這些水果和蔬菜製成的蔬果汁可以將它們的養分以大量且濃縮的形式提供給我們。例如：一杯胡蘿蔔汁需要一磅的胡蘿蔔。沒有人可以一次吃一磅的胡蘿蔔，但是藉由飲用其汁液，你可以得到全部的營養。最重要的一點，蔬果汁移除了纖維，它會削弱水果和蔬菜中許多營養的吸收，並且使 GAPS 患者原本就敏感的消化系統更加惡化。消化系統在消化汁液時幾

乎不需要做任何工作，汁液會在 20~25 分鐘內被吸收，提供身體濃縮的營養。藉由蔬果汁，你每天可以攝取到大量的新鮮蔬菜和水果，而且是以最好消化又最令人感到愉悅的形式。許多 GAPS 孩童和成人因為新鮮蔬菜和水果的質地而不願意吃它們。飲用蔬果汁可以非常有效地解決此問題。一些 GAPS 的孩童每天也沒有飲用足夠的液體，蔬果汁因為如此美味，可以是此問題一個良好的解決辦法。每天至少飲用兩杯新鮮壓榨的蔬果汁將提供你的患者許多必需維生素、鎂、硒、鋅和其他礦物質、胺基酸和更多 GAPS 患者所缺乏的營養素。早晨喝一杯鳳梨、胡蘿蔔和一點甜菜根的綜合蔬果汁將為消化系統做好迎接之後餐點的準備，刺激胃酸和胰臟酵素的製造。胡蘿蔔、蘋果、芹菜和甜菜根綜合汁具有清理肝臟的完美能力。綠葉蔬菜的蔬菜汁（菠菜、萵苣、荷蘭芹、蒔蘿、胡蘿蔔和甜菜葉）加上一些蕃茄和檸檬，就會變成鎂和鐵的極佳來源，以及重金屬的良好螯合劑。甘藍菜、蘋果和芹菜汁可以刺激消化酵素的的產生，而且是一種很棒的腎臟清潔劑。無論你的家裡有什麼水果和蔬菜，你都可以創造出無數健康和美味的變化。為了使蔬果汁嚐起來好喝，尤其是給孩子飲用的時候，一般準則是使用 50% 較不美味，但是具高度治療效果的食材：胡蘿蔔、少量甜菜根（不超過綜合汁液的 5%）、芹菜、甘藍菜、萵苣、綠葉蔬菜（菠菜、荷蘭芹、蒔蘿、羅勒、新鮮蕁麻葉、甜菜葉、胡蘿蔔葉、白和紅甘藍菜），搭配 50% 的美味食材以掩蓋其餘食材的味道：鳳梨、蘋果、柳橙、葡萄柚、芒果等。（請看食譜那章以獲得更詳細的資訊）。

那麼纖維呢？飲用蔬果汁不表示患者停止攝取新鮮水果和蔬菜。如果沒有腹瀉，GAPS 患者應該像往常一樣，繼續食用水果和蔬菜。將蔬果汁看作一種可提供濃縮營養的補充品。它

們應該在胃清空時飲用，最好的時間是飯前 20~25 分鐘和飯後 2~2.5 個小時。

我們難道不能直接購買商店裡面的果汁嗎？答案絕對是「不行！」商店中的果汁已經加工和高溫殺菌過，這破壞了所有酵素和大部分的維生素和植物營養素。它們是一種加工的糖分來源，會餵養腸道內的異常細菌和真菌。新鮮壓榨的果汁中，天然的糖分與酵素、礦物質和其他營養素維持在平衡的狀態，所以會將糖分轉變為身體的能量。當你在家自製蔬果汁，你知道裡面含什麼，你知道它很新鮮，而且沒有受到任何汙染和氧化，加上在混合不同的蔬果，創造不同風味的蔬果汁時，你可以從中得到很大的樂趣。許多介紹蔬果汁的書裡面都有適合各種健康問題和各種時機的美妙食譜。為了將你的蔬果汁轉變成強而有力的免疫補強，你可以考慮在其中加入黑接骨木果。

黑接骨木

黑接骨木是一種小樹，從寒冷到溫暖的地方，它們都可以生長。春天，它會開出一叢叢的小白花，夏末則會變成多汁的黑色小莓果。數百年來，這棵植物的藥用價值不斷受到人們的重視。它的花、果實、葉子和樹皮在傳統上被拿來治療感冒、肺炎、流行性感冒、喉嚨痛、花粉症、傷口、眼睛感染和許多其他病痛。在英國，它的果實仍用來製作接骨木水果酒；在斯堪地那維亞半島，它的花被用來製成接骨木花釀。黑接骨木具有強烈的免疫刺激特性，而且它是為人所知最有效的抗病毒藥物之一。

要利用這個植物，你不需要是一位老練的草藥醫生。許多人的花園裡都有種這種樹，因為它相當具有裝飾作用。夏末時，

將莓果搜集起來，只要一小籃就足夠。在家中，用剪刀分離莓果和它們的細枝。把莓果裝入小塑膠袋或小保鮮盒中，然後將其冷凍。在夏末／秋初時，於每晚睡前，自冷凍庫中取出 1~2 大匙的莓果，然後放在室溫下解凍一整夜。早上起床，將它們與鳳梨、胡蘿蔔或任何其他你計畫使用的水果和蔬菜一起打成汁。如果你在寒冷的季節裡，每天或每兩天榨一次含接果木果的蔬果汁，全家人都將不會感冒。1~2 大匙的少量莓果就足夠四人家庭飲用。如果你只要製作 1 人份的果汁，那麼只需要 1 茶匙的莓果。除了榨汁外，你也可以把接骨木果加入你的蛋糕中。

　　你也可以在春天時，把花搜集起來並將它們冷凍。在冬天，可以用它們製成非常令人愉悅、帶有芳香的茶，或者，你可以在冷凍的狀態下，用雙手將它們捏碎，然後加在你的沙拉中。接骨木花也具有強力的免疫刺激特性。用它們作為茶去治療感冒、流感和發燒。相同的茶可用於治療局部的傷口、擦傷、曬傷、凍傷和眼睛酸痛。它也是花粉症的傳統療法。

　　我可以聽見有些人說：「我非常忙碌，沒有時間採集果實和花朵！」但是即使是最忙碌的人也有週末，與家人一起花一天的時間共度鄉村時光，在那邊你可以去採集莓果，這樣不是很令人開心嗎？當你傍晚回到家，然後躺在電視機前面時，你可以用一隻叉子分離莓果和它們的細枝，並將它們放入小冷凍袋中，同時觀看你最喜愛的電視節目。當節目結束，你可以把袋子放入冷凍庫。要取得這種美妙的免疫刺激藥物，以便在冬天使用並不需要費太大的力氣。而且它幾乎不需要任何花費！

一般毒素負荷量

　　這個療法的一個重要部分為盡可能減少患者排毒系統的一般毒性負荷量。什麼是一般毒素負荷量呢？我們食用、呼吸、觸碰或擦在皮膚表面的毒素都會非常快速地被吸收，然後加重我們排毒系統的工作量。一位 GAPS 患者，其腸道是導致排毒系統工作量過大的主要來源。所以不要接觸到環境中的毒素和致癌物質，以免加重他／她排毒系統的工作量是很合理的。我們這裡在講的是什麼物質呢？

　　病患的住家應該盡可能沒有化學物質，可以透過使用最少量的家用清潔劑、油漆、地毯、殺蟲劑和其他有毒物質來達成。所有廣泛可取得的家用清潔劑皆有毒。浴室清潔劑、地板清潔劑、拋光劑等。這些全部會飄散在空氣中和物品表面上，導致患者排毒系統的一般毒素負荷量增加。有毒的家用化學物質可以用從各種有良心的公司購買較安全的生物分解替代品取代。然而，一般而言，用得愈少愈好。許多家裡面的清潔可以使用清水和一點醋或檸檬汁、小蘇打和橄欖油完成。你可以使用濃茶去清理木頭地板；你可以用 1 杯橄欖油和 2 杯白醋的混合液去打亮家具。地毯上被紅酒潑灑到的地方，你可以將白酒倒在汙漬上以清除汙漬。

　　當患者這在進行排毒時，不要重新裝潢家裡或是鋪上新地毯將是明智的決定。油漆、許多建築原料、新地毯和新家具都會釋放出毒性很強的化學物質，而我們會透過肺、皮膚和黏膜吸收。新地毯可以持續幾年不斷地釋放出可觀的高度致癌物——甲醛；新家具充滿防燃劑，這是我們身體系統中銻（一種有毒金屬）的主要貢獻者；剛漆好的油漆會釋放出數十種極毒的化學物質到空氣中，且至少維持六個月。最近，我接到一通

來自一位自閉症孩童父母的電話，他的孩子除了重度自閉症外，還有癲癇的症狀。在執行 GAPS 營養計畫之後，癲癇完全消失，而孩子的表現也非常好。不幸的是，父母決定要油漆房子的牆壁。油漆工開始工作的那一天，孩子的癲癇就大發作了一次。大部分的癲癇，特別是孩童，都是因為毒素而引發。顯而易見地，這個孩子的排毒系統尚未準備好接受我們從油漆中會呼吸到的極毒化學物質。

體內一般毒素負荷量的重要貢獻者為化妝品、盥洗用品、香水和其他個人照護產品。普遍來說，個人照護產品工業沒有受到規範。超過 1000 種致癌和有毒的物質被廣泛用於洗髮精、肥皂、牙膏、化妝品、香水、乳液等的配方裡面。我們的皮膚是一個屏障，可以抵禦毒素入侵的這個老舊觀念完全錯誤。人類的皮膚可以有效吸收來自環境的大多數物質，吸收的效果在某些個案身上甚至比消化系統更好。經由消化系統進入人體的毒素，必須經過肝臟，在那裡，它們大多數會被分解而變成良性物質。這就是為什麼最近製藥界開始生產愈來愈多應用在皮膚上的藥物，像是貼布之類的東西，因為經皮膚的吸收效果會比消化系統更好，而且可以直接進入血液，不需要經過肝臟的檢驗。廣泛使用個人照護產品是癌症流行的主要因素。孩童、女人和男人都在不知不覺間讓自己透過皮膚接觸到大量的致癌物質。乳癌是一個好例子，從乳癌患者的乳房取出的細胞中許多都充滿了鋁，一種有毒金屬。這些鋁是來自哪裡呢？可能來自不遠處——經由婦女腋下的皮膚所吸收的除臭劑。最近關於有毒金屬的研究顯示，當一個懷孕的動物接觸到這些金屬，它們會大量累積在胎兒體內。這就是為什麼懷孕或哺乳的婦女需要特別小心塗抹於皮膚、臉和頭髮上的個人照護產品和化妝品。我們無法在本書中詳細討論所有盥洗用品和化妝品的毒

素。但是讓我們列出一些最常見的種類。

- 滑石或爽身粉可以導致卵巢癌。不要使用它們，尤其不要用於嬰兒身上！
- 十二烷基硫酸鈉（sodium lauryl sulfate，SLS）——高度有毒的去垢劑，可在大部分的洗髮精、肥皂和牙膏中發現。
- 氟化物——對身體各個系統都有影響的毒素。廣泛存在於牙膏和其他牙齒護理產品，它也被添加在一些水中，作為嬰兒使用的滴液。如果你不熟悉它的毒性，我強烈建議你多認識它，並且像躲避瘟疫一樣的遠離它。
- 二氧化鈦（Titanium dioxide）——致癌。
- 三乙醇胺（Triethanolamine，TEA）和二乙醇胺（Diethanolamine，DEA）會形成致癌性亞硝胺。
- 羊毛脂，它本身是無毒的天然物質，但通常會被 DDT 和其他致癌的殺蟲劑所汙染。
- 二氧六環（Dioxanes）會透過呼吸和經皮膚吸收——高度致癌性。
- 糖精——致癌。
- 甲醛——一種有毒且致癌的物質。
- 丙二醇——致癌。
- 鉛、鋁和其他有毒金屬都存在於許多個人照護產品之中，特別是除臭劑和化妝品。

　　GAPS 患者應該將個人照護產品的使用量減至最少。身體不需要用肥皂、沐浴乳或泡泡浴進行清潔。它們不僅增加了一般毒素負荷量，還洗去了可以保護皮膚避免感染的重要油脂，使皮膚變乾。洗澡時只要用清水和 1 塊海綿應該就相當足夠了。
　　一個兒童不需要任何個人照護產品，除了天然牙膏以外。

許多公司專門製造安全且不含有上述那些有害物質的個人照護產品。

　　為了減少毒素經由皮膚吸收，每晚睡前讓你的患者先洗個澡。將1杯蘋果醋、小蘇打或海藻粉加入浴缸中去取代洗澡用肥皂；它們會幫助皮膚的pH值正常化，並且鼓勵適當的皮膚菌群生長，以及協助排毒過程。另一天可以在浴缸中加入1杯浴鹽，這將會幫助排毒過程。定期讓房子通風，讓你的患者盡可能在新鮮的空氣下生活。

　　游泳池是非常毒的場所。人們普遍相信游泳是一種健康的運動，但是這不是事實。除了少數以臭氧消毒的泳池以外，其餘的泳池都是使用以氯為基礎的化學物質去消毒泳池的水。氯是一種毒，它會影響身體的每個系統，特別是免疫系統與肝臟。透過皮膚，它可以被吸收得相當良好。此外，泳池上會漂浮著一層厚厚的氯氣，兒童和成人在游泳時會將其吸入。吸入的氯氣會被肺良好的吸收，然後進入血液。GAPS患者已經毒性非常高了，在氯化池中游泳會增加他們的毒性。

　　GAPS的人應該在湖泊、河流和大海這種天然水源的地方游泳，而不是有毒的化學游泳池。天然的水充滿了生命，以及來自植物和不同生物的生物能量、礦物質、酵素和許多其他有益物質。幾個世紀以來，在天然的活水中游泳一直被視為許多健康問題的療法。不過當然，你必須確保游泳的水盡可能地遠離任何工業汙染的來源。

　　洗衣粉和洗衣精都會殘留在衣服、寢具和毛巾的纖維上，而且也會導致毒素超載。試著尋找較安全的生態友善替代品。

　　當涉及維持一個無毒的家時，室內植物是我們的好朋友。它們會消耗有毒氣體，然後產生氧氣和其他有益物質。用天竺葵、常春藤、吊蘭、蘆薈、榕屬和其他各式各樣的室內植物妝

點你的住家。愈多愈好，尤其是你的臥室！維持室內植物的健康，不要讓它們發霉，因為一些 GAPS 的人會對黴菌產生反應。

　　排毒和減少接觸環境毒素是治療 GAP 症候群的一個重要部分。正常化腸道菌群、適當的滋養飲食、乾淨的水、蔬果汁和避免接觸到有毒物質，這些就是非常有效的自然方法，而且不會有任何副作用！

一個健康的身體，其內部是乾淨的！

歡樂的來大掃除吧！

第3篇

GAPS 患者常見的
其他問題

第一章　耳朵感染和膠耳

　　耳朵感染和膠耳是 GAPS 兒童在生命的第一年中，被開立這麼多抗生素最常見的原因之一。但是如果我們只單看耳朵感染和膠耳，我們會發現另一種流行病。所有去看家庭醫生的原因中，耳朵感染的比例占了超過 1/3。西方世界的全部兒童之中，大約有 2/3 每年都會罹患一次耳朵感染，其中 1/3 每一年耳朵感染的頻率會超過 4 次。

　　為什麼我們會有這種流行病呢？因為急性耳朵感染，經歷了無數次的抗生素療程之後，為什麼仍有這麼多的孩童最終必須裝置通氣管呢？

　　為了瞭解此現象，我們必須檢視耳朵的構造。（圖八，p.355）

　　耳朵感染發生在中耳，這是一個相當小的封閉空間——它的體積約為 1 立方公分。它的主要功能是將聲音從你的鼓膜傳送到內耳，它與一個包含三個互相連接的小骨頭系統，名稱分別為槌骨、砧骨和鐙骨，將此工作執行得非常有效率。你的中耳充滿空氣，而且被鼓膜與外耳道隔開。然而，它利用一條稱為耳咽管的管子與外界相通。這條管子在造成耳朵感染和膠耳上扮演了最重要的角色，所以我將會聚焦於它的細節。

　　耳咽管從中耳的前壁延伸至鼻咽（鼻腔和喉嚨的後面），在那裡它有一個相當接近鼻子後方的開口。這條管子的主要功能是使中耳內的壓力與大氣壓力相等。耳咽管在咽頭的開口由一團淋巴組織守護，這團組織稱為扁桃體。這些扁桃體是免疫系統的一部分。它們的功能是防止鼻腔和喉嚨中的傳染性病原體進入耳咽管和中耳。在一種情況下，我們會慶幸有扁桃體的存在。我確信每個人都可以回想起坐飛機時耳朵被堵住的感覺。

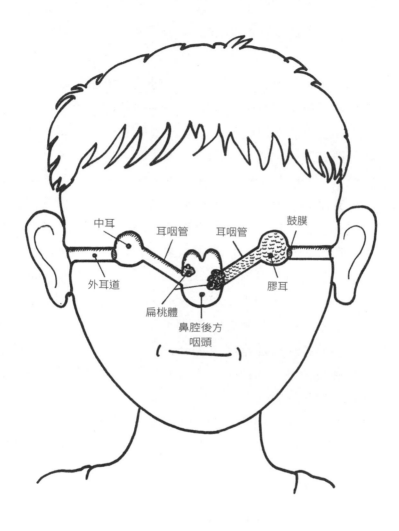

圖八　中耳和咽頭的互連結構

中耳

耳咽管

耳咽管

鼓膜

外耳道

膠耳

扁桃體

鼻腔後方
咽頭

任何感染進入中耳最直接的方式就是透過耳咽管，不過這並不容易。

耳咽管的黏膜上覆蓋著纖毛上皮，並且含有大量黏液腺和淋巴濾泡。

纖毛上皮是一層長有微小毛髮的細胞。這些毛髮的生長方向通常是朝著鼻咽，為中耳提供了一個有效的屏障，阻止食物殘渣或空氣從鼻腔和口腔進入中耳。耳咽管的黏膜有為數眾多的黏液製造細胞，它們不斷分泌黏液去清理這條管子，順著纖毛上皮微小毛髮的方向移動，往下進入鼻腔的後方。一種感染要進入中耳必須奮力對抗這種黏液的流動。但是如果任何感染真的成功進入耳咽管，耳咽管壁上的淋巴濾泡（屬於免疫系統的一部分）將發動攻擊，擊敗入侵者。當然，感染源在進入耳咽管之前，還必須通過第一道屏障——扁桃體，它是一群免疫細胞的聚集，特別設計用來阻止任何侵入者。這些因素的結合，為中耳提供了一個相當堅強的保護！確實，對於健康的孩子，這些防禦措施運作得非常好。那為什麼這些措施對那麼多孩童無效呢？感染源是如何通過所有這些屏障的呢？為什麼我們會有耳朵感染和膠耳的流行病呢？

這裡我們要談一個非常重要的重點。新生兒的口腔、鼻腔、喉嚨、耳咽管和中耳是無菌的狀態。出生後很快地，他們的口腔、鼻腔和喉嚨就會居住各式各樣的微生物，這些微生物來自環境、媽媽、爸爸和任何接觸到這個孩子的人們。如同腸道一樣，因為多種我們先前討論過的因素，許多孩子的這些區域開始發展出異常的菌群。這會導致兩件事。第一，為了保護和清理自己，耳咽管的上皮開始製造過多的黏液。第二，扁桃體會處於慢性發炎的狀態，阻塞了進入管子的入口，而且黏液也無法流出。很快地，中耳充滿了黏液。這種情況稱為膠耳。黏液

會使聲音無法適當地經過中耳。因此，耳朵損害了孩子的聽力及發展。許多患有膠耳的孩子不會變成自閉症，不過他們一般的學習能力都受到影響。這些孩子之中，語言發展遲緩非常常見。充滿在中耳內的黏液提供了來自鼻腔後方，通過耳咽管的病原體一個適合生長的環境。當這種情況發生時，孩子會出現典型耳朵感染的症狀——疼痛和發燒，通常也就是被醫生開立抗生素的時候。抗生素清除了病原體，但是無法改善膠耳。事實上，長期來看，由於進一步改變了鼻腔和喉嚨中的菌群，它們會讓情況變得更加糟糕。有鑑於中耳仍然充滿黏液，這是細菌生長的一個好媒介，所以我們可以預測很快又會再度耳朵感染。經歷過多次耳朵感染後，許多孩子最後會裝上稱為通氣管的小管子，這是為了提供中耳黏液流出的一個通道，所以通氣管會穿透他們的鼓膜。這種作法是以症狀為導向，但是它通常可以解決膠耳的問題，並且停止耳朵不斷感染的連鎖反應。然而，中耳的上皮和耳咽管仍然會製造大量的黏液，而且黏液排出的自然通道仍然被阻塞，只不過現在黏液可以透過一條人造管（通氣管）流到外面。

正如我們所說的，通氣管是以症狀為導向的方法，它是一種替代的方式，但是沒有解決真正的問題。真正的問題在於孩子的鼻腔和喉嚨中異常菌群的發展。實務經驗上顯示當菌群正常化，膠耳和耳朵感染就會消失。要使此區域的菌群正常化，我們必須做到兩件事。

第一　飲食不應該成為提供異常細菌的食物。如同我們在其他章節討論過的，這些食物包含糖、乳品和加工碳水化合物。當停止食用這些食物後，膠耳的問題會以令人驚訝的速度消失。

第二　強力的治療性益生菌應該加入孩子的飲食計畫之中。

益生菌中的有益細菌會幫助清除致病菌群，並且恢復口腔、鼻腔和喉嚨的正常、健康菌群，使孩子遠離耳朵感染。為了達到此目的，除了在食物中加入益生菌外，我通常會建議帶孩子來給我看診的父母們，每晚睡前，在孩子刷過牙且不會再食用或飲用任何東西之後，將益生菌的膠囊打開，把裡面的粉末撒在孩子的舌頭上。如此一來，有益細菌將有一整夜的時間去影響口腔和喉嚨的菌群。因為鼻腔和口腔的後方在相同的位置都有一個開口，所以有益細菌很有機會抵達鼻腔的後方，也就是扁桃體所在之處，然後對付存在於那個區域的所有致病菌群。最重要的是，益生菌所產生的免疫刺激反應將幫助清除感染。因此，發炎反應會消退，而扁桃體將恢復其正常的大小，不再阻塞鼻咽管，使黏液可以自中耳排出。這將會解決膠耳以及一連串耳朵感染的問題。

另一個導致耳朵感染的常見因素為食物過敏，尤其是對乳品過敏。之前的章節中，我們已經討論過腸道菌群在食物過敏的發展上所扮演的角色。藉由飲食和益生菌，我們可以改善孩童體內腸道菌群和免疫系統的狀態。臨床經驗顯示，當腸道癒合，許多食物過敏的情況就會消失。同時，排除任何孩子可能會過敏的食物，尤其是牛乳，也是一個好方法。

然而，改變孩子的飲食和建立喉嚨裡面正常的細菌菌群需要時間。當孩子的耳朵感染時，我們可以進行哪些立即的措施呢？

很不幸地，開立抗生素是一種非常普遍的現象。這幾乎是西方世界醫學專業人員的習慣反應。我們已經仔細討論過抗生素會對身體菌群造成的影響（腸道、皮膚、所有黏膜，包括鼻腔、喉嚨和耳朵）。雖然抗生素療程會解決特定的耳朵感染，

它也將為下一次的感染奠定基礎。除了摧毀有益細菌外，年幼兒童的抗生素藥劑通常是糖漿形式，這將會提供高濃度的糖分以及澱粉，反而鼓勵喉嚨中致病微生物的生長，它們之中許多種可以抵抗那種糖漿中的抗生素。因此，這些病原體開始生長，甚至還在服用抗生素的期間就開始。我看過的許多兒童在一次抗生素療程結束後，往往很快又罹患下一次耳朵感染。不幸的是，這些個案通常都會持續服用抗生素數個月，導致孩子的身體菌群和免疫系統遭到非常嚴重的破壞。

已經有些研究做過比較，一組耳朵感染的孩童使用抗生素治療，而另一組沒有接受治療。這些研究的結果都相同——耳朵感染使用抗生素治療和什麼都沒做的結果並無差異。

所以如果一個耳朵感染的兒童不接受任何治療，他或她也會復原。然而，沒有必要什麼都不做。數個世紀以來，人們只使用一些簡單的居家療法就非常有效地治療了耳朵感染。這裡是一些建議。

1. 如果你可以忍受，在耳朵感染自我復原之前，讓你的孩子一直待在家裡面。讓你的孩子隨時保持溫暖。在室內時，讓你的孩子戴上針織的羊毛帽、穿上溫暖的毛衣。無論白天還是晚上，讓你的孩子隨時戴著一頂溫暖的帽子。

2. 提供孩子大量熱飲。只要 1 杯熱水搭配 1 片檸檬，以及 1 匙蜂蜜就足夠。讓孩子坐在你的腿上，用小茶匙將此飲品餵給他或她，小心不要燙到孩子，但是讓他 / 她喝到的飲品是愈燙愈好。喝完此飲品之後，在他 / 她的舌頭上灑上一些益生菌粉末。如果你的孩子不願意接受粉末，將粉末溶於 1 茶匙的溫開水，然後在喝完上述飲品之後，直接讓孩子喝下那 1 茶匙的水。記住，益生菌含有活的細菌，它們會被熱水殺死，所以只能將其溶於溫水或冷水。

除了水配上檸檬和蜂蜜外，你可以製作一些草本茶：甘菊、金棧花、馬鬱蘭、尤加利和百里香都具有抗發炎和抗菌的特性。確保你取得的是單純的草本植物，無任何添加劑。將 1 茶匙植物放入茶壺中，倒入滾燙的熱水，蓋上壺蓋，然後悶 5 分鐘。將此茶用濾網過濾，倒入茶杯中，加入一些蜂蜜，然後一匙一匙的餵給你的孩子。喝完茶後，接著將一匙益生菌撒在孩子的舌頭上。

3. 取 1~2 大匙冷壓初榨的橄欖油，將其與 1 瓣壓碎的大蒜混合。靜置 30 分鐘後，用濾網或濾布過濾。每小時，將幾滴這種油滴入孩子的耳朵中，特別是在睡前。將此油儲存在室溫下，在滴入孩子的耳朵前要稍微加熱一下。加熱的方式為將裝著此油的杯子放入一個裝著溫水的盤子中（不要熱水，因為它會削弱此油的效力）。不要用微波爐加熱，因為所有酵素和其他活性物質都會被破壞。每天製作一次新鮮的油，愈新鮮，就愈有效。市面上有一些已經製好的天然耳朵滴液，其含有橄欖油、一些大蒜油、薰衣草油、金盞草和其他天然的草本植物。另一種經過時間考驗的油是毛蕊花，你可以在大多數藥店買到。

4. 古老的洋蔥療法。取 1 顆大的白洋蔥，將其切碎，然後用棉布包好。用微波爐或傳統烤箱加熱到相當高，但是仍能碰觸的溫度。將其置於孩子的耳朵上，用一個溫暖的帽子穩固地將其覆蓋（1 頂溫暖的針織羊毛帽是最佳選擇）。你可以在洋蔥捲和帽子之間鋪上一層保鮮膜，這樣洋蔥汁就不會浸溼帽子。將洋蔥捲置於你孩子的耳朵上，直到它冷卻。重新加熱，然後重複此過程。這個程序對孩子而言非常輕鬆，而且很適合在睡前進行。雖然這麼做有一點麻煩，而且會讓你的孩子聞起來像洋蔥，但是卻有驚人的療效。結束此過程後，

讓孩子繼續戴著溫暖的帽子入睡，而且要睡在耳朵感染的那一側，保持患側耳朵的溫暖。

如果你的孩子發燒低於 38℃，你不需要急著幫他降溫。發燒是身體對抗感染的方式。然而，體溫高於 38℃ 應該要降溫，否則可能會造成傷害。不幸地，所有孩童的抗發炎藥劑都是糖漿形式，充滿了糖和澱粉，應該要避免。我建議父母使用阿斯匹靈，它在止痛和抗發炎上非常有效。取 75 毫克的阿斯匹靈片，將其一半溶解於溫水中，然後加入一些蜂蜜給你的孩子喝。你也可以將半片阿斯匹靈溶解於他 / 她裝有熱草本茶的杯子中。阿斯匹靈不可在空腹時服用，因為它會刺激胃的內膜。在給孩子阿斯匹靈之前，先讓孩子吃些東西。

阿斯匹靈是一種非常安全的藥物，而且被當作一種兒童藥物已有數 10 年的歷史，直到一種非常罕見又模糊，被稱為雷氏症候群（Reye's syndrome）的狀況被描述之前。許多藥物、殺蟲劑和其他化學物質都可能造成這種現象。與雷氏症候群的關聯性導致阿斯匹靈不再是美國和英國兒童的常規藥物，不過許多兒童的風溼病治療仍然會使用它。因為如此，阿斯匹靈被普拿疼（成分為撲熱息痛，paracetamol）所取代，而普拿疼也成為孩子的止痛和抗發炎藥物。然而，普拿疼遠比阿斯匹靈更危險。因為普拿疼非常苦，所以必須混合非常濃稠的含糖物質，才能掩蓋它的味道。我們知道 GAP 症候群的孩童應該避免糖類。阿斯匹靈的味道非常淡，孩子的接受度很高。它是用於所有抗發炎情況中最安全且古老的藥物之一。除了降低發炎和疼痛程度，它也有促進身體血液循環的功效。因此，單單阿斯匹靈本身就常常足以緩解耳朵感染，這可能是由於它讓黏液可以流出中耳的緣故。

注意：如果你的孩子有任何罕見的基因狀況、肝臟或腎臟損傷，使用所有藥物，包含阿斯匹靈之前一定要詢問你的醫生。

　　以上的所有方法都應該盡早運用。如果 2~3 天之後，孩子疼痛和發燒的情形沒有比較好，你可能必須訴諸抗生素。然而，大多數案例，使用這些自然療法都非常有效，而且孩子可以在沒有醫生的協助下自行恢復。同時，你應該盡快開始長期的介入（飲食和益生菌），以預防任何未來的感染。

第二章　提升免疫力的前 10 大影響

1. 新鮮動物性脂肪（來自肉類和乳品），和富含膽固醇的食物（特別是生蛋黃）。
2. 冷壓油：橄欖油、魚油、堅果和種籽油。
3. 洋蔥和大蒜。
4. 新鮮壓榨的蔬果汁。
5. 規律攝取蔬菜：荷蘭芹、蒔蘿、香菜、青蔥和大蒜等等。
6. 補充益生菌和發酵食物。
7. 接觸動物：馬、狗等。家中養寵物對於孩子的免疫狀態有很大的幫助。
8. 在未受汙染的天然水源中游泳：湖泊、河流和海洋。
9. 在新鮮的空氣下運動。
10. 曝曬太陽和合理的日光浴。

第三章　破壞免疫力的前 10 大影響

1. 糖和所有含糖食物：甜食、汽水、糕點糖果、冰淇淋等。
2. 加工碳水化合物：蛋糕、比斯吉、洋芋片、點心、早餐穀片、白麵包和義大利麵。
3. 化學改變和人造脂肪：乳瑪琳、奶油替代品、烹飪和植物油、用這些油製成的加工食物。
4. 飲食中缺乏來自肉、魚、蛋、乳製品、堅果和種籽的優質蛋白質。
5. 接觸到人類製造的化學物質：清潔劑、個人照護產品、油漆、防燃劑、石油化學製品、殺蟲劑等。
6. 接觸到人造的放射線：電子螢幕（電視、電腦、播放電台等）、手機、高功率電力線、核能發電廠和核廢料。
7. 藥物：抗生素、類固醇、抗憂鬱劑、止痛藥、抗癌藥物、抗病毒藥物等。
8. 缺少新鮮空氣和體能活動。
9. 缺乏太陽曝曬。
10. 缺乏接觸環境中常見微生物的機會。生活在一個過於乾淨的環境與免疫受損之間有強烈關聯。免疫系統需要環境中微生物的不斷刺激。

第四章　便祕

　　許多我看過的GAPS孩童和成人都有便祕的現象。有時候，這些患者的便祕會非常嚴重，持續5~10天或更多天無法排便。

　　以下是一種常見的情節。一個小男孩J，他已經將近一個星期沒有排便了，所以之後他會排出的糞便非常巨大，而J會由於疼痛而放聲大哭。他的媽媽形容他的排便過程就像經歷分娩一樣。糞便一開始很硬很大，接著是大量鬆軟或水狀的糞便。他的肛門會出現撕裂傷，並且流血，當這些撕裂傷快要痊癒時，下一次7天後的排便又會再次使他的肛門受傷。這位男孩當然會害怕排便，所以會盡可能憋住。這個狀況已經夠糟了，但是卻沒有下一個常見的情節更糟糕。

　　一位小女孩B，她的食慾相當不錯，很願意吃，幾乎一整天都在吃東西。但是她總是超過10天以上才排便。然後，她會排出非常少且細條形的糊狀糞便。這類糞便屬於過度溢出，這是透過累積在她的腸子中數個月，甚至更久的大量緊實糞便所擠壓出來的糞便，而那些累積的緊實糞便會毒害這個孩子。確實，她的學習障礙遠比J來得嚴重，J至少1星期會清空他的腸子一次。

　　便祕通常是孩童和成人腸道菌群缺失的一種跡象。居住於腸道中的有益細菌扮演著糞便適當形成和排空的重要角色。一個健康的腸道內，為數最多的友善細菌品種為雙歧桿菌屬和大腸桿菌的生理菌株。這些微生物製造出大量酵素和其他活性物質，它們的活動是糞便形成所必需的條件。它們會刺激腸壁產生黏液以潤滑糞便，並且幫助糞便通過腸道。一位健康的人應該一天排便1~2次。

GAPS 孩童和成人沒有正常的腸道菌群，這就是為什麼他們通常會有便祕或腹瀉的現象。在他們的腸道上殖民有益細菌是治療便祕最重要的事情。許多個案的便祕問題藉由改變飲食，以及給予患者服用治療性的益生菌就可以得到改善。然而，針對更頑強的個案，我們必需談談其他方法，這裡我們要討論灌腸。

　　西方國家許多人認為灌腸的議題令人反感。然而，這種安全且非常有效的程序可能與人類歷史一樣久遠。兩千多年前的《死海古卷》（*Dead Sea Scrolls*）中所包含的《*Manual of Discipline*》內有一整章的內容都在詳細描述如何執行灌腸，以及它對健康的益處。另一個西元三世紀的手寫本——《*The Essential Gospel of Peace*》，被發現於梵蒂岡的檔案館中，裡面記載了執行灌腸的完整程序，並且強烈建議人們進行，因為這是「藉由天使之水的神聖洗禮」。著名的阿拉伯醫學家——伊本·西那（Ibn sina avicenna），在他永垂不朽的著作，完成於 11 世紀的《*Canon Medicinae*》裡面主張定期灌腸以清理身體和靈魂。定期灌腸是整合在許多自然治療計畫中，針對嚴重的健康疾病，像是癌症、精神問題和自體免疫的一部分。許多東方國家，灌腸用具組是家中浴室的常見工具之一，可以在沒有任何醫療協助或處方箋下對孩童和成人執行。

灌腸的益處是什麼呢？

- 緩解便祕最有效和快速的方法。
- 清除腸道中緊實糞便最有效的方式，可以大大減少來自這種體內腐敗物的毒素量。
- 直接將益生菌引進腸道的最有效辦法。
- 在正確執行的情況下，它完全安全。

灌腸程序

你可以自許多健康商店和公司購買到灌腸用具組。

煮沸2公升的過濾水或礦泉水，然後將其降溫至40℃左右。

準備灌腸。組裝好灌腸用具，將灌腸吊桶懸掛在你希望患者躺著的位置上方約1公尺高。在吊桶中裝滿水，打開灌腸管末端的栓子，讓全部的水流經管子。關上栓子，然後在吊桶裡面注入煮沸過的溫水。讓一些溫水流經管子，洗去任何雜質。再次關上栓子。

為了直接將益生菌引進腸道，把一包益生菌溶解在吊桶中剩下的溫水裡面。使用具治療強度，且主要含有雙歧桿菌屬的益生菌，並且確保水中至少含有40~50億個可發育的細菌細胞。顯然你無法使用藥片式的益生菌，因為它會含有填充劑和黏合劑，以及其他添加劑。粉末或膠囊形式的益生菌可能含有適量的麥芽糊精或果寡糖，使用於灌腸是可接受的，但不理想，因為接下來的1~2天，它們可能會造成過多的氣體產生。灌腸時，沒有任何添加劑的純益生菌是最佳的夥伴。如果你無法找到合適的益生菌，那就使用乾淨的沸水或單純的淡甘菊茶（確保沒有其他原料，只有甘菊藥草）。在灌腸水中加入幾大匙的自製優格，對於發炎或不舒服的直腸有很好的鎮靜作用。

針對孩童，你要確定有一個成人的協助者，他可以執行灌腸或讓孩子分心。你需要使這個程序對孩子來說盡可能的舒適。將他／她躺下的位置布置成一個柔軟的地方，而且不要離馬桶太遠或準備好1個便盆。手邊預備好一些孩子最喜愛的玩具、書籍或影片以吸引他／她的注意。讓你的孩子右側躺下，呈現膝蓋彎曲接近胸部的姿勢。在灌腸的管嘴處和孩子的肛門區域塗抹橄欖油或蘆薈凝膠作為潤滑劑。灌腸前，先將管嘴處

置於溫水中使其溫熱是個好主意。將管嘴處深入孩子的肛門1~2公分，然後打開灌腸的栓子。因為你將吊桶掛在孩子上方至少1公尺處，所以水會藉由重力流經灌腸管到孩子的直腸裡面。最初，100毫升的水就足夠，之後你可以使用更多水（最多1公升）。你可以舒服的導入愈多水，腸道就能清理得愈乾淨。關上栓子，然後移除管嘴。讓孩子繼續右側躺，只要他／她可以忍受，躺的時間愈久愈好。維持水在體內的時間愈長，清潔的效果就愈好。當孩子準備好使用馬桶或便盆時，你的孩子會讓你知道。讓你的孩子坐在馬桶上至少10~15分鐘以徹底排空他／她的腸道。讓他／她忙於操弄玩具、書本、影片或任何物品，使整個灌腸的經驗保持愉快。第一次的愉悅經驗尤其重要，如此一來，你的孩子才願意接受下一次的灌腸，而不會有任何恐懼。

如果第一次你不太放心自己執行灌腸的程序，你可以僱請一位護士或受過訓練的結腸治療師幫你進行。除了乾淨的沸水、添加益生菌和自製優格的水、或單純的淡甘菊茶外，千萬不要使用鹽水或任何其他液體幫孩子灌腸。

如果是針對成人，整個過程會簡單許多。成人灌腸所需的水量應該是1~2公升。

灌腸完成之後，你需要清潔灌腸用具組，先用清水沖洗。接著，倒入20~30毫升，濃度為3%~6%的雙氧水消毒，之後將其掛起來晾乾，栓子要打開。你可以在任何藥局買到雙氧水，不需要醫生的處方。如果你找不到，那麼可以使用所有適用於嬰兒奶瓶或其他兒童塑膠用品的消毒液體。你必須單獨清洗和消毒管嘴。

持續便祕的患者應該每晚睡前都進行一次灌腸，然後再配合以下任一種東西洗個舒服的盆浴：1/2~1杯的浴鹽、海藻粉、

蘋果醋、小蘇打或海鹽。洗澡後，在患者的腹部區域塗上一些伍朵油、大麻油、冷壓葵花油、蓖麻油或冷壓初榨橄欖油。皮膚可以相當好地吸收這些油，而且這麼做長期來看將幫助緩解便祕的情況。每晚都必須重複整個過程，直到患者開始出現自主的規律排便。

當然，我們討論過的飲食在恢復正常腸道菌群，以及使患者消化系統的所有功能正常化，包括排泄方面皆非常重要。

我不贊成使用任何瀉藥、藥物或草藥，尤其是用在孩子身上。它們被設計用於相當健康的消化系統。對於一位擁有異常腸道菌群的人來說，它們通常不適合。結合此飲食和我們討論過的補充品就可以減輕大多數個案的便祕情況。針對這樣做仍不夠的個案，灌腸將非常有效地解決此問題。

總而言之，我想要申明 GAPS 患者，無論是兒童還是成人，都應該永遠不要便祕！便祕對整個身體極度有害，它是各種消化疾病的根本，包括腸癌，而且它會製造大量的多種毒素，毒害全身。把飲食和益生菌視為長期的治療，而灌腸則是能立即解決患者便祕的有效辦法。

第五章　基因

　　「基因」這個字對於 GAPS 意義重大。我們不時會在各種期刊的文章中看到科學家們找到某部分的一些基因，可能與自閉症、思覺失調症、注意力不足過動症／注意力不足、失讀症、運動協調障礙或憂鬱症相關。我們確信科學家正在努力研究，而且導致這些狀況的基因有一天將被發現！這樣不僅無助於患者或他們的家庭，反而讓我們甘於現狀，認為孩子就是注定有障礙，我們無能為力！

　　現代世界，基因是一個流行的概念。幾乎每種健康問題都可以歸咎於基因。我們汙染了自己飲用的水、食用的食物、呼吸的空氣包含工業和核廢料，而當我們生病時，卻認為都是基因的錯。我們耗盡了土壤中的礦物質和其他營養素，然後用殺蟲劑、有機磷、除草劑和大量其他化學物質取代它們，我們在這種土壤上種植作物。我們食用這些作物，而當我們生病時，卻認為都是基因的錯。我們用疫苗和抗生素破壞了孩子的免疫系統，但卻責怪基因。我們總時攝取幾乎無法提供身體營養、充滿化學物質和有害健康的加工食物，然後當我們生病時，卻認為都是基因的錯。我們總是用酒精、香菸和藥物毒害自己，然而當我們生病時，卻認為都是基因的錯。

　　如果我們檢視所有現代社會歸罪於基因的流行退化性疾病，我們可以輕易得到一個結論，就是我們所有人的基因都非常差！事實上，我們不知道人類是如何帶著這麼差的基因存活在世界上數千年！根據科學的結果，基因幾乎是每種導致我們受苦的罪魁禍首。我們有癌症、心臟病、糖尿病、心理和精神疾病、學習障礙、自體免疫疾病、肥胖等等的流行病，這張清

單非常的長。這些狀況是 100 年前的醫生們非常少碰到的疾病。難道我們的基因改變得如此快速而導致了這些流行病嗎？

過去幾 10 年間，西方世界的基因研究或分子生物學得到最多的研究經費。許多以前從事基礎科學的實驗室都轉變為基因研究。每個西方國家都在此領域砸下數十億的經費。所以如果所有科學家都進行基因研究，那麼當涉及確認任何疾病的原因時，這就是他們所知道的，也是他們會去思考的方向。如同古老的英文諺語：「如果你擁有的唯一工具是槌子，那麼每樣物品看起來都像釘子。」肥胖？不用顧慮你的飲食習慣，只要等待，我們會找出你可以責怪的基因！…癌症？不要用質疑你的生活型態去折磨自己，我們會準確指出導致癌症的基因！…學習障礙？噢，絕對是基因的影響！

在發現幽門螺旋桿菌之前，醫學專業人員總是說基因造成胃潰瘍、胃炎和胃癌。然而，當幽門螺旋桿菌被發現，且被證實會導致胃潰瘍、胃炎和胃癌之後，沒有人再將基因與這些疾病連結在一起，因為真正的原因已經找到了。這個例子顯示出我們為了填補知識的缺口，是多麼輕易地將事情都歸咎於基因上面。

基因是非常方便的代罪羔羊。它是我們與生俱來的東西，而且此時此刻，我們無法做什麼去改變它。因此可以不用擔心我們的食物、環境或生活型態不是很美妙嗎？只要把我們健康狀態的全部責任都歸咎於基因上面不是很方便嗎？

幸運地是，生命不是如此簡單！

當然，有些疾病的致病原因的確是基因，像是苯酮尿症、血友病和許多其他疾病，它們都有特定的缺陷基因。然而，這些狀況相對罕見，它們的盛行率相當穩定，而且不是現代世界主要關心的議題。我們現代世界的真實問題是之前提過的癌

症、心臟病、自體免疫和精神疾病、學習障礙、糖尿病、肥胖和許多其他現代疾病等流行病，受害的人數以快速的節奏在成長。儘管大量金錢投資在基因研究，但是這些疾病卻沒有任何確切的基因缺陷。一些不同的基因被認為與上述的流行病有關，不過，進行了愈多研究，反而愈清楚這一切似乎不是那麼明白。GAPS 也不例外，各處都有一些研究被發表，每個科學家都懷疑不同的基因，但是沒有明確的證據顯示哪個基因或哪些基因組合會導致這些疾病。

如同其他現代的流行病，有一個結論認為疾病存在著遺傳傾向性，但是基因遺傳並不是其原因。這種傾向性可能是由數十種，甚至數百種不同的基因所組成，沒有人知道是多少基因，以及組成為何。但是我們知道在任何遺傳傾向性變成疾病之前，一定要有某些環境的條件——換句話說，就是我們受孕之後發生的事情。飲食正是環境條件的主要一部分。

讓我們來看看同卵雙胞胎的研究。同卵雙胞胎為兩個擁有相同基因的人，因此，他們應該對相同的疾病具有同樣的遺傳傾向性。然而，許多研究顯示，當同卵雙胞胎在很小的時候就分開，並且住在不同的環境、飲食和生活型態皆不同時，他們完全不會發展出相同的健康問題。即使是思覺失調症，這種常被視為一種「基因遺傳」的疾病，在 50~60% 的同卵雙胞胎中，也只有其中一人會發展出思覺失調症。

種族移民的研究也證實了這個事實，結果顯示大多數的案例其生長的環境，特別是飲食比起基因更為重要。例如：生長在中國的華人身高普遍較西方人口矮。不過，出生且在西方國家成長的華人一般而言會與西方人差不多高。西方的飲食在這裡顯然較基因更具影響力。

為了讓這個議題更加有趣，許多研究顯示母親懷孕時的飲

食，以及嬰兒的飲食對於那個嬰兒的基因有重要的影響。顯然一個孩子的體內有許多基因永遠不會活化。一個基因要變得可以操作，它必須經歷某些條件，才能表現自己。根據母親懷孕時的飲食和嬰兒出生後的飲食，不同的基因被表現出來，而這個過程在嬰兒階段不會停止。我們的一生，飲食對於基因表現有著深切的影響，換句話說，我們吃的食物改變了我們的基因。所以，哪個是雞，哪個是蛋——基因還是環境因子呢？

環境：我們的飲食、生活型態、汙染、壓力、感染等在受孕之後，對孩子的健康具有重大的影響。環境對孩子基因的成形影響巨大。基因是非常複雜的科學領域，儘管我們在分子生物學上的大量投資，但是離我們要全盤瞭解基因在健康上扮演的角色仍有非常遠的一段路要走。目前為止，科學所發現的還無法實際應用，也就是說，我們無法直接對基因做出什麼改變。然而，我們可以對環境做很多的改變！透過改變環境（飲食、生活型態等），我們可以確保無論孩子具有的遺傳傾向性為何，這種傾向將不會發展成一種疾病。同時，我們可以利用正確的飲食去改變基因的表現，這將會間接地改善我們的基因。

另一方面，GAPS 的狀況常被提及遺傳基因的原因是家族史。例如：幾乎每個有自閉症孩子的家庭裡面，都有自體免疫疾病和消化問題的病史。按照慣例，我們總是假設如果一位母親或祖母患有氣喘、關節炎、狼瘡或任何其他自體免疫疾病，那麼孩子的免疫不平衡一定是基因遺傳。但是這裡有兩個因素經常被忽略。

第一是腸道菌群。腸道菌群的獨特組成主要是由母親傳給孩子。讓我們一起看看一個非常常見的情節。如果一個自閉症孩子的外祖母擁有異常的腸道菌群，在她身上是導致關節炎，她把這種菌群傳給她的女兒。在她那一代，她選擇不哺餵母乳，

因為當時並不流行。如此一來，加重了她女兒腸道菌群的損傷，於是女兒發展出氣喘和溼疹，以及／或消化疾病。在女兒這一代，大多數女孩從青少年晚期就持續服用好幾年的避孕藥，直到準備懷孕。避孕藥更進一步地改變了她的腸道菌群。然後，她生了一個孩子，並且把重度異常的腸道菌群傳給了自己的孩子。這個孩子發展出自閉症。先前的章節中，我們已經詳細看過異常的腸道菌群如何導致自體免疫疾病。基因是否在傳送這些免疫異常給下一代上扮演了一個角色，目前科學尚無定論。但是我們不要只假設這是基因的問題，而遺漏了一個已被證實且重要的因素——會一代傳一代的腸道菌群。

另一個通常會被忽略的家庭因素是學到的行為。什麼是學到的行為？那些孩子從父母身上學習而來的行為：吃什麼、怎麼煮、選擇什麼食物、個人價值觀和優先考量。這些學到的行為，每個家庭的差異可以非常驚人。這也是會世代相傳的事情，但沒有任何基因參與其中。就算它沒有比基因重要，也和基因同等重要，因為它會改變身體的腸道菌群、pH 值、新陳代謝和生化。如果外祖母、女兒和孫女都遵循相同的家庭行為，那麼她們就會將自己置於相同健康問題的風險中。例如：想像一個家庭，含糖量高的點心一直是其傳統，連同大量麵包、派、比斯吉和蛋糕。這種飲食將改變腸道菌群和促使腸道中致病微生物的過度生長，總是會給免疫系統帶來不平衡的影響。與此同時，這也是一個非常以房子為傲的家庭，所以大量使用清潔劑和拋光劑，伴隨而來的是家用化學物質、空氣清新劑、除臭劑、個人護理產品和香水——全部都是高度引起過敏和有毒的物質，對於已經受損的免疫系統造成另一種衝擊。這裡我們完全不談論基因，但是相信你已經看到只是藉由學到的行為，家庭就可以讓你的免疫受損。

總結

　　可能有一些不明確的基因傾向性與自閉症、思覺失調症和其他 GAPS 疾病有關，這些傾向性很可能與自體免疫和消化疾病，以及一些血腦屏障缺陷的傾向性重疊。這種基因傾向性非常可能已經遍布各處，而現代的環境因素使它較 100 年前更容易導致疾病的發生，當時的環境與現在不同。100 年前的人們其基因傾向性與現代很可能相差無幾，但是它沒有機會表現出來，因為環境不對，飲食天然許多、沒有核能汙染，這裡只舉幾個因子。又例如 100 年前，大多數醫生的執業經歷完全沒有看過自閉症。今天，我們有持續成長中的自閉症流行病。基因不是這樣運作的。這種流行病只有可能是環境因素所造成：現代飲食、生活型態、疫苗、藥物和汙染。

　　與其停留在我們無能為力的基因上面，我認為這個總結具有正面意義，因為我們可以做非常多事情去幫助我們的孩子。而那些已經這麼做的人，都看到了它的效果！

第六章　關於教育的幾句話

「我在生命的前五年所學到的東西，很可能比剩下的生命還要多。」
——列夫‧托爾斯泰

　　GAPS 孩童的教育是一個很大的主題。若要詳細說明會超越了本書的範疇。然而，這裡要釐清一個很重要的觀點。我在診間看見許多父母為了孩子生理方面的疾病盡了很大的心力，但是相較之下，孩子的教育安排上面卻不是這樣。這些孩子的表現通常不像兩方面都被注重的孩子一樣好。

　　孩子從出生的那一刻起，他們大部分時間都在做什麼呢？

　　他們都在學習！

　　他們清醒的每一刻，都從環境中學習，以及從周圍的人們身上學到如何溝通、如何表現出適當的行為、如何適當地玩玩具、如何和同儕一起玩；之後，當他們去上學，他們會學到學業的技巧。這是我們人類與生俱有的最重要的能力之一，為了生存和適應這個世界的學習能力。

　　一個正常的孩子從出生的那刻起就開始學習。你曾經觀察過嬰兒和幼兒嗎？他們就像一小塊海綿，聆聽每件事情、注視身旁的每個人、吸收環境中的每個小資訊，然後學習、學習、再學習。他們的大腦細胞發展出非常重要的連接和迴路，將會持續為孩子往後的人生提供服務。

　　GAPS 孩童大量缺乏這種學習。因為毒素使他們的大腦無法適當處理訊息，所以這些孩子在最初非常重要的那些年裡面並不像塊海綿。他們具有正常的耳朵、眼睛、味蕾和皮膚內的感應器，但是這些器官接收到的全部資訊都會被傳送到大腦去處理。一個被毒素阻塞的大腦無法適當地處理感覺，所以

GAPS 孩童聽到、看到、嚐到或感覺到的東西可能與正常孩子不同。

　　高功能的自閉症個案講述關於自己的疾病時，他們告訴我們自己無法聽到某些頻率；某些聲音會傷害他們的耳朵；別人跟他們說話時，他們可能會聽不到某部分的字或是以扭曲的方式聽到。他們說自己無法看到光譜和書面文字的某部分；他們在不同的光影中會迷路或迷失方向，例如：樹木的陰影或閃爍的電燈，而某部分的光譜則會傷害他們。他們形容碰觸到某些布料和人們的手會帶來不舒服的感覺，像是我們久坐後不舒服的那種「如坐針氈」的感覺。許多這些自閉症的孩子都說很多食物嚐起來無味，而且食物的質地令他們反感。所有這些從眼睛、耳朵、皮膚和嘴巴輸入的感覺，進入他們的腦袋後變得一團雜亂、令人迷惘，有時候帶來愉悅、有時候帶來不悅、有時候則令人感到害怕。那就是為什麼這些孩子發展出各式各樣我們看起來很怪異的行為，但是如果我們考量到在他們大腦中的感覺輸入發生了什麼事，那麼一切就合理了。他們的大腦細胞沒有發展出正常的連結和迴路，反而是發展出異常的大腦細胞連結和迴路。某些迴路會讓他們表現出自我刺激或破壞性的行為。

　　根據 GAPS 狀況的嚴重程度，這種感覺輸入的處理異常所導致的問題，可以從沒有語言發展的自閉症孩童到非常輕微的語義和語用上的語言異常，常見於注意力不足過動症／注意力不足和失讀症的孩子身上。許多失讀症的孩子可能在處理感覺輸入上沒有表現出明顯困難，直到他們需要學習閱讀和書寫。然而，這些孩子的父母可能可以回想起其他的感覺問題，像是異常害怕某些聲音和物體、奇怪的味覺偏好和挑食、無法解釋的暴怒和奇特的遊戲慣例。注意力不足過動症／注意力不足的

孩童，除了行為問題以外，在語用上幾乎無一例外皆有缺陷，對父母來說可能不明顯，但經由測試就會顯現出來。這些是關係到溝通技巧、回答／反應、問候、通知、命名、標記、協商、推理等語言發展更精細的部分。這種語言方面的缺陷就會導致社交技巧和學習的問題。

嚴重 GAPS 疾病的個案，像是自閉症，疾病持續的時間愈長，這些孩子就會遺漏愈多正常的學習，因此與他們正常的同儕相比，差距也就愈來愈大。正常的孩子永遠不會停止學習，所以一位自閉症孩子若要追上同儕，那麼他或她必須以兩倍的速度學習。愈早開始密集的學習，一位自閉症的孩子愈有機會可以追上同儕的發展，這正是因為他或她遺漏的愈少的緣故。孩子年紀愈大，他或她遺漏的愈多，必須彌補的落差就愈大。除了學習所有正常的事情外，教學也必須消除所有孩子發展出的異常模式和行為。再次重申，孩子年紀愈大，要打斷異常的腦細胞迴路，然後建立新的迴路就愈困難。所以孩子剛得到診斷的父母絕對要為孩子安排適當的教育，而且愈快愈好！

問題是安排什麼教育呢？

讓我們從自閉症開始，因為這些孩子是 GAP 症候群中最嚴重的一群。

幫助自閉症的孩子

我不會企圖在這裡描述所有教育自閉症孩童的現有方式。這些方式有許多種，而且你可以找到許多與這個主題相關的資訊。有些方式旨在創造一個人造的環境以符合孩子的需求。其他方式則嘗試改變孩子，希望他或她可以適應正常世界，然後盡可能過正常的生活。最終選擇的方式取決於父母的能力和決心。

然而，不論選擇什麼方式，任何有教導自閉症孩童的教育學家都會同意為了能夠達到最佳效果，自閉症孩子需要一對一教學。這種教學必須密集且非常結構化。它不像任何其他教學，它必須由經過特別訓練的人們去執行。每種技能都必須分解為最微小的步驟，使符合自閉症的心智，並且要一步一步的教導，以確保之前的所有步驟都有被孩子紮實的學習和應用。一位正常孩子清醒時的每一刻都在學習，所以一天之中，這種教學方式的時數應該愈多愈好，而且每天進行。如果你的孩子有機會可以追上正常發展的同齡兒童，我們一定不可以忘記那種急迫的感覺。針對一些無法趕上同儕的孩子，他們也仍然持續在發展，所以目標會不斷改變。一分一秒都不該浪費。我個人只知道一種可以實現這一切的方式。

　　這種方式為行為改變技術或應用行為分析。根據行為改變的原則，一種對自閉症孩童非常有效的教學計畫被挪威心理學家——伊瓦爾・挪瑪斯博士（Dr. O. Ivar Lovaas）及他的同事在加州大學洛杉磯分校（University of California in Los Angeles，UCLA）發展出來。挪瑪斯博士於 1960 年代開始他開創性的工作，而他的計畫至今仍持續發展。針對自閉症孩童，它是現有具備紮實科學基礎的唯一方式。這個計畫的最初研究成效是由挪瑪斯和他的團隊所執行。它顯示出驚人的結果：完成此計畫的兒童當中，47% 達到正常的智力和教育功能，他們的智商分數在正常範圍內，且成功融入主流學校。另外 42% 有輕度智能不足，進入針對語言遲緩的特殊班級，只有 10% 是重度智能不足，被分配到自閉症孩童的專門班級。相反地，控制組中只有 2% 的孩童達到正常教育和智力功能；45% 為輕度智能不足伴隨語言遲緩；53% 為重度智能不足，並且被安置到自閉症和智能不足孩童的特殊學校。治療組每周接受 40 小時的密集一對

一行為改變教學，而控制組則是每周接受 10 小時的一對一教學。孩子在 4 歲前開始接受這個治療，且計畫至少維持 2 年。這篇研究結果於 1987 年發表在《*Journal of Consulting and Clinical Psychology*》的期刊上。自那時起，這份研究被許多其他大學（主要是美國境內）複製，且得到相似的結果。所有這些研究都聚焦在 5 歲以下的孩童。根據這些研究，多年來，大家對 ABA 的一般瞭解就是它只能實行在小孩子身上。然而，2002 年，斯偉恩‧埃克瑟特博士（Dr. Svein Eikeseth）和他的同事發表了他們的研究結果，顯示 4~7 歲這種年齡較大的自閉症兒童也可以自密集的行為治療中得到很大的進步。與此同時，主要發表於《應用行為分析期刊》（*Jounal of Applied Behaviour Analysis*）上的文章也顯示 ABA 計畫不僅對自閉症孩童有效，它也對自閉症青少年和成人有用。

所以儘管起初是發展給年紀小的自閉症孩童，但是 ABA 計畫對於所有的自閉症個體皆有效——無論兒童還是成人。然而，仍然有一個重點，愈早開始此計畫，你可以期待的結果就愈好。

正如一位讓孩子接受 ABA 計畫的家長所說的：「這種方式用於教學的效果驚人地難以言喻！你可能可以用這個計畫教會一隻河馬適當地說話和表現！」我不知道你是否可以教會一隻河馬，但是結合適當的營養管理，ABA 計畫已經顯示出能夠為自閉症孩童取得最佳成果的能力。

一個範例

來自卡洛琳‧路易斯（Carolyn Lewis）所寫的《*Entering the world of autism:a mother's story*》。你可以在下列書中閱讀到完整的故事：2003 年出版的《*Treating Autism. Parent Stories of Hope and*

Success》以及 2006 年《*Recovering Autistic Children*》的修訂版本，兩本皆是由史蒂芬・艾德森（Stephan M. Edelson）和伯納德・理姆蘭（Bernard Rimland）所編輯。

除了營養介入以外，布萊恩同時接受 ABA 的療育計畫。

「布萊恩的 ABA 計畫始於 2001/8/1，我永遠不會忘記那個周末，因為為期 3 天的時間，他幾乎都在大聲哭喊和暴怒。第 3 天結束時，我已經精疲力竭。能夠讓我不至於崩潰的唯一事情就是希望這個計畫可以將我們的兒子拉出自閉症的世界。他的第一個功課就是安靜地坐在一張椅子上大約 5 秒鐘。因為他不想要做這件事，所有的哭喊和暴怒都是在表達他的抗議。這項功課對他的要求的確太高了，但這卻是讓他能夠進入一個教學環境的關鍵。」

「現在布萊恩很期待每次的治療，他甚至會牽著治療師進入治療室。」

「他治療的時間有 50% 是在玩，然後他從成功及與治療師的互動中得到很多獎勵。有些人會批評 ABA，因為他們相信它『扼殺了心靈』。我從一開始就相信，現在仍然繼續相信著，如果沒有 ABA，我們可能永遠不會瞭解布萊恩的心靈。」

布萊恩每日的時間表總是滿滿的，在 ABA 開始前，我幾乎是足不出戶。我們安排了 1 周 7 天，每天 6 小時的在家治療。每天的治療我們規劃成兩段 2~3 小時的治療。我們也在治療時段之間安排了午睡、吃飯和遊戲的時間。當然我們無法總是完美地按照時間表的計畫走，當治療師請假時，我會利用這些時間與布萊恩和瑞秋進行新的冒險。」（瑞秋是布萊恩的姊姊）

「布萊恩現在（2003 年 3 月）表現得像是一個典型的 3 歲兒童。他與人的眼神接觸和臉部表情正常。他會和其他小朋友一起玩，以及適當地玩玩具。他還有幾項社交問題需要解決，

但是我相信幼兒園的環境和更常與典型發展的兒童一起遊戲將可以改善那些問題。」

「他在短時間的介入後進步了如此之多，許多看過他和與他互動過的人都不禁表示他改善了多少。布萊恩是一個充滿愛、情感和有趣的小男孩，他喜愛與他人互動勝過看電視。布萊恩獲得了許多技巧，包括假扮性遊戲，而且他其實是一個幽默的人。他會用句子說話，會用適當的文字要求他想要的東西。他會指物也會對事物發表評論。在他的 ABA 療程中，他學會了許多課程。他喜歡動物，而且可以發出許多動物的聲音。布萊恩尤其喜愛火車、汽車和飛機。他也喜歡時常到寵物店逛逛，他會和鄰居的波士頓鬥牛犬一起玩。布萊恩不再是我們家裡的陌生人，而且他現在會以許多方式回應我們的愛。對於知道布萊恩以前是怎樣的我們來說，他是一個令人難以置信的奇蹟。」

幫助其他 GAPS 的兒童

行為改變技術也是幫助過動孩童的基石。為了提供注意力不足過動症／注意力不足的孩子一致且結構的協助，家長和老師都必須接受這種寶貴技術的訓練。想學習教育和處理過動孩子的最佳方式，我強烈推薦珊卓・理夫（Sandra Rief）所著的兩本書籍《*The ADD/ADHD Checklist*》及《*How to Reach and Teach ADD/ADHD Children*》。為了幫助過動孩童，必須強調父母和老師訓練、語言治療、加強社交技巧和許多其他方面的能力。

因為感覺輸入的異常，GAPS 兒童通常無法發展出正確的社交技能。所以交朋友和維持關係變成是一個問題。如果這些問題不解決，那麼幾年下來，孩子的自尊會受傷。多年來感到被拒絕可能會導致畏縮或報復和反社會的行為。接受合格治療

師的說話及語用教學是改善此問題的重要部分。然而，父母可以同時做很多事情去幫助他們的孩子發展出良好的社交技能。我高度推薦米娜·舒爾（Myrna B. Shure）所著的《培養會思考的小孩》（Raising a Thinking Child）。

　　GAP 症候群的孩子有資格接受許多專業的幫助：語言治療、職能治療、心理治療、特殊教育等等。然而，孩子生命中最重要的人是他們的父母。所以父母必須是 GAPS 孩童的主要治療師。行為改變技術是養育 GAPS 孩童最實用和最明智的方式。我相信所有 GAPS 孩童的父母都必須接受這種寶貴方法的訓練。它可以讓媽媽和爸爸都以正向、結構和有效的方式去處理孩子的行為，這會為他們的家庭生活帶來很大的正常化。我們不是受過訓練才成為父母的，大部分的我們在第一個寶貝來到我們的生命之前，都不知道該如何養育一個孩子。我們之中有些人幸運地擁有一個健康、快樂和順從的孩子。不幸的是，GAP 症候群孩童的父母剛好相反，養育一個這樣的孩子你不能只依賴父母的本能。你需要被特別訓練！行為改變技術是以常識為前提：父母回應孩子行為的方式可以塑造出孩子的行為。未受訓練的父母經常在無意間藉由回應孩子行為的方式而增強到他們孩子的壞行為。同時，這些父母也在無意間忽略了孩子的好行為，所以不會鼓勵孩子再次做出好行為。因此，孩子最後會培養出一堆令人不悅且讓人生氣的習慣，然後接受來自父母親的負向注意。孩子 - 父母的關係惡化為不順從、斥責和懲罰。兩方都受苦，家庭生活也變成是一種掙扎。受過行為改變技術後，會讓你成為有效的父母。有效的父母會有快樂的孩子，並且能夠建立快樂的家庭。

總結

　　GAP 症候群的孩子必須接受來自專業人員，包括受過訓練的父母，非常目標導向的教育。接受這種教育計畫的孩子，其結果比憑運氣接受教育的孩子好上非常之多。

第4篇

GAPS 的家庭中
誕生了新成員

　　要瞭解什麼是 GAPS 家庭，請閱讀「家族」那一章。家中有自閉症、注意力不足過動症、失讀症、動作協調障礙或任何其他 GAPS 症狀的孩子，計畫再生一個寶寶時會有所擔心是相當正常的。沒有人想要再生另一個有生理和心智問題的孩子。為了給自己一個生出美麗、健康寶寶的最佳機率，在受孕之前就開始思考該如何改善是個重點。如果妳已經在等待寶寶的出生，那麼最好立即開始作出改變。

第一章　懷孕前和懷孕期

懷孕前要作的最重要改變是父母雙方的飲食。即將為人父母的營養狀態是生下健康後代最重要的因素之一。一旦孕期開始，母親必須維持健康的飲食。父親並不需要，但是如果他持續這麼做，他將可以處於一個更好的狀態（身體和心理），以支持他的妻子度過懷孕和分娩的階段。

如果雙方都沒有嚴重的消化問題、過敏、慢性疲勞、沒有活力或任何其他典型的 GAPS 症狀，那麼我建議在受孕前 4~5 個月要遵循 GAPS 完整飲食。

如果父母任何一方，特別是母親，明顯有 GAP 症候群，請遵循整個 GAPS 營養計畫，直到妳更健康並且感覺妳已經準備好受孕再懷孕。

如果妳已經懷孕，直接開始執行 GAPS 完整飲食。然而，請仔細閱讀入門飲食的部分，並遵循食用發酵食品的建議，因為它們需要逐步引進（如果妳以前從未吃過）。

飲食在相關章節中已有說明。這裡我再補充一些重點。

- 嚴格避免所有加工食品（所有袋裝和罐裝）、汽泡飲料、糖和食品添加劑。避免外食！外食會讓妳無法避免對妳未來的寶寶有害的加工脂肪和油、化學添加劑、低品質的蛋白質和碳水化合物以及許多其他危險。在家用新鮮食材烹煮新鮮的食物。對於那些不習慣在家吃飯的人來說，這可能會感覺是很大的改變。但是如果妳停下來想想：懷孕只是九個月的時間；將其視為對寶寶健康和未來生活的投資。我相信妳一定會同意寶寶值得妳這樣作！
- 請記住，妳每天吃的所有食物中大約 85% 應該是鹹味的：由

新鮮肉類、魚、蛋、高品質乳製品、蔬菜和天然脂肪所製成。甜食:烘焙(使用堅果麵粉和水果乾)、蜂蜜和水果應只限制在兩餐之間作為點心。

- 每天用自製的肉/骨高湯作為湯,燉煮食物或熱飲。肉/骨高湯將為妳的寶寶和妳提供無數的益處:強健的消化和免疫系統、強壯的骨骼和肌肉以及充沛的精力。在製作完高湯後,食用在骨頭和關節周圍的凝膠狀肉。飲用肉高湯(加入一些活優格、克菲爾乳酸菌或酸奶油)將有助於改善懷孕期間早晨的孕吐。

- 請特別注意妳所攝取的脂肪,因為它們是平衡我們生殖荷爾蒙的主要媒介。只攝取天然動物性脂肪(奶油、鮮奶油和肉品中的脂肪,以及妳自己提取出的動物性脂肪)、冷壓的優質橄欖油或椰子油;因為寶寶非常需要這些脂肪,因此要比平時攝取更多的脂肪。而妳攝取的大部分脂肪應該是動物性脂肪。

- 逐漸加入發酵食物。發酵食物是必須的,特別是在懷孕期間!它們能確保營養被適當的消化和吸收,並為妳和妳的寶寶提供維生素 B 群、維生素 K 和許多其他的好處。

- 盡可能從當地農場尋找未加工的有機乳製品:未加工的乳品、奶油、優格、乳酪和鮮奶油的營養價值絕非經商業化巴氏消毒加工過的產品可相提並論。如果妳找不到未經巴氏消毒的有機牛奶,那就完全不要喝牛奶:而是每天攝取大量的有機奶油和發酵乳品——活的天然全脂優格、克菲爾、傳統方式製成的乳酪和酸奶油。

- 經常食用肝臟和其他內臟器官。肝臟是最豐富的葉酸來源(更不用說其他許多的營養素),並且能防止許多常見的問題。

- 如果妳的消化功能正常,妳可以在家中適量的烹煮馬鈴薯、

天然酵母麵包和全穀物。請記得，所有這些碳水化合物必須搭配大量的天然脂肪一起食用，以減緩其消化速度並提高其營養價值：讓人們用「她喜歡吃奶油配一點點麵包！」來形容妳。

除了好的食物，妳可能還想要服用品質良好的益生菌來維持其在腸道中的數量。然而，如果能每天攝取大量的發酵食品，妳可能不需要再服用任何市售的益生菌產品。

攝取個人所需的優質魚肝油。不要忘記經常吃富含油脂的小魚（非養殖），如新鮮的沙丁魚、鯖魚和鯡魚。

懷孕前和懷孕期間需要考慮的其他相關問題

1. 減少妳和寶寶體內的一般毒素負荷量

孕婦所接觸到的任何毒素都會進入到她的胎兒體內。如今，在我們這個受汙染的世界裡，許多嬰兒出生時就負載著相當多的毒素，其損傷了他們的體質並使他們身心脆弱。避免常見的隱藏危險會讓妳生出一個毒素負載較小，體質較強健的嬰兒。請閱讀「GAPS 患者如何排毒」那一章節，特別是關於減少一般毒素負荷的部分。為了成功的懷孕，必須讓妳的身體遠離毒素。

盡可能避免所有人造化學品：個人照護產品、化妝品、香水、染髮劑、家用清潔化學劑、地毯殺蟲劑、乾洗、專業化學物質、家用油漆等。懷孕期間不是重新裝修房子或購買新家具的好時機，因為這些東西會將過多的有毒化學物質帶入家中，對妳的寶寶造成危害。避免去有毒素的地方，如美髮院、氯消毒的游泳池、購物中心、醫院以及任何有化學氣味的地方。

避免看牙醫，因為他們所使用的大多數材料都是有毒的。如果妳絕對需要補牙，那避免汞齊。要求使用樹脂來補牙，並與妳的牙醫討論選擇較低毒性的材料。

避免服用藥物。除非絕對必要，否則應該避免進行醫學檢查：檢查會導致藥物和醫療行為。

避免電子螢幕，因為它們會產生有害輻射：不要花太多時間在電腦前工作或看電視。僅在必要時，短時間使用手機和無線電話，因為它們也會發射輻射，其後果尚未得到充分研究。

仔細思考在妳的日常生活環境中，有什麼可能會對妳的寶寶產生負面影響：輻射、汙染、高壓電線桿、品質差的水、該地區的工廠汙染等等；採取措施來避免這些問題。

2. 享受妳的孕期

懷孕期間的情緒、想法和態度對寶寶的發育有相當大的影響。正向的情緒會在體內產生正面的生物化學反應，反之負面的情緒會在體內產生破壞性的荷爾蒙和其他化學物質，從而對寶寶造成負面影響。這就是為什麼感到放鬆、滿足和快樂在妳的整個孕期是至關重要的一件事。妳會說，說比做來得簡單！以下是達到該目標的幾個建議。

從受孕的那一刻起，妳的寶寶必須成為妳的第一順位。其他一切都必須排在第 2 位。所以，不管妳打算做什麼，妳的第一個想法必須是——「這會對我的寶寶產生怎樣的影響嗎？」。無論是一份工作、一個假期、一次拜訪家人或朋友的旅程，一切都要依怎麼作對寶寶是最好的原則來完成（或取消）。不要讓自己過度操勞，也不要試圖做太多事情，因為妳已經在做一份懷著寶寶的全職工作；其他一切都是額外的壓力。仔細考慮承擔額外的壓力對妳或妳的寶寶是否公平。

壓力本身不是問題，而是我們面對它的方式。所以，盡量控制妳對生活處境的反應。要沉著冷靜。不要對自己或周圍的其他人施加任何要求，盡量順其自然，妳將發現妳的生活更加愉快。幽默感在有壓力的情況下可以創造出意想不到的效果。避免會讓妳感到不適、內疚或悲傷的人。找尋會讓妳感到快樂和美好的人的陪伴。

良好的睡眠是必要的。把妳的床弄得柔軟舒適，這樣妳可以好好地睡覺，特別是在懷孕後期。每天下午都要小睡一下：對於孕婦來說絕對必要！規劃妳的一天裡，有可以讓自己在下午休息一下的時刻，即使妳沒有入睡也沒關係。

每天在新鮮的空氣中散步對孕婦而言是另一件非常必要的事。在舒適的自然環境中舒服地散步是最好的運動。

還有一件事要加到妳的日常清單中：妳必須每天至少大笑一次。所以，找一些能讓妳微笑和開懷大笑的事物：1本好書、1部喜劇電影、一個說話風趣的朋友、妳的寵物等等。當妳大笑的時候，身體會產生所有正向荷爾蒙和促進健康的活性化學物質。研究顯示，這些荷爾蒙和化學物質可能會為妳帶來一個擁有快樂人格的寶寶。

3. 生產和母乳哺育的準備

為寶寶準備好產道非常重要，這是傳統社會中婦女一向會作的事情。為了把產道準備好，妳需要讓有益菌群居住其中。為了達到這一點，每天洗完澡或淋浴後，使用少量的自製優格或克菲爾塗抹在妳的生殖區域、乳房和腋下。克菲爾或優格乾燥後，再將衣服穿上。如果妳有不正常的陰道白帶或念珠菌症（這在孕期非常常見），則每週一次或兩次在睡前將品質良好的益生菌膠囊塞入妳的陰道中並讓它溶解。或者，妳可以使用

一塊浸泡過克菲爾或優格的棉花作為衛生棉條，將其塞入陰道幾分鐘。當這些部位居住著有益菌群時，它們將免受任何致病物質的侵害，而且當妳的寶寶通過產道時，也能從妳身上獲得有益菌群。用好的細菌塗抹在妳的乳房和腋下將有助於預防乳腺炎，並能為妳的寶寶補充益生菌，所以在寶寶出生後仍要繼續進行這項工作。

要有哺乳寶寶至少一年的心理準備。遵循 GAPS 計劃，應該可以確保妳為寶寶提供優質營養的母奶。但是，有些婦女確實無法產生足夠的母乳，或者其品質有問題。因此，在妳的寶寶來臨之前，在妳所住的地區（可能藉由媽媽教室）建立孕婦網絡是一個不錯的主意。如果她們之中的任何人有母乳哺育的問題時，其他人願意分享自己的母奶。過去幾個世紀以來，由奶媽提供母乳在所有文化中都是常見的做法，如果妳無法自己哺乳，這將會是妳寶寶的最佳選擇。任何市面上的配方奶都無法接近母乳的品質。尋找沒有健康問題，也沒有服用任何藥物的強壯年輕女性。

第二章　新成員

妳的寶寶已經出生了！恭喜！
我們需要考慮的第一件事就是哺餵。

哺餵妳的寶寶

　　我無法用言語來形容母乳哺餵寶寶是多麼重要的一件事！特別是在初乳產生時的最初幾天。如果妳不能自己提供，試著找一位奶媽或母乳捐贈者：尋找母乳供應的好地方分別是懷孕期間妳去上的媽媽教室，或者是妳分娩前（如果妳到達醫院的時間是以計劃的方式）及分娩後的產科病房裡。為了確保能為妳的寶寶提供良好的母乳，妳可以尋找 2~4 名奶媽或母乳捐贈者。尋找住在離妳家不會太遠的健康女性。即使在以配方奶哺餵的情況下，在寶寶的飲食中加入一些母乳補充（即使只有偶爾）也會為寶寶的發展和整體健康創造驚人的效果。沒有任何市面上的配方奶能接近母乳的品質！

　　如果妳別無選擇，只能餵妳的寶寶配方奶（即使偶爾會補充母乳），請從一開始就在每一瓶配方奶中添加優質的益生菌。

　　母乳哺育非常美妙！然而，在最初的幾個星期，妳可能會乳頭疼痛，甚至流血。寶寶在吸吮時，會讓妳皺眉蹙額感到疼痛。好消息是它不會一直持續下去，只要熬過這段時間，妳的乳頭會癒合，母乳哺育將變得舒適、放鬆並為妳帶來快樂。大多數女性都會懷念餵母乳這一段美麗的經驗，這是世界上她們絕不想錯過的事情！

乳腺炎

乳腺炎是母乳哺育無法切割的一部分。大部分餵母乳的婦女都發生過，而且通常不只一次。如果母親得到乳腺炎，她最不應該做的事就是停止餵母乳！繼續用發炎的乳房餵哺妳的寶寶，它會為妳和寶寶帶來益處。

對於妳而言：定期排空乳房是治療乳腺炎的必要措施，妳不能讓母奶阻塞乳房。

對於寶寶而言：來自乳房的感染是大自然訓練寶寶的免疫系統成熟化的最初方式之一。寶寶出生時帶著不成熟的免疫系統，需要接受訓練。環境透過將寶寶的免疫系統暴露於常見的病原體中來訓練。乳腺炎是一種將常見的微生物引入寶寶體內以訓練其免疫系統的安全方法：來自發炎乳房的乳汁提供含有微生物和抗體及許多其他免疫因子的複合物，它們會與寶寶的免疫系統相互作用並教導其正確的反應。

乳腺炎會造成非常高的體溫：這是必要的，雖然可能很難處理！高溫使身體能夠溶解乳房中乳管的阻塞物。寶寶的吸吮將去除這些阻塞物。合格的順勢療法對於妳的體溫和乳腺炎會有幫助。新鮮釀製的柳樹茶或單純的阿司匹靈也有助於解決高溫的問題。

醫生通常會開抗生素去治療乳腺炎。然而，他們對於抗生素是否真的有幫助並沒有達成共識：重點是要打開堵塞的乳管，妳的寶寶可以非常有效地做到這一點。如果妳必須服用抗生素，請繼續餵母乳。是的，妳的寶寶會接觸到這些抗生素，但它會與母乳中的許多保護性免疫因子混合。隨著乳腺炎得到解決，妳的母乳將會使寶寶的消化系統恢復到正常的平衡。使用抗生素治療的同時，一定要服用益生菌和多吃發酵的食物。

開始副食品

對於一個以配方奶瓶餵的嬰兒，可以在 4 個月大時開始讓他 / 她接觸副食品。一個母乳哺育的嬰兒通常可以等到六個月大的時候，除非他 / 她是一個非常愛吃的寶寶，那麼妳必須早點開始讓他 / 她接觸副食品。

副食品的量應該逐漸增加到寶寶每日的飲食中，從每天只有非常小的一餐開始。剩下的食物應該是母乳，或者如果妳的寶寶是喝配方奶，那麼在她平常的配方奶中添加一些益生菌。

在介紹任何食物給寶寶之前，特別是在一開始，先進行敏感度測試。取一滴可能會有問題的食物（如果食物堅硬，將其搗碎並混合少許水），把它滴在寶寶的手腕內側，在就寢時間進行。讓滴液在皮膚上乾燥，並哄寶寶入睡。早上檢查一下那個部位：如果發生紅腫或癢的反應，請避免那種食物幾週，然後再嘗試一次。如果沒有反應，那麼可以放心的從少量開始逐漸增加。進行敏感度測試的食物狀態一定是妳打算讓寶寶食用的狀態：例如，如果妳計畫讓寶寶吃生蛋黃，那就測試生蛋黃，而非全蛋或已熟的蛋黃。

第一週：

- 從自製肉高湯開始。為了製作好的肉高湯，把帶有骨頭的肉（全雞或半雞）放入鍋中燉 2~3 小時，鍋中除了水，不加鹽或其他任何東西。妳可以用同樣的方法製作魚高湯，使用整條魚或魚鰭、魚骨和魚頭。燉完後，取出骨頭跟肉，然後過濾高湯。它可以冷凍，或者冷藏保存一週。從每次餵母乳前，先餵寶寶 1~2 茶匙的溫肉高湯開始。寶寶一定只有在喝了奶瓶、湯匙或學習杯中的一些肉高湯後，才能得到母乳作為獎

勵／補足。當寶寶接受了這個量後，再逐漸增加高湯的份量。不要使用市售的高湯粒或高湯塊；它們經過高度加工並充滿有害成分。雞高湯對腸胃而言特別溫和。不要把脂肪從高湯中分離出來；脂肪對妳的寶寶很重要。

- 在兩餐之間給寶寶一些混合了一兩茶匙新鮮壓榨蔬菜汁的溫水。先從純胡蘿蔔汁開始，如此一週左右後，再嘗試額外加入少許高麗菜、芹菜或萵苣。讓寶寶喝果汁之前，先進行敏感度測試。不要給寶寶任何市售的蔬菜汁或果汁；寶寶只能喝妳在家新鮮壓榨出來的果汁。這些果汁不能保存：它們需要在壓榨完後半小時內喝完。

第二週：

- 繼續之前的食物，並逐漸增加每天的食用量。
- 開始添加益生菌食物到肉高湯裡。它們將為妳的寶寶提供有益的細菌和易於消化的營養。從每天 1/2 茶匙的益生菌食物開始，並逐漸增加每天的食用量。

妳有兩種選擇：自製乳清（從自製優格分離出來）或自製德國酸菜汁或發酵蔬菜汁。大多數的寶寶對於自製乳清和德國酸菜汁的耐受性都很好。介紹乳清或德國酸菜汁之前，先在寶寶的皮膚上進行敏感度測試。從山羊乳清開始，可能是一個好主意，因為它的耐受性通常比牛乳清更好。如果乳清的耐受性良好，試著加入未與乳清分離的完整優格。從每天 1/2 茶匙開始，並逐漸增加每天的食用量。如果寶寶對優格的耐受性良好，也開始逐漸增加每天的食用量了，妳可以再加入由優格發酵培養出的酸奶油。

- 由去皮、去籽和煮熟的蔬菜開始製作蔬菜湯或蔬菜泥。將它們放入自製的肉高湯中煮熟，不另外加鹽或其他任何東西。

使用非澱粉類蔬菜（不要使用馬鈴薯、地瓜、山藥或歐洲防風草）。適合的蔬菜是胡蘿蔔、西葫蘆、南瓜，韭菜、洋蔥、大蒜、綠花椰菜、白花椰菜和夏南瓜（西葫蘆、南瓜和夏南瓜去皮去籽）。將蔬菜煮熟至非常柔軟後，冷卻至溫熱呈泥狀並添加一點天然脂肪，如：1 茶匙的任何動物性脂肪（豬肉、牛肉、羊肉、鴨、鵝、雞等等）、1 茶匙有機椰子油、1 茶匙冷壓橄欖油、5 滴魚肝油、1 茶匙酥油（妳用無鹽有機奶油自製而成）或 1 茶匙有機生奶油（無鹽！）。在不同的日子給妳的寶寶不同的脂肪和油。當蔬菜湯或蔬菜泥冷卻到人體的溫度（弄一點點在妳的手腕上測試），加一茶匙自製的有機優格。從一天 2~4 茶匙的這種湯或泥開始並逐漸增加食用量。從相當稀的蔬菜泥開始，並逐漸增加其濃稠度。

第三週：

- 繼續之前的食物。

- 開始在寶寶的蔬菜湯和蔬菜泥中加入煮熟的肉（長時間在水中煮熟，然後弄成糊狀）。從一小塊有機雞肉開始，逐漸增量：一定要從雞翅膀、雞腿和雞胸部位取一些帶皮的肉（雞皮、紅肉和所有的脂肪對妳的寶寶來說最有價值）。寶寶食用過有機雞肉後，再介紹其他的肉（最好是骨頭和關節周圍有膠質的肉）。妳用來製作肉高湯的肉最合適：煮的夠爛且含有膠質。當製作肉高湯時，加入一片肝臟與肉和骨頭一起煮。煮熟後將肝臟與一些肉高湯絞碎，然後用金屬網或篩網過濾。將此肝臟湯保存於冰箱中，搭配肉添加到寶寶的餐點中（約每餐加一茶匙）。

  不要忘了定期製作魚高湯，並為寶寶提供混合魚肉的蔬菜泥或蔬菜湯。當混合魚肉時，使用帶皮的魚肉很重要，因為魚

皮可以為寶寶提供極好的營養。這就是為什麼在烹煮之前一定要去除魚鱗。

- 如果妳的寶寶是喝配方奶，請持續用搭配著肉或魚的蔬菜泥和蔬菜湯慢慢取代牛奶。如果是母乳哺育，每次吃完副食品後都要補充母乳。

- 增加每一餐自製優格和酸奶油的量至 1~2 茶匙。持續在湯和燉菜中加入 1 茶匙的德國酸菜汁。

- 加入成熟的酪梨，從添加 1 茶匙到蔬菜泥中開始。逐漸增加食用量。

第四、五週：

- 繼續之前的食物。

- 開始添加有機生蛋黃到蔬菜泥中。在此之前先用生蛋黃進行敏感度測試。從多少量開始呢？一天 1 茶匙生蛋黃。注意是否有任何反應。如果沒有，則逐漸增加生蛋黃的量，並開始將其加入每碗湯或蔬菜泥中。

- 如果之前所有食物的耐受性都很好，可以嘗試添加熟蘋果作成的蘋果泥：將成熟的蘋果去皮和去核，並加少許的水燉煮至軟爛。煮完後加入大量的奶油、椰子油或酥油。這蘋果泥至少可以冷藏保存 1 週，或者可以冷凍保存。再給寶寶食用之前，要將其加熱至身體溫度（或至少室溫）。從一天幾茶匙開始。注意是否有任何反應，如腹瀉。如果沒有，則逐漸增加食用量。不要使用微波爐進行加熱或烹煮，因為微波會破壞食物的營養素。使用傳統的爐子或烤箱進行加熱；或者妳可以簡單透過將裝有蘋果泥的碗放在熱水中加熱。

第六、七週：

- 繼續之前的食物。
- 每一餐所加入的自製優格或酸奶油增加至 3 茶匙。妳可以由把它們添加到寶寶的果汁和水中開始。
- 逐漸將生蛋黃增加為每天兩個，添加到寶寶的湯或肉高湯中。增加肉類的攝取量，特別是關節和骨骼周圍富含膠質的肉（在水中煮到軟爛）。
- 完全停止配方奶。如果是母乳哺育，則繼續餵下去。

第八、九週：

- 繼續之前的食物。
- 開始讓寶寶吃用堅果奶油（杏仁奶油或榛子奶油）、夏南瓜或南瓜（去皮磨碎）和雞蛋製成的煎餅，從每天一塊小煎餅開始，並逐漸增加食用量。用酥油、椰子油或任何動物性脂肪（妳用新鮮肉類所製作出來的）溫火油煎。
- 增加新鮮壓榨的果汁食用量。添加一些優格到果汁中。嘗試將一些新鮮蘋果加到果汁中。
- 從萵苣和去皮小黃瓜開始加入生菜（在食物處理機中磨碎並加入湯或蔬菜泥中）。從很少量開始，如果耐受性良好，則逐漸增加量。可以耐受這兩種蔬菜後，逐漸加入其他種類的生菜：胡蘿蔔、芹菜、高麗菜等，要均勻磨碎。

第十週及以後：

- 繼續之前的食物。
- 試著給寶寶一點點用大量生奶油、任何動物性脂肪、椰子油或酥油做出的炒蛋或歐姆蛋。配上酪梨和生或煮熟的蔬菜。
- 嘗試一些去皮的成熟蘋果。嘗試一些成熟的香蕉（香蕉皮上

已有咖啡色斑點）。水果應該在兩餐之間吃，而非與肉一起吃。

- 讓孩子嘗試妳自製的農舍乳酪（由自製的優格製成），從少量開始並逐漸增量。用優格製作農舍乳酪，將優格放鍋中，用裝有熱水的大碗隔水加熱直到優格分離成凝乳和乳清。在一個大碗上鋪上一塊濾布，倒入優格後，將濾布的四個角綁在一起成袋狀，然後將其懸掛讓乳清滴下約 8 小時（隔夜效果會很好）。妳可以將這農舍乳酪加入寶寶的餐點中，或者加一些冷壓蜂蜜作為一種甜點。
- 嘗試利用本書中的食譜去烘烤麵包。從一塊小麵包開始，逐漸增加食用量。
- 當妳的寶寶開始 GAPS 完整飲食時，妳可以開始在食物中添加少量的天然鹽。這意味著妳不必再為寶寶單獨做飯，而可以使用為全家人烹煮的肉高湯和其他 GAPS 食物。

　　根據寶寶對食物的敏感程度，妳可能需要在此計畫之後再讓寶寶嘗試一些食物。最好的跡象是寶寶的糞便：如果她腹瀉或便祕，則表示她沒有準備好接受新加入的食物。將它從飲食中移除，等待幾個星期，然後試著再次加入。另一個常見的過敏反應是有任何新的皮疹或溼疹突然發作。

　　當要讓寶寶斷奶時，妳要有信心和放輕鬆，因為嬰兒就像氣壓計一樣：他們可以不用言語就能感覺到我們的焦慮並會依此作出相對的反應。如果妳的寶寶現在拒絕了某種特定的食物，請於 1 小時後或明天再次嘗試。選擇妳不匆忙，可以輕鬆愉快的時候。從一開始就欣然接受餵食寶寶的美妙混亂：將塑膠片墊在嬰兒椅下，就不用擔心食物會飛到地板的何處。總是準備兩支湯匙：一支湯匙給妳的寶寶，讓她用這支湯匙做任何

她想做的事。妳自己則使用第二支湯匙來餵食。隨著時間的過去，妳的寶寶將學會適當地使用她的湯匙。

寶寶的斷奶階段是如此的短：盡情地享受這段時刻吧！

除了餵食之外

除了好的食物，妳的寶寶需要妳愛的關注、每天散步在清新的空氣中和良好的睡眠。不需要其他的了！不需要疫苗接種、不需要注射、不需要檢測，不需要不必要的就診、也不需要人造化學品。

有關疫苗接種的資訊，請閱讀相關章節。GAPS 家庭中的嬰兒在發展出強健的免疫系統、健康的身體和溝通技巧之前不得接種疫苗：這意味著直到孩子 3~5 歲之前都不要讓他接種疫苗。即使到了 3~5 歲，當孩子必須接種疫苗時，一定要確定妳的孩子在接種疫苗期間絕對健康。要求查看疫苗的成分列表，並要求醫護人員向妳解釋。儘量避免混合疫苗；尋求單一疫苗。

在嬰兒照護上避免使用所有的人造化學品！不需要個人照護產品，即使那些產品宣稱是天然成分製成。寶寶不需要用任何肥皂或洗髮精清洗。他們只需要乾淨的溫水。肥皂會清除寶寶皮膚上的保護油層，並讓其容易乾燥和被病原體入侵。塗抹椰子油、橄欖油和妳自製的優格和克菲爾在寶寶的尿布區域或任何乾燥的皮膚上。

確保妳的家中盡可能不含化學物質：使用水和醋來清潔房屋、使用天然可生物降解的洗衣粉並用手洗滌寶寶的餐具（徹底將肥皂沖洗乾淨）。在寶寶生命的第一年，儘量不要重新裝修妳的房子或購買新家具、新廚房等。這些東西會將大量的有毒化學物質帶進房子，這可能會影響寶寶的發展。避免將寶寶

帶到有毒的地方，如氯消毒過的游泳池、購物中心和醫院。不要讓任何人在妳的寶寶周圍吸煙或使用過量的香水。

為妳的寶寶使用天然寢俱。將寶寶的床墊包裹在塑膠布中：如果尿液進入一些現代床墊（特別是前一個孩子留下的舊床墊），它可能會與床墊中的微生物和化學成分發生反應並釋放出有毒氣體（嬰兒猝死症的主要原因！）。

就整體而論，思考妳的寶寶可能會接觸到哪些人造化學品、輻射或其他環境危害，並想辦法去避免它們。

那妳呢？

我們已經談過妳的寶寶需要什麼。但是，我們不能忘記妳的需求！妳漂亮的寶寶將為妳的生活帶來少眠的夜晚、疲憊的身體、來自近親和遠親的疲勞拜訪、清潔、洗滌、烹飪以及可能更多的事情。提前計劃好需要的幫助是非常重要的，特別是在妳準備恢復工作時的前幾個月。例如，將購物和清潔委託給家人或朋友可以產生很大的不同。如果妳試圖做太多的事，同時照顧寶寶，妳們都無法享受這段經歷。疲憊的父母很少是有效能的父母。除此之外，壓力和疲勞會導致母乳枯竭。所以，只要有任何機會，就厚著臉皮地休息一下，即使妳被一堆工作所包圍。防止疲勞的產生比處理它更好。這方面的研究顯示，一天中能有幾次短暫休息的生產力幾乎是一次長時間休息的兩倍。所以，每天小睡個兩三次，它們會為妳創造驚奇！養成一個習慣：當妳的寶寶睡覺時，妳也跟著一起睡。

在母乳哺育寶寶的同時，別忘了自己要好好地進食！如果妳要為寶寶產生出高品質的母乳，妳自己就必須攝取優質的飲食。繼續執行 GAPS 完整飲食，使用大量的動物性脂肪、發酵

食物和來自肉類、魚類和肝臟的優質蛋白質。就像妳在懷孕期間所作的那樣，繼續避免接觸任何的毒素，因為所有進入血液的東西都會存在於妳的母乳中。

優質的食物和頻繁、經常性的短暫休息，不僅可以幫助妳熬過小孩的嬰兒時期，還可以讓妳樂在其中。妳的確應該樂在其中，因為這段時期是如此短暫！

總結

我相信很多人會同意，擁有孩子是我們人生中最偉大、最美好的事情。賦予另一個人類生命，然後溫柔地引導和教導妳的孩子在這個世界上生存，並且盡全力去把它做到最好，這是一種榮譽、一次驚心動魄的旅程和一個巨大的成就！正確開啟整個過程至關重要，也就是要奠定堅實的健康基礎。我希望本書的這部分能幫助妳做到這一點，並且成為成功、快樂和自豪的父母！

參考文獻

寫給孩子患有自閉症的父母一封公開信
前言

1. The International Autism Research Centre, www.gnd.org .
2. Centre for Disease Control (CDC), April, 2000. "Prevalence of Autism in Brick Township, New Jersey, 1998: Community Report" available on the CDC website, http://www.cdc.gov/nceh/prograrams/cddh/dd/report.htm.
3. Testimony on April 25, 2001 before the US House of Representatives Committee on Governmental Reform by James J. Bradstreeet, M.D., director of research for the International Autism Research Centre.
4. 22nd Annual Report to Congress on the Implementation of the Individuals with Disabilities Education Act, Table AA11, "Number and Change in Number of Children Ages, pp. 6–21, Served Under IDEA, Part B."
5. Absolon CM at al. Psychological disturbance in atopic eczema: the extent of the problem in schoolaged children. Br J Dermatology, Vol 137(2), 1997, pp. 24105.
6. Edelson SM and Rimland B. Treating autism. Parent stories of hope and success. 2003. Published by Autism Research Institute.
7. Rimland B. New hope for safe and effective treatments for autism. Autism Research Review International 8:3, 1994.
8. Schauss A. Nutrition and behaviour. J App Nutr, Vol 35, 1983, p. 30–5.
9. Shaw W. Biological Treatments for Autism and PDD. 2002. ISBN 0-9661238-0-6
10. Warren RP et al. Immunogenetic studies in autism and related disorders. Molecular and Chemical Neuropathology, 1996, 28, pp. 77–81.
11. World Health Organisation. The World Health Report 2001 – Mental Health: New Understanding, New Hope. See www.who.int/whr/ 2001/

所有疾病都始於腸道 （第一篇：第一章）

1. Baranovski A, Kondrashina E. Colonic dysbacteriosis and dysbiosis. Saint Petersburg Press, 2002.
2. Baruk H. 1978. Psychoses of digestive origins. In: Hemmings and Hemmings (eds), Biological Basis of Schizophrenia. Lancaster MTP Press. Coleman M,

Gillberg C, 1985. The Biology of Autistic Syndromes. Praeger. NY.

3. Cade R et al. Autism and schizophrenia: intestinal disorders. Nutritional Neuroscience, March 2000.

4. Crook W. The yeast connection. 1986.Vintage Books.

5. Dohan FC. Is celiac disease a clue to pathogenesis of schizophrenia? Mental Hygiene, 1969; 53: 525–529.

6. Horvath K, Papadimitriou JC, Rabsztyn A et al. Gastrointestinal abnormalities in children with autism. Journal of Paediatrics, 1999; 135: 559–563.

7. Kawashima H et al. Detection and sequencing of measles virus from peripheral mononuclear cells from patients with inflammatory bowel disease. Dig Dis Sci, 2000 Apr; 45(4): 723–9.

8. Maki M, Collin P. Coeliac disease. Lancet, 1997; 349: 1755–9. IF: 13.251.

9. McCandless J. Children with starving brains. A medical treatment guide for autism spectrum disorder. 2003. Bramble books.

10. McGinnis WR. Mercury and autistic gut disease. Environmental Health Perspectives, 109(7): A303–304 (2001).

11. Melmed FD, Scheneider CK, Fabes RA et al. Metabolic markers and gastrointestinal symptoms in children with autism and related disorders. J Paediatr Gastroenterol Nutr, 2000; 31 (Suppl 2): S31.

12. Reichelt KI et al. Probable aetiology and possible treatment of childhood autism. Brain Dysfunct, 4: 308–319, 1991.

13. Seeley, Stephens, Tate. Anatomy and Physiology. 1992. Second edition. Mosby Year Book.

14. The International Autism Research Centre, www.gnd.org.

15. Torrente F et al. Enteropathy with T-cell infiltration and epithelial IgG deposition in autism. Molecular Psychiatry, 2002; 7: 375–382.

16. Vorobiev AA, Nesvizski UV. Human microflora and immunity. Review. (Russian). Sovremennie Problemi Allergologii, Klinicheskoi Immunologii I Immunofarmacologii, M, 1997, pp. 137–141.

17. Vorobiev AA, Pak SG et al. Dysbacteriosis in children. A textbook fordoctors and medical students (Russian), M, "KMK Lt", 1998, ISBN 5-87317-049-5.

18. Wakefield AJ, Anthony A et al. Enterocolitis in children with developmental disorders. AIA Journal, Autumn 2001.

19. Wakefield AJ, Murch SH, Anthony A et al. Ileal-lymphoid-nodular hyperplasia, non-specific colitis and pervasive developmental disorder in children. Lancet, 1998; 351: 637–41.

20. Wakefield AJ and Montgomery SM. Autism, viral infection and measles, mumps, rubella vaccination. Israeli Medical Association Journal, 1999; 1: 183–187.

21. Walker-Smith JA. Autism, inflammatory bowel disease and MMR vaccine. Lancet, 1998; 351: 1356–57.

樹木的根（第一篇：第二章）
免疫系統（第一篇：第三章）

1. Alan Jones V, Shorthouse M, Workman E, Hunter JO. Food intolerance and the irritable bowel. Lancet, 1982, 633–634.

2. Anthony H, Birtwistle S, Eaton K, Maberly J. Environmental Medicine in Clinical Practice. BSAENM Publications 1997.

3. Balsari A, Ceccarelli A, Dubini F, Fesce E, Poli G. The faecal microbial population in the irritable bowel syndrome. Microbiologica, 1992, 5,185–194.

4. Baranovski A, Kondrashina E. Colonic dysbacteriosis and dysbiosis. Saint Petersburg Press. 2002.

5. Comi AM at al. Familial clustering of autoimmune disorders and evaluation of medical risk factors in autism. Jour Child Neurol, 1999, Jun; 14(6): 338–94.

6. Cummings JH, Macfarlane GT (1997). Role of intestinal bacteria in nutrient metabolism. (Review) (104 refs). Journal of Parenteral &Enteral Nutrition. 1997, 21(6): 357–65.

7. Cummings JH, Macfarlane GT (1997). Colonic Microflora: Nutrition and Health. Nutrition. 1997; vol.13, No. 5, 476–478.

8. Cummings JH (1984). Colonic absorption: the importance of short chain fatty acids in man. (Review) (95refs). Scandinavian Journal of Gastroenterology – Supplement. 93: 89–99, 1984.

9. Cunningham-Rundles S, Ahrn'e S, Bengmark S, Johann-Liang R, Marshall F, Metakis L, Califano C, Dunn AM, Grassey C, Hinds G, Cervia J, (2000). Probiotics and immune response. American Journal of Gastroenterology, 95 (1 Suppl): S22-5, 2000 Jan.

10. D'Eufemia P, Celli M, Finocchiaro R et al. 1996. Abnormal intestinal permeability in children with autism. Acta Pediatr 1996: 85: 1076–79.

11. Finegold SM, Sutter VL, Mathisen GE (1983). Normal indigenous intestinal flora in "Human intestinal flora in health and disease" (Hentges DJ, ed), pp. 3–31. Academic Press, London, UK.

12. Fuller R. Probiotics in man and animals. J Appl Bacteriol, 1989; 66: 365–78.

13. Furlano RI, Anthony A, Day R et al. Colonic CD8 and gamma delta T-cell infiltration with epithelial damage in children with autism. J Pediatr, 2001; 138: 366–72.

14. Ferrari P et al. Immune status in infantile autism: correlation between the immune status, autistic symptoms and levels of serotonin. Encephale, 14: 339–344, 1988.

15. Guarino A, Canani RB, Spagnuolo MI, Albano F, DiBenedetto L (1997). Oral bacterial therapy reduces the duration of symptoms and of visceral excretions in children with mild diarrhoea. Journal of Paediatric Gastroenterology and Nutrition, 25(5): 516–9, 1997 Nov.

16. Gupta S at al. Dysregulated immune system in children with autism. Beneficial effects of intravenous immune globulin in autistic characteristics. Autism Develop Dis, 26: 439–452, 1996.

17. Gupta S. Immunological treatments for autism. J Autism Dev Disord, 2000 Oct; 30(5): 475–9.

18. Krasnogolovez VN. Colonic dysbacteriosis. – M: Medicina, 1989.

19. McCandless J. Children with starving brains. A medical treatment guide for autism spectrum disorder. 2003. Bramble books.

20. McLaren Howard J. Intestinal dysbiosis. Complementary Therapies. Med 1993; 1: 153.

21. Petrovskaja VG, Marko OP. Human microflora in norm and pathology. M: Medicina, 1976.

22. Pimentel M. at al. Study links intestinal bacteria to Irritable Bowel Syndrome. The American Journal of Gastroenterology, December, 2000.

23. Plioplys AV at al. Lymphocyte function in autism and Rett syndrome. Neuropsychobiology 7: 12–16, 1994.

24. Reichelt KL et al (1994). Increased levels of antibodies to food proteins in Downs syndrome. Acta Paediat Japon. 36: 489–492.

25. Roberfroid MB, Bornet F, Bouley C, Cummings JH (1995). Colonic microflora: nutrition and health. Summary and conclusions of an International Life Sciences Institute (ILSI) [Europe] workshop held in Barcelona, Spain. [Review] [33 refs].

Nutrition Reviews. 53(5): 127–30,1995 May.

26. Singh V. Neuro-immunopathogenesis in autism. 2001. New Foundations of Biology. Berczi I & Gorczynski RM (eds) Elsevier cience B.V. pp. 447–458.

27. Singh V at al. Changes in soluble interleukin-2, interleukin-2 rector, T8 antigen, and interleukin-I in the serum of autistic children. Clin Immunol Immunopath, 61: 448–455, 1991.

28. Singh V et al. Immunodiagnosis and immunotherapy in autistic children. Ann NY Acad Sci, 540: 602–604, 1988.

29. Singh V at al. Antibodies to myelin basic protein in children with autistic behaviour. Brain Behav Immunity, 7: 97–103, 1993.

30. Singh V et al. Serological association of measles virus and human herpesvirus-6 with brain autoantibodies in autism. Clinical Immunology and Immunopathology. 1998: 89; 105–108.

31. Shaw W. Biological Treatments for Autism and PDD. 2002. ISBN 0-9661238-0-6

32. Stubbs EG at al. Depresed lymphocyte responsiveness in autistic children. JAutism Child Schizophr, 7: 49–55, 1977.

33. Sullivan NM, Mills DC, Riemann HP, Arnon SS. Inhibitions of growthof Clostridium botulinum by intestinal microflora isolated from healthy infants. Microbial Ecology in Health and Disease, 1988; 1: 179–92.

34. Swedsinski A at al. Mucosal flora in inflammatory bowel disease. 2001. PMID: 11781279 PubMed.

35. Tabolin VA, Belmer SV, Gasilina TV, Muhina UG, Korneva TI. Rational therapy of intestinal dysbacteriosis in children. – M.:Medicina, 1998.

36. The International Autism Research Centre. www.gnd.org

37. Vorobiev AA, Nesvizski UV. (1997). Human microflora and immunity. Review (Russian), Sovremennie Problemi Allergologii, Klinicheskoi Immunologii Immunofarmacologii. – M., 1997. c.137–141.

38. Vorobiev AA, Pak SG et al (1998). Dysbacteriosis in children. A textbook for doctors and medical students.(Russian). M: "KMK Lt.", 1998. ISBN 5-87317-049-5.

39. Warren R et al. Immune abnormalities in patients with autism. J Autism Develop Dis, 16, 189–197, 1986.

40. Warren PP at al. Reduced natural killer cell activity in autism. J Am Acad Child Phychol, 26: 333–335, 1987.

41. Warren R. et al. Immunoglobulin A deficiency in a subset of autistic subjects. J Autism Develop Dis, 27: 187–192, 1997.

42. Waizman A et al. Abnormal immune response to brain tissue antigen in the syndrome of autism. Am J Psychiatry, 139: 1462–1465, 1982.

43. Wilson K, Moore L, Patel M, Permoad P. Suppression of potential pathogens by a defined colonic microflora. Microbial Ecology in Health and Disease. 1988; 1: 237–43.

44. Yasui H, Shida K, Matsuzaki T, Yokokuta T. (1999). Immunomodulatory function of lactic acid bacteria. (Review)(28 refs), Antonie van Leenwenhoek. 76(1–4): 38309, 1999, Jul–Nov.

45. Yonk LJ et al. D4+ per T cell depression in autism. Immunol Lett 35: 341–346, 1990.

什麼會破壞腸道的菌群？（第一篇：第四章）
伺機性菌群（第一篇：第五章）
腸道——大腦的連結 （第一篇：第六章）
家族（第一篇：第七章）

1. Anthony H, Birtwistle S, Eaton K, Maberly J. Environmental Medicine in Clinical Practice. BSAENM Publications, 1997.

2. Baranovski A, Kondrashina E. Colonic dysbacteriosis and dysbiosis. Saint Petersburg Press. 2002.

3. Bjarnason I et al. Intestinal permeability, an overview. (Review). Gastroenterology, 1995; 108: 1566–81.

4. Bolte ER, (1998). Autism and Clostridium tetani. Medical Hypothesis, 51(2): 133–144.5. Campbell LL, Postgate SR. Classification of the spore-forming sulphate-reducing bacteria. Bacteriological Reviews, 1965, 29, 359–363.

6. Capel ID et al. The effect of prolonged oral contraceptive steroid use on erythrocyte glutathione peroxidase activity. J Steroid Biochem 1981; 14: 729–732.

7. Coleman M, Gillberg C. 1985. The Biology of Autistic Syndromes. Praeger. NY.

8. Crook W. The yeast connection. 1986. Vintage Books.

9. De Boissieu D et al. Small-bowel bacterial overgrowth in children with chronic diarrhoea, abdominal pain or both. J Paediatr 1996; 128: 203–7.

10. D'Eufemia P, Celli M, Finocchiaro R et al. 1996. Abnormal intestinal

permeability in children with autism. Acta Pediatr 1996: 85: 1076–79.

11. Dunne C, Murphy L, Flynn S, O'Mahony L, O'Halloran S, Feeney M, Morissey D, Thornton G, Fitzerald G, Daly C, Kiely B, Quigley EM, O'Sullivan GC, Shanahan F, Collins JK. 1999. Probiotics: from myth to reality. Demonstration of functionality in animal models of disease and in human clinical trials. (Review)(79 refs). Antonie van Leenwenhoek. 76(104): 279–92, 1999, Jul–Nov.

12. Eaton KK. Sugars in food intolerance and abnormal gut fermentation. J Nutr Med 1992; 3: 295–301.

13. Edelson SB, Cantor DS. Autism: xenobiotic influences. Toxicol Ind Health, 1998; 14(4): 553–563.

14. Falliers C. Oral contraceptives and allergy. Lancet 1974; part 2: 515.

15. Gardner MLG (1994). Absorption of intact proteins and peptides. In: Physiology of the Gastrointestinal Tract, 3rd edn. Chapter 53, pp 1795–1820. NY: Raven Press.

16. Gibson GR, Roberfroid MB (1999). Colonic Microbiota, Nutrition and Health. Kluwer Academic Publishers, Dodrecht.

17. Gobbi G et al (1992) Coeliac disease, epilepsy and cerebral calcifications. Lancet 340: 439–443.

18. Grant E. The contraceptive pill: its relation to allergy and illness. Nutrition and Health 1983; 2: 33–40.

19. Howard J. The "autobrewery" syndrome. J Nutr Med 1991; 2: 97–8.

20. Jackson PG et al. Intestinal permeability in patients with eczema and food allergy. Lancet 1981; I: 1285–6.

21. Karlsson H et al. Retroviral RNA identified in the cerebrospinal fluids and brains of individuals with schizophrenia. Proc Natl Acad Sci. Vol 98(8), 2001, pp. 4634–9.

22. Kilshaw PJ and Cant AJ (1984). The passage of maternal dietary protein into human breast milk. Int Arch Allergy Appl Immunol 75: 8–15.

23. Kinney HC et al (1982). Degeneration of the central nervous system associated with coeliac disease. J Neurol Sci 5: 9–22.
366 GUT AND PSYCHOLOGY SYNDROME24. Krasnogolovez VN. Colonic dysbacteriosis. – M.: Medicina, 1989.

25. Lewis SJ, Freedman AR (1998). Review article: the use of biotherapeutic agents in the prevention and treatment of gastrointestinal disease. (Review)(144 refs).

Alimentary Pharmacology and Therapeutics. 12(9): 807–22, 1998 Sep.

26. Lindstrum LH et al (1984) CSF and plasma beta-casomorphin-like opioid peptides in post-partum psychosis. Amer J Psychiat 141: 1059–1066.

27. Mackie RM. Intestinal permeability and atopic disease. Lancet 1981; I: 155.

28. Maki M, Collin P. Coeliac disease. Lancet 1997; 349: 1755–9. IF: 13.251.

29. McCandless J. Children with starving brains. A medical treatment guide for autism spectrum disorder. 2003. Bramble books.

30. McGinnis WR. Mercury and autistic gut disease. Environmental Health perspectives 109(7): A303–304 (2001).

31. Melmed FD, Scheneider CK, Fabes RA et al. Metabolic markers and gastrointestinal symptoms in children with autism and related disorders. J Pediatr Gastroenterol Nutr 2000; 31 (Suppl 2): S31.

32. Ostfeld E, Rubinstein E, Gazit E and Smetana Z (1977). Effect of systemic antibiotics on the microbial flora of the external ear canal in hospitalised children. Paediatrics 60: 364–66. 33. Panksepp J. 1979. A neurochemical theory of autism. Trends in Neuroscience, 2: 174–177.

34. Petrovskaja VG, Marko OP. Human microflora in norm and pathology. – M.:Medicina, 1976.

35. Reichelt KL, Knivsberg AM et al. 1996. Diet and autism: a 4 year follow up. Probable reasons and observations relevant to a dietary and genetic aetiology. Conference proceedings from "Therapeutic intervention in autism", University of Durham. 281–307.

36. Reichelt KL et al (1994). Increased levels of antibodies to food proteins in Down syndrome. Acta Paediat Japon. 36: 489–492.

37. Reichelt KL et al. (1994) Nature and consequences of hyperpeptiduria of bovine casomorphin found in autistic syndrome. Develop Brain Dysfunct, 7: 71–85.

38. Rimland B. New hope for safe and effective treatments for autism. Autism Research Review International 8: 3, 1994.

39. Roberfroid MB, Bornet F, Bouley C, Cummings JH (1995). Colonic microflora: nutrition and health. Summary and conclusions of the International Life Sciences Institute (ILSI) [Europe] workshop held in Barcelona, Spain. [Review] [33 refs]. Nutrition Reviews. 53(5): 127–30, 1995 May.

40. Rogers S. 1990. Tired or toxic? A blueprint for health. Prestige Publishers.

41. Rolfe RD. The role of probiotic cultures in the control of gastroin-

testinal health. J Nutr, 2000 Feb; 130(2S) Suppl: 396S–402S Journal Code: JEV.

42. Samonis G et al. (1994). Prospective evaluation of the impact of broad-spectrum antibiotics on the yeast flora of the human gut. European Journal of Clinical Microbiology and Infections Diseases, 13: 665–7.

43. Seeley, Stephens, Tate. Anatomy and Physiology. 1992. Second edition. Mosby Year Book.

44. Shattock P et al. 1990. Role of neuropeptides in autism and their relationship with classical neurotransmitters. Brain Dysfunction, 3(5), 328–45.

45. Shattock P, Savery D. 1996. Urinary profiles of people with autism: possible implication and relevance to other research. Conference proceedings from "Therapeutic intervention in autism", University of Durham. 309–25.

46. Shaw W. Biological Treatments for Autism and PDD. 2002. ISBN 0-9661238-0-6

47. Stuart CA et al. (1984). Passage of cow's milk protein in breast milk. Clin Allergy, 14: 533–535.

48. Summers AO et al. Mercury released from dental silver fillings provokes an increase in mercury – and antibiotic-resistant bacteria in oral and intestinal floras of primates. Antimicrobial Agents and Chemotherapy, 1993: 37(4): 825–34.

49. Survey shows link between antibiotics and developmental delays in children. Townsend Letter for Doctors and Patients. October 1995.

50. Tabolin VA, Belmer SV, Gasilina TV, Muhina UG, Korneva TI. Rational therapy of intestinal dysbacteriosis in children. – M.: Medicina, 1998.

51. The International Autism Research Centre. www.gnd.org

52. Toskes PP. Bacterial overgrowth of the gastrointestinal tract. Adv Int Med, 1993; 38: 387–407. 27.

53. Troncone R et al. (1987). Passage of gliadin into human breast milk. Acta Paed Scand, 76: 453–456.

54. Voronin AA, Taranenko LA, Sidorenko SV 1999.Treatment of intestinal dysbacteriosis in children with diabetes mellitus (Russian).Antibiotiki I Khimoterapiia. 1999, 44(3): 22–4.

55. Vorobiev AA, Nesvizski UV (1997). Human microflora and immunity. Review. (Russian). Sovremennie Problemi Allergologii, Klinicheskoi Immunologii Immunofarmacologii. – M., 1997. c.137–141.

56. Vorobiev AA, Pak SG et al. (1998). Dysbacteriosis in children. A textbook for

doctors and medical students.(Russian). M.: "KMK Lt.", 1998. ISBN 5-87317-049-5. 368 GUT AND PSYCHOLOGY SYNDROME57. Waring (2001). Sulphate, sulphation and gut permeability: are

cytokines involved? In: The Biology of Autism – Unravelled. Conference proceedings 11th May 2001, Institute of Electrical Engineers, London.

58. Wakefield AJ, Anthony A et al. Enterocolitis in children with developmental disorders. AIA Journal, Autumn 2001.

疫苗，麻疹腮腺炎德國麻疹疫苗會造成自閉症嗎？（第一篇：第八章）

1. Anthony H, Birtwistle S, Eaton K, Maberly J. Environmental Medicine in Clinical Practice. BSAENM Publications 1997.

2. Bernard S et al. Autism: a novel form of mercury poisoning. Med Hypothesis, 2001 Apr; 56(4): 462–71.

3. Clarkson T. Methylmercury toxicity to the mature and developing nervous system: possible mechanisms. In: Sakar B, ed. Biological Aspects of metals and metal-related diseases. New York: 1983: 183–197.

4. Classen JB. The diabetes epidemic and the hepatitis B vaccines. N Z Med J 1996 Sep 27; 109 (1030): 366.

5. Classen JB, Classen DC. Public should be told that vaccines may have long-term adverse effects. BMJ 1999 Jan 16; 318 (7177) 193.

6. Coulter H, Fisher BL (1991). A shot in the dark. Avery Publisher Group, New York.

7. Dankova E et al. Immunologic findings in children with abnormal reactions after vaccination. Chesk Pediatr 1993 Jan; 48(1): 9–12.

8. Kawashima H et al. Detection and sequencing of measles virus from peripheral mononuclear cells from patients with inflammatory bowel disease. Dig Dis Sci, 2000 Apr; 45(4): 723–9.

9. McCandless J. Children with starving brains. A medical treatment guide for autism spectrum disorder. 2003. Bramble books.

10. McGinnis WR. Mercury and autistic gut disease. Environmental Health Perspectives, 109(7): A303–304 (2001).

11. Rimland B. New hope for safe and effective treatments for autism. Autism Research Review International 8: 3, 1994.

12. Rogers S. 1990. Tired or toxic? A blueprint for health. Prestige Publishers.

13. Shaw W. Biological Treatments for Autism and PDD. 2002. ISBN 0-9661238-0-6

14. Singh V et al. Serological association of measles virus and human herpesvirus-6 with brain autoantibodies in autism. Clin Immunol Immunopathol, 1998 Oct; 89(1): 105–108.

15. The International Autism Research Centre. www.gnd.org

16. Wakefield AJ and Montgomery SM. Autism, viral infection and measles, mumps, rubella vaccination. Israeli Medical Association Journal 1999; 1: 183–187.

17. Walker-Smith JA. Autism, inflammatory bowel disease and MMR vaccine. Lancet 1998; 351: 1356–57.

18. Yazbak FE. Autism – is there a vaccine connection? See www.autism.net/ Yazbak1.htm

思覺失調症（第一篇：第九章）

1. Ashkenazi et al. Immunologic reaction of psychotic patients to fractions of gluten. Am J Psychiatry, 1979; 136: 1306–1309.

2. Baruk H. 1978. Psychoses of digestive origins. In: Hemmings and Hemmings (eds), Biological Basis of Schizophrenia. Lancaster MTP Press.

3. Bender L. Childhood schizophrenia. Psychiatric Quarterly, Vol 27, 1953, pp. 3–81.

4. Cade R et al. Autism and schizophrenia: intestinal disorders. Nutritional Neuroscience. March 2000.

5. Cade et al. The effect of dialysis and diet on schizophrenia. In: Psychiatry: A World Perspective, Vol 3. Elsevier Science Publishers, pp. 494–500, 1990.

6. Calabrese, Joseph R et al. Fish oils and bipolar disorder. Archives of General Psychiatry, Vol. 56, May 1999, pp. 413–14.

7. Conquer, Jilie A et al. Fatty acid analysis of blood plasma of patients with Alzheimer's disease, other types of dementia, and cognitive impairment. Lipids, Vol. 35, December 2000, pp. 1305–12.

8. Crow T (1994). Aetiology of schizophrenia. Current Opin Psychiat, 7: 39–42.

9. Dohan CF. Cereals and schizophrenia: data and hypothesis. Acta Psychiat Scand, 1966; 42: 125–152.

10. Dohan CF et al. Relapsed schizophrenics: more rapid improvement on a milk and cereal free diet. Brit J Psychiat, 1969; 115: 595–596.

11. Dohan et al. Is schizophrenia rare if grain is rare? Biology and Psychiatry, 1984:

    19(3): 385–399.

12. Dohan FC. Is celiac disease a clue to pathogenesis of schizophrenia?
    Mental Hygiene, 1969; 53: 525–529.

13. Dohan FC and Grasberger JC (1973). Relapsed schizophrenics: earlier discharge
    from the hospital after cereal-free, milk-free diet. Amer J Psychiat, 130: 685–
    686.

14. Feinberg I (1982–83). Schizophrenia: caused by a fault in programmed synaptic
    elimination during adolescence? J Psychiat Res, 17: 319–334.

15. Goldman-Rakic PS et al (1983). The neurobiology of cognitive development. In
    Handbook of Child Psychology: Biology and Infancy development. P Mussen:
    edit. NY, Wiley. pp. 281–344.

16. Hibbein, Joseph R. Fish consumption and major depression. Lancet, Vol. 351,
    April 18, 1998, p. 1213.

17. Hoffer A. Megavitamin B3 therapy for schizophrenia. Canad Psychiatric Ass J,
    Vol 16, 1971, pp. 499–504.

18. Horrobin D. The madness of Adam and Eve. Bantam Press. ISBN 0593 04649 8,
    2001.

19. Horrobin DF, Glen AM, Vaddadi K. 1994. The membrane hypothesis of
    schizophrenia. Schiz Res 18, 195–207.

20. Joy, CB et al. Polyunsaturated fatty acid (fish or evening primrose oil) for
    schizophrenia. The Cochrane Library, Issue 4, 2000.

21. Kinney HC et al. Degeneration of the central nervous system associated with
    coeliac disease. J Neurol Sci 5: 9–22, 1982.

22. Laughame, J.D.E. et al. Fatty acids and schizophrenia. Lipids, Vol. 31, 1996, pp.
    S163–S65.

23. Mycroft et al. JIF-like sequences in milk and wheat proteins. NEJM 1982; 307:
    895.

24. Reichelt K et al. The effect of gluten-free diet on urinary peptide excretion and
    clinical state in schizophrenia. Journal of Orthomolecular Medicine, 5: 1223–39,
    1990.

25. Reichelt K et al. Biologically active peptide-containing fractions in schizophrenia
    and childhood autism. Adv Biochem Psychopharmacol 28: 627–47, 1981.

26. Richardson AJ et al. Red cell and plasma fatty acid changes accompanying
    symptom remission in a patient with schizophrenia treated with eicosapentaenoic

acid. European Neuropsychopharmacology, Vol. 10, 2000, pp. 189–93.

27. Schoenthaler SJ et al. The effect of randomised vitamin-mineral supplementation on violent and non-violent antisocial behaviour among incarcerated juveniles. J Nut Env Med, Vol 7, 1997, pp.343–352.

28. Singh & Kay. Wheat gluten as a pathogenic factor in schizophrenia. Science 1975: 191: 401–402.

29. Sioudrou et al. Opioid peptides derived from food proteins. The exorphins. J Biol Chem. 1979; 254: 2446–2449.

30. Tanskanen, Antti, et al. Fish consumption, depression, and suicidality in a general population. Archives of General Psychiatry, Vol. 58, May 2001, pp. 512–13.

31. Torrey EF et al. Endemic psychosis in western Ireland. Am J Psychiatry 141: 966–970, 1984.

32. Ward PE et al. Niacin skin flush in schizophrenia: a preliminary report. Schizophr Res, Vol 29, 1998, pp. 269–74.

33. Wittenborn JR. Niacin in the long term treatment of schizophrenia. Arch Gen Psychiatry, Vol 28, 1973, pp. 308–15.

癲癇（第一篇：第十章）

1. American Academy of Neurology. Lower IQ found in children of women who took epilepsy drug. AAN Press Release, Newswise, Wed 11-Aor-2007. http://www.newswise.com/articles/view/528880/?dc=dwhn.

2. Anthony H, Birtwistle S, Eaton K, Maberly J. Environmental Medicine in Clinical Practice. BSAENM Publications, 1997.

3. Appleton R, Gibbs J. Epilepsy in childhood and adolescence. 1995. Martin Dunitz.

4. Barbeau et al. Zinc, taurine and epilepsy. Arch Neurol, Vol 30, 1974, pp. 52–8.

5. Berg AT, Shinnar S, Levy SR, Testa FM (November 1999)."Childhood-onset epilepsy with and without preceding febrile seizures". Neurology 53 (8): 1742–8.

6. Bok LA, Struys E, Willemsen MA, Been JV, Jakobs C. Pyridoxinedependent seizures in Dutch patients: diagnosis by elevated urinary alpha-aminoadipic semialdehyde levels. Arch Dis Child. 2007 Aug; 92(8): 687–9. Epub 2006 Nov 6.

7. Botez et al. Thiamine and folate treatment of chronic epileptic patients: a controlled study with the Wechsler IQ scale. Epilepsy-Res, Vol 16(2), 1993, pp. 157–63.

8. Crayton JW et al. Epilepsy precipitated by food sensitivity: report of a case with double-blind placebo-controlled assessment. Clinical Electorencephalo, Vol 12(4), 1981, p. 192–9.

9. Dubé CM, Brewster AL, Richichi C, Zha Q, Baram TZ . "Fever, febrile seizures and epilepsy". Trends Neurosci, Oct 2007, 30 (10): 490–6.

10. Dupont CL and Tanaka Y. Blood manganese levels in children with convulsive disorders. Biochem Med, Vol 33(2), 1985, pp. 246–55.

11. Egger J, Carter CM, Soothill J et al. Oligoantigenic diet treatment of children with epilepsy and migraine. J Pediatrics, 1989; 114:5108.

12. Elger CE and Schmidt D. Modern management of epilepsy: a practical approach. Epilepsy & Behavior, 2008, 12(4), 501–539.

13. Freeman JM, Kelly MT and Freeman JB. The epilepsy diet treatment. An introduction to the ketogenic diet. 2nd Edition. 1996. Demos Vermande.

14. Freeman JM. The ketogenic diet – 1998. Epilepsy Today, Dec 1998.

15. Freeman JM, Kossoff EH, Hartman AM. The ketogenic diet: one decade later. Pediatrics . 2007 Mar; 119(3): 535–43.

16. French JA, Pedley TA. Clinical practice. Initial management of epilepsy. N Engl J Med. 2008; 359(2): 166–76.

17. Garrow JS, James WPT, Ralph A. Human nutrition and dietetics. 2000. 10th edition. Churchill Livingstone.

18. Gasior M, Rogawski MA, Hartman AL. Neuroprotective and diseasemodifying effects of the ketogenic diet. Behav Pharmacol. 2006; 17(5–6): 431–9.

19. Gibberd FB et al. The influence of folic acid on the frequency of epileptic attacks. Europ J Clin Pharmacology, Vol 9(1), 1981, pp. 57–60.

20. Gorges LF et al. Effect of magnesium on epileptic foci. Epilepsia, Vol 19(1), 1978, pp. 81–91.

21. Gupta SK et al. Serum magnesium levels in idiopathic epilepsy. J Assoc Physicians India, Vol 42(6), 1994, pp. 456–7.

22. Huxtable R et al. The prolonged anticonvulsant action of taurine on genetically determined seizure-susceptibility. Canadian J Neurol Sci, Vol 5, 1978, p. 220.

23. Kinsman Sl, Vining EPG et al. Efficacy of the ketogenic diet for intractable seizure disorders: review of 58 cases. Epilepsia 1992; 33: 1132–1136.

24. Keyser A, De Brujin SF. Epileptic manifestations and vitamin B1 deficiency. Eur Neurol, Vol 31(3), 1991, pp. 121–125.

25. Kossof EH, Dorward JL. The modified Atkins diet. Epilepsia. 2008 Nov; 49 Suppl 8: 37–41.

26. Lefevre F, Aronson N. Ketogenic diet for the treatment of refractory epilepsy in children: a systematic review of efficacy. Pediatrics 2000; 105: e46.

27. Liu YM. Medium-chain triglycerides (MCT) ketogenic therapy. Epilepsia. 2008, Nov 49. Suppl 8: 33–6.

28. MHRA (2008b) Anti-epileptics: risk of suicidal thoughts and behaviour. Drug Safety Update 2(1), 2.

29. MHRA (2009) Drug safety advice. Anti-epileptics: adverse effects on the bone. Drug Safety Update 2(9), 2.

30. Morrow, J., Russell, A., Guthrie, E. et al. (2006) Malformation risks of antiepileptic drugs in pregnancy: a prospective study from the UK Epilepsy and Pregnancy Register. Journal of Neurology, Neurosurgery, and Psychiatry 77(2), 193–198.

31. Nakazawa M. High dose vitamin B6 therapy in infantile spasms – the effect of adverse reactions. Brain and Development, Vol 5(2), 1983, p.193.

32. Papavasiliou et al. Seizure disorders and trace metals: manganese tissue levels in treated epileptics. Neurology, Vol 29, 1979, p. 1466.

33. Pietz J et al. Treatment of infantile spasms with high-dosage vitamin B6. Epilepsia, Vol 34(4), 1993, pp. 757–63.

34. Qin P et al. Risk for schizophrenia and schizophrenia-like psychosis among patients with epilepsy: population based cohort study. BMJ 2005; 331: 23.

35. Ramaeckers Vt. Selenium deficiency triggering intractable seizures. Neuropediatrics, Vol 25(4), 1994, pp. 217–23.

36. Ranganathan IN, Ramaratnam S. Vitamins for epilepsy. Cochrane Database of Systematic Reviews 2005, Issue 2. Art. No.: CD004304. DOI: 10.1002/14651858. CD004304.pub2.

37. Schachter SC. Seizure disorders. Med Clin North Am. March 2009; 93(2).

38. Schlanger S, Shinitzky M and Yam D. Diet enriched with omega-3 fatty acids alleviates convulsion symptoms in epilepsy patients. Epilepsia, Vol 43(1), 2002, pp. 103–4.

39. Shoji Y. Serum magnesium and zinc in epileptic children. Brain and Development, Vol 5(3), 1983, p. 200.

40. Schwartz RM et al. Ketogenic diets in the treatment of epilepsy: short-term

clinical effects. Dev Med Child Neurol 1989; 31: 145–151.

41. Sirven J et al. The ketogenic diet for intractable epilepsy in adults: preliminary results. Epilepsia 1999; 40: 1721–1726.
42. Smith DB and Obbens E. Antifolate-antiepileptic relationships, in Botez MI and Reynolds EH, eds, Folic Acid in Neurology, Psychiatry and Internal Medicine, Raven Press (1979).
43. Sohler A and Pfeiffer C. A direct method for the determination of manganese in whole blood: patients with seizure activity have low blood levels. J Orthomol Psychiat, Vol 12, 1983, pp. 215–234.
44. Stafstrom CE. Dietary approaches to epilepsy treatment: old and new options on the menu. Epilepsy Curr, 2004; 4(6): 215–222.
45. Tanaka Y. Low manganese level may trigger epilepsy. JAMA, Vol 238, 1977, p. 1805.
46. Temkin O. The falling sickness: a history of epilepsy from the Greeks to the beginnings of modern neurology. 2nd ed. Baltimore: Johns Hopkins University Press; 1971.
47. Turner Z, Kossoff EH. The ketogenic and Atkins diets: recipes for seizure control. Pract Gastroenterol. 2006, Jun: 29(6): 53–64.
48. Vestergaard P, Rejnmark L and Mosekilde M. Fracture risk associated with use of anti-epileptic drugs. Epilepsia, 2004, 45(11), 1330–1337.

關於飲食的討論（第二篇，飲食：第一章）
GAP 症候群的適當飲食（第二篇，飲食：第二章）

1. Anthony H, Birtwistle S, Eaton K, Maberly J. Environmental Medicine in Clinical Practice. BSAENM Publications 1997.
2. Boris M, Mandel F. Food and additives are common causes of the attention deficit hyperactive disorder in children. Annals of Allergy 72: 462–68, 1994.
3. Carter CM et al (1993). Effects of a few food diet in attention deficit disorder. Arch Dis Child 69: 564–568.
4. Ebringer a et al. The use of a low starch diet in the treatment of patients suffering from ankylosing spondyllitis. Clin Rheumatol 1996;15, suppl 1: 62–6.
5. Egger J et al (1985). Controlled oligoantigenic treatment of the hyperkinetic syndrome. The Lancet. March 9th: 540–544.
6. Egger J et al. (1992). Controlled trial of hyposensitisation with foodinduced

hyperkinetic syndrome. The Lancet 339: 1150–1153.

7. Garrow JS, James WPT, Ralph A. Human nutrition and dietetics. 2000. 10th edition. Churchill Livingstone.

8. Geary A. The food and mood handbook. 2001. Thorsons.

9. Gottschall E. Breaking the vicious cycle. Intestinal health through diet. 1996. The Kirkton Press.

10. Hole K et al (1988). Attention deficit disorders: a study of peptidecontaining urinary complexes. J Develop Behav Paediatrics. 9: 205–212.

11. Hurst AF, Knott FA. Intestinal carbohydrate dyspepsia. Quart J Med 1930–31; 24: 171–80.

12. Kaplan SJ et al (1989). Dietary replacement in preschool-aged hyperactive boys. Paediatrics 83: 7–17.

13. Kilshaw PJ and Cant AJ (1984). The passage of maternal dietary protein into human breast milk. Int Arch Allergy and Appl Immunol 75: 8–15.

14. Mirkkunen M (1982). Reactive hypoglycaemia tendency among habitually violent offenders. Neuropsychopharmacol 8: 35–40.

15. Rowe KS, Rose KJ. Synthetic food colouring and behaviour: A dose response effect in a double-blind, placebo-controlled, repeatedmeasures study. Journal of Paediatrics 12: 691–698, 1994.

16. Rowe KS. Synthetic food colouring and hyperactivity: A double-blind crossover study. Aust Paediatr J, 24: 143–47, 1988.

17. Smith MW, Phillips AD. Abnormal expression of dipeptidyl peptidase IV activity in enterocyte brush-border membranes of children suffering from coeliac disease. Exp Physiol 1990 Jul; 75(4); 613–6.

18. The International Autism Research Centre. www.gnd.org

19. Ward NI. Assessment of clinical factors in relation to child hyperactivity. J Nutr Environ Med, Vol 7, 1997, p. 333–342.

20. Ward NI. Hyperactivity and a previous history of antibiotic usage. Nutrition Practitioner, Vol 3(3), 2001, p.12.

21. Schoenthaler SJ et al. The effect of randomised vitamin-mineral supplementation on violent and non-violent antisocial behaviour among incarcerated juveniles. J Nut Env Med, Vol 7, 1997, pp. 343–352.

生長不良（第二篇：飲食，第五章）
飲食疾患（第二篇：飲食，第六章）

22. Askenazy E. et al. Whole blood serotonin content, tryptophan concentrations and impulsivity in anorexia nervosa. Biological Psychiatry, Vol 43(3), 1998, pp. 188–195.

23. Bakan R. The role of zinc in anorexia nervosa: etiology and treatment. Med Hypotheses, Vol 5(7), 1979, pp. 731–6.

24. Biederman J. Are girls with ADHD at risk for eating disorders? Results from a controlled, five-year prospective study. Dev Behav Pediatr. 2007 Aug; 28(4): 302–7.

25. Birmingham C. et al. Controlled trial of zinc supplementation in anorexia nervosa. Int J Eat Disord, Vol 15(3), 1994, pp. 251–5.

26. Birmingham CL, Gritzner S. How does zinc supplementation benefit anorexia nervosa? Eat Weight Disord. 2006 Dec; 11(4): e109–11.

27. Braun Dl. Psychiatric comorbidity in patients with eating disorders. Psychological Medicine 1994; 24: 854–67.

28. Bryce-Smith D. and Simpson RI. Case of anorexia nervosa responding to zinc sulphate. Lancet, Vol 2(8398), 1984, p.350.

29. Bulik CM et al. Anorexia nervosa treatment: a systematic review of randomized controlled trials. Int J Eat Disord. 2007 May; 40(4): 310–20.

30. Caralat DJ, Carmago CA. Review of bulimia nervosa in men. American Journal of Psychiatry 1991 Jul; 148(7) 831–834.

31. Casper and Prasad, 1980, later confirmed by L. Humphries et al. Zinc deficiency and eating disorders. J Clin Psychiatry, Vol 50(12), 1989, pp. 456–9.

32. Cortese S. et al. Attention-deficit/hyperactivity disorder (ADHD) and binge eating. Nutr Rev. 2007 Sep; 65(9): 404–11. Nutr Rev. 2008 Jun; 66(6): 357.

33. Cowen PJ and Smith KA. Serotonin, dieting and bulimia nervosa. Advances in Experimental Medicine and Biology, Vol 467, 1999, pp. 101–4.

34. Erdmann R. & Jones M. The amino revolution. The most exciting development in nutrition since the vitamin tablet. 1987, Century.

35. Favaro A. Tryptophan levels, excessive exercise, and nutritional status in anorexia nervosa. Psychosomatic Medicine, Vol 62(4), 2000, pp.535–8.

36. Halmi KA. The multimodal treatment of eating disorders. World Psychiatry. 2005 Jun; 4(2): 69–73.

37. Hudson et al. The prevalence and correlates of eating disorders in the National Comorbidity Survey Replication. Biological Psychiatry. 2007 Feb 1; 61(3) 348–58.

38. Humphries L. et al. Zinc deficiency and eating disorders. J Clin Psychiatry, Vol 50(12), 1989, pp. 456–9.

39. Holford P. Optimum nutrition for the mind. 2003, Piatkus.

40. Jimerson DC, et al., Eating disorders and depression: is there a serotonin connection? Biol Psychiatry. 1990 Sep 1; 28(5): 443–54.

41. Kaye WH. Et al. Effects of acute tryptophan depletion on mood in bulimia nervosa. Biol Psychiatry, Vol 47(2), 2000, pp. 151–7.

42. Kaye WH, Anorexia, obsessional behaviour and serotonin, Psycopharmacology Bulletin, 1997; 33(3) 335–44.

43. Kuhne T, Bubl R, Baumgartner R. Maternal vegan diet causing a serious infantile neurological disorder due to vitamin B12 deficiency. Europ J Pediatrics, 1991, 150: 205–208.

44. Lask Bryan. Anorexia Nervosa and Related Eating Disorders in Childhood and Adolescence, Rachel Bryant-Waugh Publisher: Psychology Press; 2 edition (October 12, 2000).

45. Leibowitz, The role of serotonin in eating disorders. Drugs 1990; 39 Suppl 3: 33–44.

46. Mikami AY et el. Bulimia nervosa symptoms in the Multimodal Treatment Study of Children with ADHD. Int J Eat Disord. 2009 Apr17.

47. Patrick L. Eating disorders: a review of the literature with emphasis on medical complications and clinical nutrition. Alternative Medicine review, 2002 Jun; 7(3) 184–202.

48. Rosenvinge et al. The comorbidity of eating disorders and personality disorders: a metanalytic review of studies between 1983 and 1998. Eating and Weight Disorders, 2000 June; 5(2): 52–61.

49. Roberts IF, West RJ, Ogilvie D, Dillon MJ. Malnutrition in infants receiving cult diets: a form of child abuse. BMJ 1979; 1: 296–268.

50. Sullivan PF. Mortality in anorexia nervosa. Biological Psychiatry, 2007 Feb 1; 61(3) 348–58: 1073–1074.

51. Toivanen and E. Eerola. A vegan diet changes the intestinal flora. Rheumatology, August 1, 2002; 41(8): 950–951.

益生菌

（第二部份：GAP 症候群兒童與成人患者的營養補充品，第一章）

1. Black FT, Andersen PL, Orskov J, Orskov F, Gaarslev K, Laulund S. Prophylactic efficacy of lactobacilli on traveller's diarrhoea. In: Steffen R. ed. Travel medicine. Conference on international travel medicine 1, Zurich, Switzerland, Berlin: Springer, 1989: 333–5.

2. Bowden TA, Mansberger AR, Lykins LE. Pseudomembranous colitis; mechanism for restoring floral homeostasis. Am Surg 1981; 47: 178–83.

3. Borriello SP. The application of bacterial antagonism in the prevention and treatment of Clostridium difficile infection of the gut. In: Hardie JM, Borriello SP, Anaerobes Today 1988, London; John Wiley & Sons: 195–202.

4. Brigidi P at al. Effects of probiotic administration upon the composition and enzymatic activity of human faecal microbiota in patients with irritable bowel syndrome or functional diarrhoea. Research in Microbiol, 2001 Oct; 152(8): 735–41 Journal Code: R6F.

5. Cunningham-Rundles S, Ahrn'e S, Bengmark S, Johann-Liang R, Marshall F, Metakis L, Califano C, Dunn AM, Grassey C, Hinds G, Cervia J, (2000). Probiotics and immune response. American Journal of Gastroenterology, 95(1 Suppl): S22–5, 2000 Jan.

6. Drisko JA at al. Probiotics in health maintenance and disease prevention. Alternative Medicine Review, 2003, vol 8, number 2.

7. Dunne C, Murphy L, Flynn S, O'Mahony L, O'Halloran S, Feeney M, Morissey D, Thornton G, Fitzerald G, Daly C, Kiely B, Quigley EM, O'Sullivan GC, Shanahan F, Collins JK 1999. Probiotics: from myth to reality. Demonstration of functionality in animal models of disease and in human clinical trials. (Review)(79 refs), Antonie van Leenwenhoek. 76(104): 279–92, 1999 Jul–Nov.

8. Eiseman B, Silem W, Boscomb WS, Kanov AJ. Faecal enema as an adjunct in the treatment of pseudomembranous enterocolitis. Surgery 1958; 44: 854–8.

9. Fuller R. Probiotics in man and animals. J Appl bacteriol, 1989; 66: 365–78.

10. Gibson GR, Roberfroid MB (1999). Colonic Microbiota, Nutrition and Health. Kluwer Academic Publishers, Dodrecht.

11. Goldin BR (1998). Health benefits of probiotics. British Journal of Nutrition, 80(4): S203–7, 1998 Oct.

12. Guandalini S, Pensabene L, Zilri MA, Dias JA, Casali LG, Hoekstra H, Kolacek S,

Massar K, Micetic-Turk D, Papadopoulou A, de Sousa JS, Sandhu B, Szajewska H, Weizman Z, (2000). Lactobacillus GG administered in oral re-hydration solution to children with acute diarrhoea:a multi-center European trial. J Pediatr Gastroenterol Nutr, 30(1): 54–60, 2000 Jan.

13. Guarino A, Canani RB, Spagnuolo MI, Albano F, DiBenedetto L (1997). Oral bacterial therapy reduces the duration of symptoms and of visceral excretions in children with mild diarrhoea. Journal of Paediatric Gastroenterology and Nutrition. 25(5): 516–9, 1997 Nov.

14. Hirayama K, Rafter J (1999). The role of lactic acid bacteria in colon cancer prevention: mechanistic considerations. Antonie Van Leeuwenhoek, 76(1–4): 391–4, 1999 Jul–Nov.

15. Hoyos AB (1999). Reduced incidence of necrotizing enterocolitis associated with enteral administration of Lactobacillus acidophilus and Bifidobacterium infantis to neonates in intensive care unit. Int J Infect Dis 1999 Summer; 3(4): 197–202.

16. Hotta M, Sato Y, Iwata S et al. Clinical effects of Bifidobacterium preparations on paediatric intractable diarrhoea. Keio J Med, 1987; 36: 298–314.

17. Kirjavainen PV, Apostolov E, Salminen SS, Isolauri E. 1999. New aspects of probiotics – a novel approach in the management of food allergy. (Review) (59refs). Allergy. 54(9): 909–15, 1999 Sep.

18. Krasnogolovez VN. Colonic dysbacteriosis. – M.: Medicina, 1989.

19. Lewis SJ, Freedman AR (1998). Review article: the use of biotherapeutic agents in the prevention and treatment of gastrointestinal disease. (Review) (144 refs). Alimentary Pharmacology and Therapeutics. 12(9): 807–22, 1998 Sep.

20. Lykova EA, Bondarenko VM, Sidorenko SV, Grishina ME, Murashova AD, Minaev VI, Rytikov FM, Korsunski AA (1999). Combined antibacterial and probiotic therapy of Helicobacter – associated disease in children (Russian). Journal Microbiologii, Epidemiologii I Immunobiologii. 1999 Mar–Apr; (2): 76–81.

21. Macfarlane GT, Cummings JH (1999). Probiotics and prebiotics: can regulating the activities of intestinal bacteria benefit health? (Review) (48 refs). BMJ. 1999 April; 318: 999–1003.

22. Metchnikov E. The Prolongation of Life. GP Putman's & Sons, New York, NY 1907.

23. Niedzielin D at al. A controlled, double-blind, randomised study on the efficacy

of Lactobacillus plantarum 299V in patients with irritable bowel syndrome. Eur J Gastoenterol Hepatol, 2001 Oct; 13(10): 1143–7 Journal Code: B9X.

24. Nobaek S at al. Alteration of intestinal microflora is associated with reduction in abdominal bloating and pain in patients with irritable bowel syndrome. Am J Gastroenterol, 2000 May; 95(5): 1231–8 Journal Code: 3HE.

25. O'Sullivan MA, O'Morain CA. Bacterial supplementation in the irritable bowel syndrome. A randomised double-blind placebocontrolled crossover study. Dig Liver Dis, 2000 May; 32(4): 294–301 Journal Code: DQK.

26. Petrovskaja VG, Marko OP. Human microflora in norm and pathology. – M.: Medicina, 1976.

27. Rao CV, Sanders ME, Indranie C, Simi B, Reddy BS (1999). Prevention of colonic preneoplastic lesions by the probiotic Lactobacillus acidophilus NCFMTM in F344 rats. International Journal of Oncology.14(5): 939–44, 1999 May.

28. Reddy BS, (1998). Prevention of colon cancer by pre- and probiotics: evidence from laboratory studies. British Journal of Nutrition, 80(4): S219–23 1998 Oct.

29. Reddy BS (1999). Possible mechanisms by which pro- and prebiotics influence colon carcinogenesis and tumour growth. Journal of Nutrition, 129(7 Suppl): 1478S–82S, 1999 Jul.

30. Roberfroid MB, Bornet F, Bouley C, Cummings JH (1995). Colonic microflora: nutrition and health. Summary and conclusions of an International Life Sciences Institute (ILSI) [Europe] workshop held in Barcelona, Spain. [Review] [33 refs]. Nutrition Reviews. 53(5): 127–30, 1995 May.

31. Rolfe RD. The role of probiotic cultures in the control of gastrointestinal health. J Nutr, 2000 Feb; 130(2S) Suppl: 396S–402S Journal Code: JEV.

32. Schwan A, Sjolin S, Trottestam U, Aronson B. Clostridium difficile enterocolitis cured by rectal infusion of normal faeces. Scand J Infect Dis 1984; 16: 211–215.

33. Shaw W. Biological Treatments for Autism and PDD. 2002. ISBN 0-9661238-0-6

34. Sullivan NM, Mills DC, Riemann HP, Arnon SS. Inhibitions of growth of Clostridium botulinum by intestinal microflora isolated from healthy infants. Microbial Ecology in Health and Disease, 1988; 1: 179–92.

35. Swedsinski A at al. Mucosal flora in inflammatory bowel disease. 2001. PMID: 11781279 PubMed.

36. Tabolin VA, Belmer SV, Gasilina TV, Muhina UG, Korneva TI. Rational therapy

of intestinal dysbacteriosis in children. – M.: Medicina, 1998.

37. Tanaka R, Watamaba K, Takayama H et al. Effect of administration of Bifidobacterium preparation on antibiotic associated infantile protracted diarrhoea. Proceedings of V1 Riken symposium on the Intestinal flora. 1985; 43–64.

38. Voronin AA, Taranenko LA, Sidorenko SV. 1999. Treatment of intestinal dysbacteriosis in children with diabetes mellitus (Russian). Antibiotiki I Khimoterapiia, 1999, 44(3): 22–4.

39. Vorobiev AA, Nesvizski UV. (1997). Human microflora and immunity. Review. (Russian). Sovremennie Problemi Allergologii, Klinicheskoi Immunologii Immunofarmacologii. – M., 1997. c.137–141.

40. Vorobiev AA, Pak SG et al. (1998). Dysbacteriosis in children. A textbook for doctors and medical students. (Russian). M.: "KMK Lt.", 1998, ISBN 5-87317-049-5.

41. Venturi A, Gionchetti P, Rizzello F, Johansson R, Zucconi E, Brigidi P, Matteuzzi D, Campieri M (1999). Impact on the composition of the faecal flora by a new probiotic preparation: preliminary data on maintenance treatment of patients with ulcerative colitis. Aliment Pharmacol Ther, 13(8): 1103–8, 1999 Aug.

42. Vaughan EE, Millet B (1999). Probiotics in the new millennium (Revew/76 refs). Nahrung. 1999 Jun; 43(3): 148–53.

43. Wilson K, Moore L, Patel M, Permoad P. Suppression of potential pathogens by a defined colonic microflora. Microbial Ecology in Health and Disease. 1988; 1: 237–43.

44. Yasui H, Shida K, Matsuzaki T, Yokokuta T (1999). Immunomodulatory function of lactic acid bacteria. (Review) (28 refs) Antonie van Leenwenhoek. 76(1–4): 38309, 1999 Jul–Nov. Fats: the

脂肪：好的與壞的
（第二部份，GAP 症候群兒童與成人患者的營養補充品：第二章）
魚肝油
（第二部份，GAP 症候群兒童與成人患者的營養補充品：第三章）

1. Calabrese, Joseph R et al. Fish oils and bipolar disorder. Archives of General Psychiatry, Vol. 56, May 1999, pp. 413–14.

2. Conquer, Jilie A et al. Fatty acid analysis of blood plasma of patients with

Alzheimer's disease, other types of dementia and cognitive impairment. Lipids, Vol. 35, December 2000, pp. 1305–12.

3. Denton M, Lacey R. Intensive farming and food processing: implications for polyunsaturated fats. J Nutr Med 1991; 2: 179–189.

4. Enig M. Know your fats: the complete primer for understanding the nutrition of fats, oils and cholesterol. Silver Spring: Bethseda Press, 2000.

5. Garrow JS, James WPT, Ralph A. Human nutrition and dietetics. 2000. 10th edition. Churchill Livingstone.

6. Hibbein, Joseph R. Fish consumption and major depression. The Lancet, Vol. 351, April 18, 1998, p. 1213.

7. Horrobin D. The madness of Adam and Eve. Bantam Press. ISBN 0593 04649 8, 2001.

8. Joy, CB et al. Polyunsaturated fatty acid (fish or evening primrose oil) for schizophrenia. The Cochrane Library, Issue 4, 2000.

9. Kabara JJ. Antimicrobial agents derived from fatty acids. Journal of the American Oil Chemists Society 1984; 61: 397–403.

10. Laughame JDE et al. Fatty acids and schizophrenia. Lipids, Vol. 31, 1996, pp. S163–S65.

11. Puri B, Boyd H. 2004. The natural way to beat depression. Hodder & Stoughton.

12. Richardson A.J., et al. Red cell and plasma fatty acid changes accompanying symptom remission in a patient with schizophrenia treated with eicosapentaenoic acid. European Neuropsychopharmacology, Vol. 10, 2000, pp. 189–93.

13. Richardson AJ. Fatty acids in dyslexia, dyspraxia, ADHD and the autistic spectrum. The Nutrition Practitioner, Vol 3(3), 2001, pp. 18–24.

14. Severus W, Emanuel et al. Omega-3 fatty acids: the missing link? Archives of General Psychiatry, Vol 56, April 1999, pp. 380–81.

15. Sporn MB, Roberts AB, Goodman DS. The retinoids: biology, chemistry and medicine, 2nd edn. Raven Press, New York. 1994.

16. Tanskanen, Antti et al. Fish consumption, depression, and suicidality in a general population. Archives of General Psychiatry, Vol. 58, May 2001, pp. 512–13.

17. Udo Erasmus. Fats that heal, fats that kill. 1993. Alive books, Canada.

18. World Health Organisation 1996. Indicators for assessing vitamin A deficiency and their application in monitoring and evaluating intervention programs. Micronutrient series 96–10. WHO, Geneva.

消化酵素
（第二部份，GAP 症候群兒童與成人患者的營養補充品：第四章）

1. Augustyns K et al. The unique properties of dipeptidyl-peptidase IV (DPP IV / CD26) and the therapeutic potential of DPP IV inhibitors. Curr Med Chem, 1999 Apr; 6(4): 311–2

2. Elgun S et al. Dipeptidyl peptidase IV and adenosine deaminase activity. Decrease in depression. Psychoneuroendocrinology 1999 Nov; 24(8): 823–32.

3. Erdmann R. The amino revolution.1987. Century.

4. Garrow JS, James WPT, Ralph A. Human nutrition and dietetics. 2000. 10th edition. Churchill Livingstone.

5. Howell E. Food enzymes for health and longevity. 1986. Omangod Press.

6. Horvath K et al. Improved social and language skills in patients with autistic spectrum disorders after secretin administration. JAAMP 9: 9–15, 1998.

7. Sandler AD et al. Lack of benefit of a single dose of synthetic human secretin in the treatment of autism and pervasive developmental disorder. N Engl J Med 1999 Dec 9; 341(24): 1801–6.

8. Santillo H. Food enzymes. The missing link to radiant health. 1993. Hohm Press.

9. Seeley, Stephens, Tate. Anatomy and Physiology. 1992. Second edition. Mosby Year Book.

10. The International Autism Research Centre. www.gnd.org

11. Wolf M et al. Enzyme Therapy. 1972. Regent House, Los Angeles, CA. Detoxification for People

GAPS 患者如何排毒（第二部份）

1. Anthony H, Birtwistle S, Eaton K, Maberly J. Environmental Medicine in Clinical Practice. BSAENM Publications 1997.

2. Bernard S et al. Autism: a novel form of mercury poisoning. Med Hypothesis, 2001 Apr; 56(4): 462–71.

3. Coleman M et al. A review of epidemiological studies of the health effects of living near or working with electricity generation and transmission equipment. Int J Epidemiol 1988; 17: 1–13.

4. Edelson SB, Cantor DS. Autism: xenobiotic influences. Toxicol Health 1998; 14(4): 553–563.

5. Epstein SS. Unreasonable risk. How to avoid cancer from cosmetics and personal

care products. 2001. Published by Environmental Toxicology, Chicago Illinois.

6. Epstein SS. The politics of cancer, revisited. East Ridge Press, Fremont Centre, NY, 1998.

7. Gerson C & Walker M. The Gerson Therapy. 2001.Twin Streams, Kensington Publishing Corporation.

8. Kaplan S, Morris J. Kids at risk: chemicals in the environment come under scrutiny as the number of childhood learning problems soars. US News&World Report, June 19, 2000, p. 51.

9. Kuhnert P et al. Comparison of mercury levels in maternal blood, foetal cord blood and placental tissues. Am J Obstet Gynaecol 1981; 139: 209–212.

10. McCandless J. Children with starving brains. A medical treatment guide for autism spectrum disorder. 2003. Bramble books.

11. McGinnis WR. Mercury and autistic gut disease. Environmental Health perspectives 109(7): A303–304 (2001).

12. Meyerowitz S. Juice fasting & detoxification. The fastest way to restore your health. 2002. Sproutman Publications.

13. Nielsen GD et al. Effects of industrial detergents on the barrier function of human skin. Int. J Occup Med. 6(2): 143–147, 2000.

14. Nylander M. Mercury in the pituitary glands of dentists. Lancet 1986; 1: 442.

15. Rogers S. 1990. Tired or toxic? A blueprint for health. Prestige Publishers.

16. Shaw W. Biological Treatments for Autism and PDD. 2002. ISBN 0-9661238-0-6.

17. Steinman D, Epstein SS. The safe shopper's bible. Macmillan, New York, 1995.

18. Stortebecker P. Mercury poisoning from dental amalgam through a direct nose brain transport. Lancet 1989; 339: 1207.

19. Wayland J, Laws E. Handbook of pesticide toxicology. San Diego: Academic Press, 1990.

耳朵感染與膠耳（第三篇：第一章）

1. Effective Health Care 1992, No 4. The treatment of persistent glue ear in children. Leeds. Univ of Leeds 1992.

2. Crook W. The yeast connection. 1986. Vintage Books.

3. Hagerman R, Falkenstein A. An association between recurrent otitis media in infancy and later hyperactivity. Clinical Paediatrics, Vol. 26, pp. 253–257, 1987.

4. Kontstantareas M, Homatidis S. Ear infections in autistic and normal children.

Journal of Autism and Developmental Disease, Vol. 17, p. 585, 1987.

5. Nsouli TM et al. Role of food allergy in serious otitis media. Ann Allergy 1994: 73: 215–9.

6. Ostfeld E, Rubinstein E, Gazit E and Smetana Z, (1977). Effect of systemic antibiotics on the microbial flora of the external ear canal in hospitalised children. Paediatrics 60: 364–66.

7. Scadding GK et al. Glue ear guidelines. Lancet, 1993; 341: 57.

8. Seeley, Stephens, Tate. Anatomy and Physiology. 1992. Second edition. Mosby Year Book.

9. Shaw W. 2002. Biological treatments for autism and PDD. Selfpublished.

關於教育的幾句話（第三篇：第六章）

1 Barkley RA. Taking charge of ADHD – the complete, authoritative guide for parents. New York: Guilford Press, 1995.

2 Brooks R. The self-esteem teacher. Circle Pines, MN: American Guidance Service, 1991.

3 Donaldson M. Children's minds. Fontana, 1978.

4 Garber S, Garber M and Spizman R. Good behaviour – over 1,200 sensible solutions to your child's problems from birth to age 12. New York: St. Martin's Paperbacks, 1987.

5 Lovaas IO. Behavioural treatment and normal educational and intellectual functioning in young autistic children. J Consulting and Clinical Psychology, 1987, vol. 55, 1, 3–9.

6 Lovaas IO & Smith T. A comprehensive behavioural theory of autistic children: paradigm for research and treatment. 1989. J Behav Ther & Exp Psych. Vol 20, 1, pp. 17–29.

7 Lovaas IO. The development of a treatment-research project for developmentally disabled and autistic children. Journal of Applied Behaviour Analysis. 1993 Winter (4) 26, 617–630.

8 Lovaas OI. Teaching developmentally disabled children: The ME book. Austin: Pro-Ed. 1981.

9 McCarney S & Bauer A. The parent's guide: solutions to today's most common behaviour problems in the home. Columbia, MO: Hawthorne Educational Services, 1989.

10 Maurice C. Let me hear your voice. New York: Knopf. 1993.

11 Maurice C, Green H & Luce SC. Behavioural intervention for young children with autism. Austin: Pro-ed. 1996.

12 McEachin JJ, Smith T & Lovaas OI. Long-term outcome for children with autism who received early intensive behavioural treatment. Am J Mental Retardation. 1993, 97, 359–372.

13 Rief S & Heimburge J. How to reach and teach all students in the inclusive classroom. West Nyack, NY: The Center for Applied Research in Education, 1996.

14 Rief S. The ADD/ADHD checklist. An easy reference for parents and teachers. 1997. Prentice Hall Publishing.

15 Rhode G et al. The tough kid book (practical classroom management strategies). Longmont, CO: Sopris West, 1995.

16 Shure MB. Raising a thinking child. An Owl Book. Henry Holt and Company, Inc, 1995.

17 Stern J & Ben-Ami U. Many ways to learn – young people's guide to learning disabilities. New York: Magination Press, 1996.

18 Turecki S. The difficult child. New York: Bantam Books, 1989.

HealthTree 健康樹　健康樹系列 116

改善情緒障礙的腸道食療聖經

Gut and Psychology Syndrome: Natural Treatment for Autism, Dyspraxia, A.D.D.,
Dyslexia, A.D.H.D., Depression, Schizophrenia Revised & enlarged Edition

作　　　　者	娜塔莎・坎貝爾 - 麥克布萊德（Natasha Campbell-McBride）	
譯　　　　者	陳莉淋	
總　編　輯	何玉美	
主　　　編	紀欣怡	
責 任 編 輯	林冠妤	
封 面 設 計	張天薪	
內 文 排 版	許貴華	

出 版 發 行	采實文化事業股份有限公司
行 銷 企 劃	陳佩宜・黃于庭・馮羿勳
業 務 發 行	盧金城・張世明・林踏欣・林坤蓉・王貞玉
會 計 行 政	王雅蕙・李韶婉
法 律 顧 問	第一國際法律事務所　余淑杏律師
電 子 信 箱	acme@acmebook.com.tw
采 實 官 網	http://www.acmebook.com.tw
采實粉絲團	http://www.facebook.com/acmebook

Ｉ Ｓ Ｂ Ｎ	978-957-8950-62-7
定　　　價	420 元
初 版 一 刷	2018 年 10 月
劃 撥 帳 號	50148859
劃 撥 戶 名	采實文化事業股份有限公司
	104 台北市中山區建國北路二段 92 號 9 樓
	電話：(02)2518-5198
	傳真：(02)2518-2098

國家圖書館出版品預行編目資料

改善情緒障礙的腸道食療聖經 / 娜塔莎. 坎貝爾 -
麥克布萊德 (Natasha Campbell-McBride) 著；
陳莉淋譯 . -- 初版 . -- 臺北市 : 采實文化 , 2018.10
　　面 ;　公分 . -- (健康樹系列 ; 116)
譯自 : Gut and psychology syndrome : natural
treatment for autism, dyspraxia, A.D.D.,
dyslexia, A.D.H.D., depression, schizophrenia
ISBN 978-957-8950-62-7(平裝)

1. 消化系統疾病 2. 胃腸疾病 3. 健康飲食

415.5　　　　　　　　　　　　　107014574

Gut and Psychology Syndrome: Natural Treatment for
Autism, Dyspraxia, A.D.D., Dyslexia, A.D.H.D., Depression,
Schizophrenia By Natasha Campbell-McBride
© 2010 by Natasha Campbell-McBride
First published in the United Kingdom in 2004 by
Medinform Publishing. Cambridge, UK.
All rights reserved.
Chinese complex translation copyright © ACME
Publishing Co., Ltd. 2018.
Published by arrangement with Natasha Campbell-
McBride (Natasha Nailyevna Campbell-McBride)
through LEE's Literary Agency.